ZHONGFENG BING
ZHONGXI YI FANGZHI XUE

中风病
中西医防治学

李　贤　黄春英　文宏健　主编

广西科学技术出版社

图书在版编目（CIP）数据

中风病中西医防治学 / 李贤，黄春英，文宏健主编. —南宁：广西科学技术出版社，2021.2（2024.1重印）

ISBN 978-7-5551-1243-3

Ⅰ. ①中… Ⅱ. ①李… ②黄… ③文… Ⅲ. ①中风—中西医结合疗法 Ⅳ. ①R743.305

中国版本图书馆CIP数据核字（2019）第259638号

ZHONGFENG BING ZHONGXI YI FANGZHI XUE

中风病中西医防治学

李　贤　黄春英　文宏健　主编

责任编辑：罗　风　　　　　　　　　　责任校对：陈剑平

装帧设计：梁　良　　　　　　　　　　责任印制：韦文印

出 版 人：卢培钊　　　　　　　　　　出版发行：广西科学技术出版社

社　　址：广西南宁市东葛路66号　　　邮政编码：530023

网　　址：http://www.gxkjs.com　　　编 辑 部：0771-5864716

经　　销：全国各地新华书店

印　　刷：北京虎彩文化传播有限公司

开　　本：787 mm×1092 mm　　1/16

字　　数：307千字　　　　　　　　　　印　　张：19

版　　次：2021年2月第1版　　　　　　印　　次：2024年1月第2次印刷

书　　号：ISBN 978-7-5551-1243-3

定　　价：88.00元

编写人员

主　编：李　贤　黄春英　文宏健

副主编：（按姓氏笔画排序）

　　　　王　芬　刘辉华　江小荣　李洁莲

　　　　覃　翠

编　委：（按姓氏笔画排序）

　　　　韦宝平　邓　源　仝树坡　吕　军

　　　　任小冬　庄礼源　孙智成　肖　敏

　　　　张　敏　封桂宇　梁　莉　梁国辉

　　　　彭　华

前　言

　　中风又称脑卒中，是一种急性起病的脑血液循环障碍性疾病。我国脑卒中发病率高达 393/100000，近年呈显著上升趋势，死亡率 100/100000，是人口死亡的第一大原因。患脑卒中存活的人当中，约有 80% 遗留不同程度的残疾。其发病率高，死亡率高，致残率高，严重危害人类生命健康，给社会和家庭带来严重的负担。因此，对中风病的防治一直受医学界和广大患者及其家属的高度重视。寻求有效的中风病防治方法，是摆在医务工作者面前的重要任务之一。中国传统医学作为中华民族的国粹，为中华民族的繁荣昌盛做出了巨大的贡献。中医学体系中"天人合一，人与天地四时环境相适应"理论、"治未病"理论、"辨证论治、整体观念"理论等不断被人们接受。中药、针刺等中医防治中风病的方法由来已久，不仅在我国人民心中占有不可动摇的位置，其疗效也日益受到西方发达国家医学界的重视，并陆续通过临床研究加以证实。随着时间的推移，医学技术不断突飞猛进，国内外对脑血管病的防治技术也在不断发展，目前对大多数脑血管病的危险因素或病因比较清楚，对发病机制的了解也日益深入，只是脑组织具有特殊性，一旦发病，受损严重，恢复困难，因此，预防脑血管病的发生极其重要，也比较经济可行。此外，防治脑血管病的技术、方法和药物也在逐年更新。编者在挖掘中国古典医籍的基础上，参阅了大量有关中风病预防和治疗的相关文献资料及国内外脑血管病防治技术的新进展，并结合自己三十多年的临床实践经验编撰成《中风病中西医防治学》一书。

　　本书分总论及上下篇进行介绍。总论介绍了中风病流行病学、中风病高危因素和高危人群、中风病的防治意义和预后转归等。上篇介绍了中风病中医防治方略，分 11 章进行介绍；下篇介绍了与中医中风病相类似脑血管病的诊治、康复与预防，分 2 章进行论述。

　　本书为中风病的中西医预防、诊治、康复和饮食药膳、生活起居、情志调节等方面的专著，内容翔实全面、实用有效。可作为广大中医、西医、中西医结合的医务工作者及医学院校的广大师生，以及临床、教学、科研工作者的参考书，亦可为广大群众、中风病高危人群、患者及其家属提供中医防治中风的相关知识，是广大中老年读者和广大医学爱好者的良师益友，又是广大中风患者的必备之书。为继承中国医学的宝贵遗产，充分发挥传统医学优势，为预防及减少中老年人中风病的发生，为有需要的人提供中风病中西医防治知识而出绵薄之力，是我们编写本书的宗旨，若本书能对您有所帮助，那将是我们最大的欣慰。

本书还收集优选了防治中风的良方妙法等，这些方术经验乃医学前辈和医学同道们的经验精华。由于资料来源广泛，参阅文献资料较多，大部分已标明了来源，因此就不一一列举。在此，我们谨向原作者表示敬意和衷心感谢！在编写过程中我们力求做到通俗易懂、条目清楚、方法简单、易于掌握、实用有效。由于编者水平有限，编写过程中不足之处在所难免，恳请同道及读者斧正。

目 录

上 篇　中风病中医防治方略

第一章　概述

第二章　中风病的诊断

第三章　中风病的预防

总论

一、中风病流行病学

中风，中医病名，首见于张仲景《金匮要略》："夫风之为病，当半身不遂，或但臂不遂者，此为痹，脉微而数，中风使然。"当时已明确提出半身不遂为中风所致。"中风病"病名较权威的记载始于《中医内科学》[1]，其中规定了中风是以猝然昏仆、不省人事、半身不遂、口眼㖞斜、语言不利为主的病症，以"中风"作为病名说明了该病的发病特点，即起病急、发病突然、变化多端等，亦称为卒中，多由气血逆乱、脑脉痹阻或血溢于脑所致。当前中风的诊断普遍采用《中风病诊断与疗效评定标准（试行）》[2]。

脑血管病可分为以下几类：按功能缺失持续时间分为短暂性脑缺血发作（TIA）（24 小时内恢复）、可逆性缺血性神经功能缺失（RIND）（3 周内完全恢复）、进行性卒中（起病 6 小时至 2 周，症状体征仍逐渐加重）、完全性卒中（起病 6 小时内即达高峰），按严重程度分为小卒中、大卒中、静息性卒中，按病理性质分为脑血栓（包括缺血性卒中，即中风，以及脑栓塞）和脑出血（包括出血性卒中和蛛网膜下腔出血）。中风病相当于现代医学中的急性脑血管病，亦称脑卒中，是一组以脑组织缺血及出血性损伤症状为主要临床表现的疾病，可出现肢体瘫痪或麻木、言语不利、眩晕呕吐、视物成双、步态不稳、昏迷，甚至死亡。无论是社会习俗还是科学研究，目前都已基本把中风病等同于急性脑血管病来对待[3]。中风病具有发病率高、死亡率高、致残率高和复发率高的特点。

发病率高、死亡率高：据 WHO 统计，全世界每 6 个人中就有 1 个人罹患脑卒中，每 6 秒就有 1 人死于脑卒中，每 6 秒就有 1 人因脑卒中而致残。《2016 年脑卒中流行病学报告》显示，我国现有脑卒中患者 7000 万人，每年新发脑卒中 200 万人，每年脑卒中死亡人数为 165 万人，每 12 秒即有 1 个中国人发生脑卒中，每 21 秒就有 1 个中国人死于脑卒中，每年因脑卒中而死的中国人占全国所有死亡人数的 22.45%。

脑卒中导致的死亡多发生在 40 岁以上，50 岁以上病死率明显上升，且各年龄组的病死率依次升高，各年龄段男性病死率明显高于女性。根据中国人群脑卒中发病率、病死率的研究结果，脑卒中是我国目前的人口死亡第一原因，在城市人口死亡中所占比例为 20%，农村为 19%。中国的脑卒中死亡率比欧美国家高 4~5 倍，是日本的 3.5 倍，甚至高于泰国、印度等发展中国家。脑卒中已对国民的生命健康造成严重威胁，同时该病也给患者及其家庭和社会带来沉重的医疗、经济和社会负担。脑卒中防控形势十分严峻。致残率高：脑卒中存活者中约 3/4 丧失劳动能力，脑卒中是我国 60 岁以上人群残疾的首因。复发率高：缺血性脑卒中的发病率以平均每年 8.7% 的速度递增，多达 41.5% 的患者再发脑卒中。2008 年我国在脑卒中方面的总支出近 200 亿元。2011 年有报告显示我国每年脑卒中治疗费用已达 400 亿元。

我国现有糖尿病患者近 1 亿人，高血压患者 2.2 亿人，血脂异常者 2 亿人，超重和肥胖者 2.4 亿人，吸烟者 3.5 亿人，已成为世界上心脑血管疾病高危人群规模最大的国家。同时，人口老龄化的进程加速也是一个重要的影响因素。预计到 2030 年，我国 60 岁以上的人口将达到 3 亿人以上，而脑血管病首次发病者约有 2/3 在 60 岁以上。很多人缺乏科学的防病保健知识，养成了不健康的生活方式。因此进一步加大防治力度，尽快降低脑卒中的发病率和死亡率，已成为当前一项刻不容缓的重要任务。

二、中风病高危因素和高危人群

中风发病率高且有年轻化的趋势，应深入了解中风病高危因素和高危人群，及早做好防范措施，减少或杜绝中风的发生刻不容缓！

中风的高危因素可分为不可改变的因素、可干预的因素和可改变的因素。不可改变的因素包括年龄、性别、种族、出生体重、遗传因素等；可干预的因素包括高血压、糖尿病、颈动脉狭窄、脑血管畸形、房颤、扩张型心肌病、瓣膜性心脏病和心内先天性畸形等其他心脏疾病，以及血脂异常、高同型半胱氨酸血症、高黏滞血症、绝经后激素治疗；可改变的因素包括吸烟、酗酒、嗜食油腻、饮食过咸、口服避孕药、滥用药物、缺乏锻炼、肥胖和体脂分布异常等。为了减少或杜绝中风的发生，我们需要高度重视中风病可干预和可改变的因素。

（一）可干预的因素

1. 高血压

高血压是中风最重要的危险因素。中风发病率、死亡率的上升与血压升高密切相关。近年来的研究表明，在控制了其他危险因素后，收缩压每升高 10 毫米汞柱，脑卒中发病的危险增加 49%，舒张压每增加 5 毫米汞柱，脑卒中发病的危险增加 46%。当血压水平低于 140/90 毫米汞柱时可明显降低脑卒中的发病率。

2. 糖尿病

糖尿病是脑卒中重要且独立的危险因素。Ⅱ型糖尿病患者发生脑卒中的危险性较高。脑卒中病情轻重和预后情况与血糖水平及血糖控制水平有关，应重视对糖尿病患者的血糖管理。

3. 心脏病

各种类型的心脏病都与脑卒中有非常密切的关系。在血压水平相同时，患有心脏病的人群发生脑卒中的危险要比无心脏病的人群高 2 倍以上。其中，心房纤维性颤动是脑卒中一个最重要的危险因素。经研究发现，对心房纤维性颤动进行有效的治疗可以降低脑卒中的发病率。其他类型心脏病也会增加一定的脑卒中危险。心肌梗死后脑卒中发病率明显增加。

4. 颈动脉狭窄

颈动脉狭窄与年龄密切相关，年龄越大，发生率越高，狭窄程度越重。颈动脉狭窄程度越重，脑卒中发病率越高，病情越重。如无明显症状，可采用内科常规治疗；如症状明显，狭窄程度重，可考虑手术治疗，预防脑卒中。

5. 脑血管畸形

有些人脑血管有先天性发育畸形或先天性血管壁缺陷，他们可能平时没有症状，但极易患出血性脑卒中。

6. 血脂异常

大量临床研究显示，血清总胆固醇、低密度脂蛋白升高，高密度脂蛋白降低与脑卒中发生有非常密切的关系。大量的临床研究证明，通过使用他汀类等调节血脂药可明显降低脑卒中的发病率和死亡率。

7. 其他危险因素

（1）高同型半胱氨酸血症

高同型半胱氨酸血症与脑卒中发生有相关性。高同型半胱氨酸血症的严重程度会随年龄增长而加重。通过补充叶酸和维生素 B_6、B_{12}，可降低半胱氨酸水平，从而降低脑卒中的发病率。

（2）代谢综合征

代谢综合征又称胰岛素抵抗综合征。对代谢综合征的治疗，一要控制病因（如肥胖、运动过少等），二要调控与之同时存在的非脂质和脂质危险因素。

（3）促凝危险因素

当前，临床研究发现，以下促凝危险因素与脑卒中紧密相关：血小板聚集率、凝血因子Ⅶ、纤维蛋白原等。通过调控促凝危险因素可有效预防脑卒中的发生。

（二）可改变的因素

1. 吸烟

吸烟是脑卒中的危险因素之一。烟草通过多种机制发生作用，主要影响人体血管和血液系统。可加重动脉硬化，引起血液高凝、血脂升高等。不仅吸烟者发生脑卒中的危险明显增加，被动吸烟者发生脑卒中的危险也会明显增加。

2. 酗酒

脑卒中的发生与酒精摄入量呈正相关。饮酒量越大，脑卒中发病率越高，病情越重。酒精可通过升高血压、促凝、诱发心律失常、降低血流量等多种机制引起脑卒中。

3. 饮食营养不合理

高盐、高脂饮食会加速动脉硬化的形成，高盐饮食还会增加高血压风险，从而导致脑卒中发生，多吃水果、蔬菜可降低脑卒中的发病率。

4. 缺乏体育活动

体育锻炼可以改善心脏功能，增加脑血流量，改善微循环，还可以起到调节血压、稳定血糖、控制体重等作用，从而降低脑卒中的风险。

5. 口服避孕药

目前口服避孕药与脑卒中发生的关系尚不明确，但对于合并其他危险因素的情况，可能增加脑卒中的危险。

脑卒中高危人群是指既往有脑卒中或短暂性脑缺血发作病史，或者40岁以上、脑卒中风险评估高于3分的人群。评估包括以下8项（每一项得1分）：①高血压病史（高于140/90毫米汞柱）或正在服用降压药；②房颤和心瓣膜病；③吸烟；④血脂异常；⑤糖尿病；⑥很少进行体育活动；⑦明显超重或肥胖（身体质量指数 ≥ 26 千克/米^2）；⑧有脑卒中家族史。

筛查高危人群，进行风险评估，有效防治危险因素，可以显著降低脑卒中的发病率。

三、中风病的防治意义和预后转归

中风病发病率、死亡率、致残率及复发率均较高，给家庭与社会带来沉重的经济负担。生存者由于中风病的致残程度及复发频率，生活质量明显下降，身心压力巨大。此病对患者、家庭和社会都有极大的危害。预防脑卒中，预防脑卒中复发，减少死亡，减少致残，迫在眉睫。

预防脑卒中首先要对这种疾病有前瞻性的认识，掌握此病的危险因素及高危人群，在发病前及早预防，降低发病率。其次在出现中风先兆症状或是已有中风迹象时，若为缺血性卒中，一旦动脉发生堵塞，脑细胞便不能产生足够的能量，核心区域的脑细胞一般在几分钟内就会停止工作，并很快坏死，脑细胞一旦坏死则不可修复，但在核心区域周边有一个区域，医学上称其为"缺血半暗带"，该区域的脑细胞在缺血发生以后暂时处于过渡期，如果能及时恢复血运，脑细胞则可以存活，而如果继续缺血则可能发生脑细胞坏死。我们对脑卒中患者进行抢救的重点也就是要挽回这部分"缺血半暗带"的脑细胞，使其向好的方面转化，而不至于发生坏死。促使这部分"缺血半暗带"脑细胞向好的方面转化的最有效的方法就是早期溶栓治疗，使血栓溶解、动脉重新开放，血流顺利通过。但溶栓的时机是有限的，有一个严格的时间窗，即发生缺血性中风的最初 4.5 小时内有机会进行静脉溶栓治疗，如果是大血管闭塞，6 小时内可以进行动脉介入取栓，从而使堵塞的血管再通，减轻脑组织损害，改善预后。如超过 6 小时，脑细胞已经发生不可逆性坏死，即使再进行溶栓治疗效果也往往不好。所以，提醒大家注意，一定要做到"言语含糊嘴角歪，胳膊不抬奔医院"，切不可出现症状后再等等看看，结果症状加重，又错过了最佳治疗时机，造成严重后果。当出现中风先兆或是已有肢体功能障碍应及时送到医院进行救治，及早介入相关干预手段，阻止中风病的发生。对已中风的患者来说，得到及时有效的救治，能有效降低病死率，而病后的规范化治疗能有效阻止神经功能的进一步缺损，预防出现一些不可逆转的损害。早期康复治疗能明显提高疗效并降低疾病致残率，其中，中风患者恢复期及康复后规范化二级预防，对降低中风病的复发率具有非常积极的临床意义。所以早期预防、早期发现、早期治疗、早期康复及规范化的二级预防等对中风患者、家庭及社会都具有极其重大的现实意义。

在长期与疾病斗争的过程中，博大精深的中医药在疾病的预防和治疗方面积累了非常丰富的临床经验，两千多年前的《黄帝内经》之《素问·四气调神大论》云："是故圣人不治已病治未病，不治已乱治未乱，此之谓也。"《黄帝内经》中记载的"治未病"包括"未病先防，既病防变"，开启了中医药预防疾病的理论先河。唐代名医孙思邈又发展为"上工治未病，中工治欲病，下工治已病"，此类论述皆强调了"治未病"的重要性。后世医家将"治未病"理论进一步丰富，形成了系统的"治未病"理论，其宗旨是未病先防，已病防变，愈后防复。

中风病的发生是一个非常复杂的过程，是基于机体素虚、气血不足，加之饮食劳倦、七情内伤、感受外淫等，使脏腑阴阳功能失调、气血逆乱，直上犯脑，导致脑络瘀阻或者脑发溢血，多见于中老年人。究其根源，中风病的发生、发展和预后转归都是有一定规律的。中风病是可防可控的。中风病转归预后与体质的强弱、正气的盛衰、邪气的浅深、病情的轻重及治疗的正确及时与否、调养是否得当等关系密切。在做好饮食及生活护理的基础上，要根据各证候的病机特点重视辨证施护。但有少数中经络重症，可在3~7天内恶化，不仅偏瘫加重，甚至出现神志不清，转为中脏腑之证。中脏腑者神志昏迷，一般预后欠佳。中脏腑之闭证，经抢救治疗而神志转清，预后较好。如由闭证转为脱证，是病情恶化之象，尤其在出现呃逆、抽搐、戴阳、呕血、便血、四肢厥逆等变证时，预后更为恶劣。中风后遗症多属本虚标实，往往恢复较慢且难以完全恢复。若偏瘫肢体由松弛转为拘挛，伴舌强语謇，或时时抽搐，甚或神志失常，多属正气虚乏，邪气日盛，病势转重。若时有头痛、眩晕、肢体麻木，则有复发的危险，应注意及早预防。

中风病初愈后，大多虚弱，这就要求在康复医疗中，做到除邪务尽。针对患者气血衰少、津液亏虚、脾肾不足、血瘀痰阻等病理特点，采取综合措施，促使脏腑组织功能尽快恢复正常，达到邪尽病愈、病不复发的目的。

随着我国城镇化、工业化、人口老龄化进程不断加快，脑卒中不仅成为导致我国居民死亡的首要因素，更对我国劳动力人口的健康产生了巨大威胁。脑卒中筛查与防治工作已成为我国一项重大的国民健康干预工程。执行国家脑卒中防治战略，积极发挥中医药的优势，能够全力控制发病之风险，扶助健康之完美，降低我国脑卒中发病率、死亡率和致残率，提高人民的健康水平，使脑卒中患者最大限度回归家庭、回归社会，促进社会和谐。

参考文献

［1］王永炎.中医内科学［M］.上海：上海科学技术出版社，1997：124.

［2］国家中医药管理局脑病急症协作组.中风病诊断与疗效评定标准（试行）［S］.北京中医药大学学报，1996，19（1）：55.

［3］王永炎，郭蓉娟.类中风概念与证治的研究［J］.中医药学刊，2002，20（4）.

上篇 中风病中医防治方略

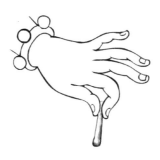

第一章 概述

一、中医药学对疾病防治的基本理论思想

中国医药学有数千年的历史，是中国人民长期同疾病做斗争得来的极为丰富的经验总结，是我国优秀文化的重要组成部分。在古代唯物论和辩证法思想的影响与指导下，通过长期医疗实践，它逐步形成并发展成为独特的医学理论体系，为中国人民的保健事业和中华民族的繁荣昌盛做出了巨大的贡献。目前中医的许多理论和防治方案的科学性及有效性不断被现代医学证实，也不断被世界各地人民所接受和推崇。

中医学的理论体系来源于实践，反过来又指导实践。这一独特的理论体系有两个最基本的精髓：一是整体观念，二是辨证论治。现分述如下。

（一）整体观念

中医学是运用中医的思维方法，是对几千年来中医诊疗疾病的经验不断观察、抽象、分析、综合、归纳和总结出来的。中医学认为天、地、人是一个有机整体，人具有自身的完整性，以及与自然环境和社会环境的统一性。中医的思维方式是建立在中国哲学思维和中国传统文化基础之上的，以整体观为主线。中医整体思维主要体现于精气学说、阴阳学说、五行学说、藏象、病因病机和防治原则等。中医学以气一元论和阴阳五行学说来阐释人体脏腑组织之间的协调性，以及机体与环境的统一性，即用同源性和联系性思维阐述人与外界环境，人的精神与形体及体内脏腑之间的整体性联系。

阴阳学说认为，阴阳交感相应反映天地万物统一于气而互相联系的机制，体现了从普遍联系、相互制约观点认识事物的整体思维方式。五行学说则以五行为纲，

把时间、空间、人体乃至天地万物视为一个有机的系统整体，从而确立了中医学天、地、人三才一体的系统整体观。古代的精气学说促使中医学建立了"同源性"思维方法和相互联系的观点，认为人与自然万物有一个共同的化生来源，人与自然、社会环境之间时刻进行着各种物质与信息的交流，从而构建了中医学的整体思维。比如，大肠传导糟粕的功能依赖于肺气的清肃下降、胃气的通降、脾气的运化、小肠的泌别清浊功能和肾气的蒸化作用。人体的各种生理功能都是由脏腑、经络、形体、官窍的整体协作来完成的，这种整体协调一旦被破坏就会导致疾病的发生。因此，中医调治疾病往往着眼于整体，形成以"五行"为思维起点，以自然界的方位、季节和人体的五脏为基本结构的天地人一体的理论框架。

中医学认为，中和是一切生命整体维持平衡稳定，从而延续生存的必要条件。如《素问·生气通天论》不仅认为人体自身须"阴平阳秘，精神乃治"，而且主张只有真正做到"内外调和"，才能保证人体"邪不能害"，并提出"因而和之，是谓圣度"。因此，中医养生及诊治疾病也以中和为最佳境界，最终目的是要达到人与自然、人体形与神的有机和谐。中医学在平衡思维的指导下，创立了交通心肾、升阳散火、益气升阳、滋阴潜阳、引火归原、降逆纳气等法，以协调升降出入的方式达到平衡；壮水制阳和益火消阴、从阴引阳和从阳引阴等法，以协调阴阳对立、互根、消长、转化的方式达到平衡。中和是中国古代哲学中的重要思维方式，包含着平衡与和谐之意，即不偏不倚，无过犹不及的平衡状态，人体必须要保持其内外环境的平衡与和谐，才能维持正常的生命活动。对于阴阳失"中和"所致疾病的治疗，应"谨察阴阳所在而调之，以平为期"。

（二）辨证论治

中医理论的思维方法是中国古代朴素唯物论和辩证法思想的继承和发展。其中辨证思维是以整体的、动态的、相对的观点来看待事物运动变化的一种思维方法，是中医理论思维的重要组成部分。中医的辨证主要是通过分析四诊资料，对疾病的病位、病性、病势和转归趋势进行判断的一个过程。虽然辨证分为八纲辨证、脏腑辨证、卫气营血辨证、三焦辨证等多种方法，但最终还是要以脏腑经络辨证为基础。

脏腑是构成人体的一个有密切联系的整体，五脏之间有生克乘侮、互为表里的联系，疾病演变过程中虚实寒热参合更迭，反映出来的病理变化和证候极为错综复杂。然而只要掌握了脏腑生理病理的内涵和特点，结合四诊八纲进行辨证，可执简驭繁，有助于对病位、病性和转归预后等进行判断。另外，温病学较常应用的卫气营血辨证和三焦辨证，也无不以脏腑辨证为基础。如卫气营血辨证实际上是温病由表入里转变的过程。叶天士先生在《温热论》中指出："温邪上受，首先犯肺，逆传心包。肺主气属卫，心主血属营。"可见其与脏腑之间的密切关系。而三焦辨证本身就是人体脏腑位置按上中下区域的划分形成的。如上焦疾病一般以心肺病变为主，中焦疾病以脾胃为病变中心，下焦疾病则以肝肾的病变比较多见。因此，三焦辨证也基本上体现了脏腑的病变。这种辨证思维方式，可从阴阳学说、五行学说、藏象学说等多方面体现。

阴阳学说源于古代人们在生产生活中对自然界的长期观察。随着地球自转，出现日夜交替，由此产生了阴阳学说。白日为阳，黑夜为阴，人类顺应昼夜阴阳的变化，使自身的生理功能也与自然界同步协调。随着时代文明的发展进步，阴阳学说演变为后来中医学的"天人相应"。西周时期《诗经》中所用的"阴""阳"二字，只具有寒热的意义。此时的"阴阳"主要应用在方位上，还没有明确的哲学含义。西周末期，随着人们对于事物内部和事物之间对立性质的认识，阴阳被认为是两种对立的物质。至春秋战国时期，人们已经认识到阴阳的存在及其运动变化是宇宙的一种基本规律。从阴阳的原始含义，到抽象出阴阳的概念及其对立统一规律，再到用于认识宇宙万物，这一学说完整的表述最早见于中医学的经典之作《黄帝内经》。在《易经》中，"卦辞"和"爻辞"均用"阴阳"来演说，并提出"一阴一阳之谓道"。

五行学说是中国古代朴素的辩证唯物主义思想，这一学说从自然界的木、火、土、金、水五类物质的特性及其生克制化规律来认识、解释自然万物并将其运用到中医学中。与阴阳学说不同，五行学说更强调事物之间的相互影响与联系。"五行"一词首见于《尚书·洪范》，五行学说建成于春秋战国时期，兴盛于汉代。大约在战国至西汉时期，五行学说逐渐渗透到包括哲学和医学在内的各个学科领域。它起源于五方说、五季说、五星说、五材说的综合，五行代表五类基本元素的功能属性，并据此推论自然界的万物都是由这五种要素构成，自然界各种事物和现象的发展变化，都是这五种物质不断运动和相互作用的结果。《春秋繁露·五行之义》曰："木，五行之始也；水，五行之终也；土，五行之中也。此其天次之序也。""木生火，火生土，土生金，金生水，水生木，此其父子也。"《五行大义·论相克》曰："克者，制罚为义，以其力强能制弱，故木克土，土克水，水克火，火克金，金克木。"五行学说体现了世界万物的恒动观念，首先宇宙万物由木、火、土、金、水五种基本物质构成，其次任何事物都不是孤立存在的，而是在不断地相生、相克运动中维持着协调平衡。中国具有显著的季风气候特点，春季多风，夏季多热，秋季多凉，冬季多冷，而长夏多湿。西北高原偏干燥，东南沿海偏潮湿。了解这种季节、气候和地域的特点，对于疾病的预防和诊治具有极高的参考价值。例如，肝木与春令相应，肝气升发不畅，容易克犯脾土；长夏多湿，湿疹类疾病常见；秋冬季节交替时分，外感寒邪导致呼吸系统疾病多发。

二、中医内科学的发展概况

中医内科学的形成和发展，经历了悠久的历史，几千年来，在不断与疾病做斗争的实践过程中积累了丰富的经验和理论，对人类的保健事业做出了可贵的贡献。早在殷代甲骨文里，已有心病、头痛、肠胃病、蛊病等内科疾病的记载。殷商时代已发明用汤液药酒治疗疾病。周朝将医学进行分科，其中的疾医即相当于内科医生。春秋战国时期的医学巨著《黄帝内经》，在内科方面已有比较详细的记载，对后世医学的发展产生了深远的影响。汉代张仲景，总结前人的经验，并结合自己的临床体会，著成《伤寒杂病论》，其中一部分以六经来概括、认识外感热病，为热病的专篇，另一部分则以脏腑病机来概括、认识内伤杂病，创造性地建立了包括理、法、方、药在内的辨证论治理论体系，为中医内科学奠定了基础。晋朝王叔和著《脉经》，对内科的诊断，起了很大的作用。葛洪著《肘后备急方》，记载了许多简便有效的方药，如用海藻、昆布治疗瘿病，这些疗法比欧洲要早一千多年。隋代巢元方的《诸病源候论》，是中医的病理专著，其中对内科疾病的记载特别详细，占全书的大半。唐代的《千金方》和《外台秘要》两书，其中内科的治疗方法，更加丰富多彩。北宋的《太平圣惠方》《圣济总录》，则又是国家颁行的内科方书。南宋的《三因极一病证方论》，在病因上做了进一步的阐述。金元时期，医家在内科学术方面有很多独到之处，如刘完素倡火热而主寒凉；张从正治病主攻邪，善用汗吐下三法；李东垣论内伤而重脾胃；朱震亨创"阳常有余，阴常不足"之说，而主养阴。他们在各个不同方面都有所创新，有所贡献，为中医内科学提供了丰富的理论和实践经验。明代薛己的《内科摘要》是首先用内科命名的医书。王纶在《明医杂著》中指出"外感法仲景，内伤法东垣，热病用完素，杂病用丹溪"，这是对当时内科学术思想的一个很好总结。王肯堂的《证治准绳》、张景岳的《景岳全书》，更有自己独特的见解，对内科的辨证论治做出了重要的贡献。清代中医内科学的一个巨大成就，是温病学说的进一步发展。如叶天士、薛生白、吴鞠通、王孟英等，都是对温病学做出巨大贡献的代表人物。他们的著述为中医内科学翻开了新的一页。清代对丛书的编著，更是琳琅满目，以内科为主体的书籍有《图书集成医部全录》《医宗金鉴》《张氏医通》《沈氏尊生书》等。此外，简短实用的还有《证治汇补》《医学心悟》《医学实在易》《医林改错》等。这些著作对中医内科学的发展均起了很大的作用。综上所述，中医内科学是随着历史的前进和医学实践的发展而逐步形成和完善的。

三、中医学对中风的认识及源流

中风，亦称为卒中，是以猝然昏仆、不省人事、半身不遂、口眼㖞斜、语言不利为主的病症，是临床常见的神经系统疾病。中医学对中风的认识历史悠久，源远流长，并得到了不断的完善。有关中风病名的记载始见于《黄帝内经》，并按病因将中风分为"饮酒中风"所导致的"漏风"，"入房汗出"所导致的"内风"及"新沐中风"所导致的"首风"三种（《素问·风论》），究其病因均为外感风邪所致。《灵枢·邪气脏腑病形》曰，"五脏之中风，奈何？岐伯曰：阴阳俱感，邪乃得往。"此言阴阳失调，邪气侵袭，正气不足，易中风邪。《黄帝内经》中还提及"偏风""偏枯""薄厥""痱"等名称，如"风中五脏六腑之俞，亦为脏腑之风。各入其门户所中，则为偏风"（《素问·风论》），"虚邪偏客于身半，其入深……发为偏枯"（《灵枢·刺节真邪论》），"阳气者，大怒则形气绝，而血菀于上，使人薄厥"（《素问·生气通天论》），"痱之为病也，身无痛者，四肢不收……"（《灵枢·热病》）。可见，中国传统医学对中风病的认识是非常丰富的，依据疾病临床表现而命名，且描述得非常细致和精准，后世将其统称为"中风"。

（一）《黄帝内经》奠定了中风病名及病因病机的基础

1. 感受风邪，引发中风

《素问·风论》指出："风者，百病之长，至其变化乃为它病。"《素问·骨空论》曰："风者，百病之始也。"由此可见，在外感六淫（风、寒、暑、湿、燥、火）邪气中，风为之长，其他致病邪气都由风而起，当风邪入里，若腠理开，则风寒入；若腠理闭，则郁热于内，均可令人发病。风邪易上巅顶，而脑又为清阳之气汇聚之处，其中也蕴含了风邪容易上行走窜，而引发中风。

2. 劳欲失调，内伤邪中

劳欲过度，耗伤气阴，便会导致阴阳失调、正气不足等病症表现，正气不足则易感受外邪，风邪引动阳气而上逆，气血上逆则阻滞清窍，从而引发中风。而阳气虚则不能温养筋脉，也会导致四肢痿弱不用。《灵枢·邪气脏腑病形》就提及中风之"中于面""中于项""中于颊"等会累及"阳明""太阳""少阳"等经，而阳明、太阳、少阳皆走于头面，故中风可致口眼㖞斜、语言不利，走于背、胁，则见半身不遂。

3. 情志所伤，肝风内动

《黄帝内经》中病机十九条言："诸风掉眩，皆属于肝。"（《素问·至真要大论》）而肝在志为怒，故情志伤肝，易引发中风。《黄帝内经》中亦有言："大怒则形气绝，而血菀于上，使人薄厥。"（《素问·生气通天论》）故情志不调，肝气不舒，则肝阳上亢，血随气逆，闭阻脑络，则猝然昏仆，不省人事。此外，因烦劳紧张，虚火内扰，耗伤阴液，亦会引发肝阳上亢而风动。

4. 饮食不节，正气虚损

《黄帝内经》云："偏枯……肥贵人则高粱之疾也。"可见，早在先秦时期人们就认识到中风的发病与饮食、体质有密切的关系，故提出人们当顺应四时而养生防病，为指导后世临床治疗及预防奠定基础。

（二）《伤寒杂病论》首开"中风"病症分类及辨证论治先河

张仲景承《黄帝内经》的中风理论，进一步将中风按病因、病机分为六经中风、五脏中风和中风病三类，经与经之间亦存在辨证论治。六经中风是风邪袭表，以表证为主，包括太阳中风、阳明中风、少阳中风、太阴中风、少阴中风等，此为伤寒之证。《伤寒论·辨太阳病脉证并治》曰："太阳病，发热汗出，恶风，脉缓者，名为中风。"可见，太阳中风有发热、恶风寒、头痛、汗出、脉浮等症状。但此"中风"的命名是与伤寒相对的一种病症，风为阳，而寒为阴邪；风性开泄，而寒性收引，其命名与现代所说的"中风"有别。五脏中风以五脏气虚、风邪入中为主，包括肺、肝、心、脾，此为伤寒中于脏之证。这不同于现代所说的中风病。正气不足，易导致风邪入里而为病，造成肢体活动障碍，甚至半身不遂，口眼㖞斜，是为中风病。张仲景根据邪气的深浅程度将症候类型进行划分，开中风病症分类之先河。《金匮要略·中风历节病脉证并治》中将中风中于络则"肌肤不仁"、中于经则"重不胜"、中于腑则"不识人"、中于脏则"舌即难言，口吐涎"的症状一一列举，由此产生了中风的病症分类。可见，根据邪"在络""在经""入腑""入脏"的病变浅深不同，病情亦有轻重之分。由于经络位浅，而脏腑位深，若邪中于络，则营卫不运，肌肤失养，因此有"肌肤不仁"之说。中风发病以"正虚邪中"立论，张仲景认为正气亏虚、邪气入内是中风病发的病因。如《金匮要略·中风历节病脉证并治》中言，中风半身不遂者为"痹症"，有"脉微而数"的症状，此正是因为气血不足才表现为脉微，邪风侵袭表现为脉数，故得中风病。《金匮要略·中风历节病脉证并治》中有云："浮者血虚，络脉空虚，……正气即急，正气引邪，㖞僻不遂。"本条文首先通过脉象说明了中风病的病因、病机为营卫气血虚弱，正气虚则风邪乘而入络，致经络气血运行痹阻，筋脉失养。

（三）晋隋唐宋时期承《黄帝内经》《伤寒杂病论》之中风理论

汉代以后，多承《黄帝内经》《伤寒杂病论》之说，论中风的病因病机多从"内虚邪中"立论，但在治法上有所突破。晋代葛洪就在《肘后备急方·治中风诸急方第十九》中描述了中风有"身体不自收""不能语""迷昧不知人者""不省人事""牙关紧急"等多种症状，并列举了治疗方剂。唐代孙思邈又进一步对中风种类进行划分，在《千金要方·诸风》中说"急卒病多是风""中风大法有四"，即针对"偏枯""风痱""风痹""风痹"分析其病机，并记载了排风汤、小八风散、大八风汤等专治中风的方剂。宋代严用和在《济生方·中风论治》中按照七情、六淫等病因病机，将治疗方法归为"调气"，而后再随证治之，进一步体现了辨证求因思想，而其"扶正祛风"的治疗原则不变。隋唐时期医家多延续前人对中风的认识，在分类和方药上有所发展，而病因病机仍多以内虚外风立论，对于中风症状的描述更加确切，为后世防治中风奠定了基础。

（四）金元时期强调中风"内伤"学说

金元时期呈现百家争鸣之状，医家对中风又有了新的认识，就金元以前"外风"引起中风病的理论提出了新的见解，认为中风属火热为患，提出"内伤"中风之说。《河间六书》从五志过极化火引发中风的角度，分析中风病因，即"五志过极，卒倒无所皆为热极故也"。刘完素有云："所以中风瘫痪者，非谓肝木之风实甚而卒中之也，亦非外中于风尔。"认为中风是由于心火旺，而肾水虚，水不制火，阳盛阴衰，而引发"神昏冒，筋骨不用，而卒倒无所知也"，而心火旺则是由于五志过极化火之故。刘完素将此病的病机归于肾虚，这正是当今脑血管病失语的病机之一。此外，还有生活起居失常、五志过极化火的缘故，这些理论对后世研究中风的病因具有指导意义。张从正在治法上主张用汗、吐、下法治疗中风，多用防风通圣散、凉膈散等，沿用至今。李东垣在《东垣十书》中提到"中风者，非外来风邪，乃本气病也"，把中风分为中血脉、中腑、中脏，治疗以发表、攻里、行中道三法为主，与刘完素大体相同。朱震亨主张中风乃以"血虚""痰邪"为主，有"中风大率主血虚有痰，治痰为先"之论的《丹溪心法》,认为治疗当"养血行血"。朱震亨认为痰证是中风发病的重要病机,自此脑血管病的病因彻底转入了内因学说。

(五)明清时期完善了中风辨证论治体系

张景岳在《景岳全书》中提到中风病实乃"内伤",故将"中风"二字改为"类风",即"余欲易去中风二字,而拟名类风"。提出"中风非风"理论,在刘完素、李东垣、朱震亨主张火、虚、痰的基础上,提出"非风""内伤积损"的论点。李中梓强调中风分闭、脱二证,主张对于中风昏仆者应先顺气后治风,其《医宗必读》还提出治疗中风的常用方,即"用竹沥、姜汁调苏和香丸"。程国彭《医学心悟》云:"中风之证,有中府、中藏、中血脉之殊。中府者,中在表也……中藏者,中在里也。"对于中风病的药物治疗,程国彭提出用大秦艽汤加竹沥、姜汁、钩藤以和解,对中风之中腑、中脏、中血脉之证治进行了详细的论述。王清任在《医林改错》中创立了"元气亏损是半身不遂本源"之说,并创立补阳还五汤方,目前仍是治疗中风的代表方。李用粹在其《证治汇补》中提出"平人手指麻木,不时眩晕,乃中风先兆,须预防之",并提出中风病应从"慎起居""节饮食""远房帏""调情志"等方面进行预防和养生,对中风病的预防具有重要的指导意义。

综上所述,《黄帝内经》提出了中风的病名并确立了外风所致的病因病机基础,《伤寒杂病论》首开"中风"病症分类及辨证论治先河,其六经中风及五脏中风为伤寒之证而不在研究范围。晋隋唐宋时期医家多延续前人对中风的认识,在分类和方药上有所发展,而病因病机仍多以内虚外风立论,对于中风症状的描述更加确切,为后世奠定了基础。金元时期强调中风"内伤"学说,将病因拓展为火、虚、痰等,彻底改变了一直以来外风导致中风的理论。明清时期在辨证论治上提出辨中脏、中腑等分类,并且提出一系列针对中风病预防及养生的原则,对临床具有重要的指导意义。

第二章 中风病的诊断

"中风病"病名较权威的记载始于《中医内科学》。《中医内科学》规定了中风是以猝然昏仆、不省人事、半身不遂、口眼㖞斜、语言不利为主症的病症。由于发病突然,变化多端且迅速,故名中风,亦称为卒中。当前中风病的诊断普遍采用《中风病诊断与疗效评定标准(试行)》。根据中风的临床表现,中医提出了"出血中风"和"缺血中风"之名,与西医缺血性脑血管疾病、出血性脑血管疾病相对应。中风病相当于现代医学中的急性脑血管病,包括脑梗死、脑出血、蛛网膜下腔出血等。急性脑血管病又称脑卒中,是一组突然起病,以局灶性神经功能缺失为共同特征的疾病,与中风命名相同。无论社会习俗还是科学研究,目前都已基本把中风病等同于急性脑血管病来对待。中风发病犹如疾风之骤至,箭镞之中的,暴风之扫残叶、摧枯木,令人防不胜防。根据中风病患者起病的形式,发病时的临床表现特点,结合患者原有的病史、发病诱因、发病前的先兆症状及患者年龄等因素,通过必要的实验室检查,一般可以对中风病做出迅速、明确的诊断。

一、中风病的诊断方法

中风诊断包括以下几个方面。①定位诊断:根据患者的症状和体征,分析病变的部位是弥散的或局部的,然后再指出病变的具体部位。大脑半球、小脑、脑干等不同部位的病变,其临床表现不同。大脑半球病变表现为对侧面瘫、舌僵、肢体偏瘫与偏盲;小脑病变主要表现为剧烈眩晕,站立不稳,眼球震颤等;脑干病变临床表现较复杂,主要为交叉性瘫痪,病灶同侧嘴歪、舌斜,对侧肢体偏瘫,感觉减退。CT 检查可明确病变具体部位。②定性诊断:根据发病的经过、病情特点和病变部位,分析疾病的性质,是出血性还是缺血性中风。两者治疗方法不同,必须辨别清楚。③病因诊断:从发病的全过程,结合定位和定性诊断,找出疾病的具体原因。

中风病的病因包括以下几个方面：①从临床看，中风多是以内伤积损为基础，加之一些诱因所致。②劳累过度，使"气血不足，阴阳失调"，机体处于虚弱状态。体力的消耗使血液运行不畅，血压骤然上升，导致脑血管破裂而引起脑出血。③情志失调，忧思悲恐怒，是造成中风的一个重要原因，其中又以恼怒与中风发生的关系最为密切。心火暴甚，气血逆乱，可致血液涌上大脑而引起卒中。④饮食不当，暴饮暴食，摄入过多的高脂肪食物，尤其是动物脂肪，能使血液中的胆固醇、甘油三酯升高，导致动脉粥样硬化的加速。同时大量饮酒，过量食用肥腻的肉食，均可引起血压升高致血管破裂或痉挛而发生脑血管病。⑤脑卒中一年四季均可发生，但与气候温度变化有很大的关系。进入冬季，气温骤然下降，寒气入侵人体，可影响全身血液循环而诱发中风。故在中风的诊断中，应注意辨别"风、火、痰、虚、瘀"等各种因素。

二、中风病诊断的注意事项

（一）全面鉴别

很多疾病与中风相像，不容易区别。这就需要详细询问病史，仔细进行体格检查，根据中风的特点与其他疾病相鉴别。必要时做腰椎穿刺及颅脑 CT 检查等帮助明确诊断。

（二）病灶部位

大脑半球中风主要表现为对侧面瘫、舌僵、肢体偏瘫与偏盲；小脑中风主要表现为剧烈眩晕，站立不稳，动作不协调，眼球震颤等；脑干中风主要表现为交叉性瘫痪，病灶同侧嘴歪、舌斜，对侧肢体偏瘫，感觉减退。CT 检查可明确病变具体部位。

（三）估计程度

短暂的脑供血不足能在 24 小时内缓解消失；可逆性中风症状超过 24 小时，并继续发展至数天，但也可以恢复；完全性中风则较严重，恢复缓慢，有时甚至不能恢复。

（四）确定性质

中风分为出血性中风和缺血性中风两大类。出血性中风指脑出血与蛛网膜下腔出血；缺血性中风包括短暂性脑供血不足、脑血栓形成与脑栓塞。出血性中风与缺血性中风的治疗方法不同，必须辨别清楚。

（五）探查病因

虽然中风主要是由高血压、动脉硬化所致，但近年来发现血液的高凝状态、血液中某些成分的增减也常导致中风；脑内微小动脉瘤、血管畸形、动脉炎等导致脑出血的也不少，对于每个患者具体是什么病因要搞清楚。

三、中风病的鉴别诊断

（一）中风与口僻

口僻俗称吊线风，主要症状是口眼㖞斜，但常伴耳后疼痛，口角流涎，言语不清，而无半身不遂或神志障碍等表现，多由正气不足，风邪入脉络，气血痹阻所致，不同年龄均可罹患。

（二）中风与厥证

厥证也有猝然昏仆、不省人事的表现，一般而言，厥证神昏时间短暂，发作时常伴有四肢逆冷，移动时多可自行苏醒，醒后无半身不遂、口眼㖞斜、言语不利等表现。

（三）中风与痉证

痉证以四肢抽搐、项背强直，甚至角弓反张为主症，发病时也可伴有神昏，需与中风闭证相鉴别。但痉证之神昏多出现在抽搐之后，而中风患者多在起病时即有神昏，而后可以出现抽搐。痉证抽搐时间长，中风抽搐时间短。痉证患者无半身不遂、口眼㖞斜等症状。

（四）中风与痿证

痿证可以有肢体瘫痪、活动无力等类似中风的表现，中风后半身不遂日久不能恢复者，亦可见肌肉瘦削，筋脉弛缓，两者应予以区别。痿证一般起病缓慢，以双下肢或四肢瘫痪，或肌肉萎缩，筋惕肉瞤为多见；而中风的肢体瘫痪多起病急骤，且以偏瘫不遂为主。痿证起病时无神昏，中风则常有不同程度的神昏。

（五）中风与痫证

痫证起病急骤，猝然昏仆倒地，与中风相似，但痫证为阵发性神志异常的疾病，猝发昏仆倒地时常喉中作声，如猪羊啼叫，四肢频抽而口吐白沫；中风则昏仆倒地无声，一般无四肢抽搐及口吐涎沫的表现。痫证之神昏多为时短暂，移时可自行苏醒，醒后一如常人，但可再发；中风患者昏仆倒地，其神昏症状严重，持续时间长，难以自行苏醒，需及时治疗方可逐渐清醒。中风多伴有半身不遂、口眼㖞斜等症，亦与痫证不同。

第三章　中风病的预防

中风病在中国传统医学中属于古代四大难证之首。中风由于高发病率、高死亡率、高致残率、高复发率的特点，一直被我国和世界卫生组织列为重大疾病，很多医务工作者终其一生对该病的预防和治疗进行不断的探索。中医认为，中风病的发生与脏腑功能失调或气血素虚有关，加之气候骤变或烦劳过度、忧思恼怒、饮酒饱食、用力过度、用药不当、跌仆等，使得体内瘀血阻滞，痰热内蕴，或肝风内动，血随气逆，导致脑脉痹阻或血溢脑脉而中风，其发病急、变化快。中医学历来重视疾病的预防，早在《黄帝内经》中就提出了"治未病"的预防思想，强调"防患于未然"。所谓"治未病"，包括未病先防和既病防变两个方面的内容。第一就是防止得病，第二就是得了病防止病情加重和复发，这些正好针对中风病的四个发病特点。中风病的发生是各种致病因素长期积累的结果，有一个由量变到质变的过程，采取一定的措施，积极消除引起中风病的各种不良因素，就能一定程度上防止疾病的发生与发展。只要措施得当，降低中风病的高发病率、高死亡率、高致残率、高复发率，对医者来说事半功倍，对患者而言受益匪浅。

一、中医"治未病"理论

（一）"治未病"的提出与发展

"治未病"的概念最早在《黄帝内经》中提出，《素问·四气调神大论》曰："是故圣人不治已病治未病，不治已乱治未乱，此之谓也。夫病已成而后药之，乱已成而后治之，譬犹渴而穿井，斗而铸锥，不亦晚乎。"形象地阐述了"治未病"的重要意义。《素问·刺热》曰："肝热病者，左颊先赤；心热病者，颜先赤；脾热病者，鼻先赤；肺热病者，右颊先赤；肾热病者，颐先赤。病虽未发，见赤色者刺之，名曰治未病。"此中"病虽未发"指的是机体虽已受邪但尚处于无症状或症状较轻、较少的阶段。如不及时发现并加以正确治疗，这种病态或可发展为具有明显症状和体征的疾病。因此，"治未病"是指通过一定的防治手段以阻断病情发展，从而使这种潜病态向健康方向转化，属于疾病早期治疗的范围。《灵枢·逆顺》曰："上工，刺其未生者也。其次，刺其未盛者也。其次，刺其已衰者也……上工治未病，不治已病，此之谓也。"作为一名合格的医生不但要善于治疗已发的疾病，还要能发现并预防疾病，防患于未然[1]。

（二）"治未病"对临床的指导意义

现代人一般把"治未病"分为三个含义：①未病先防，主要是指在疾病发生之前，增强体质，改变不良生活习惯，预防疾病的发生；②早期治疗，是指有发病征兆时立即采取相应的早期治疗手段；③已病防变，是指掌握疾病的传变倾向，预先防治，以防止疾病的进一步发展和传变。"治未病"是涵盖了所有未病、欲病、已病各阶段以预防为主的思想。唐代医家孙思邈曾把疾病分为未病、欲病和已病，并提出要"消未起之患，治未病之疾，医之于无事之前"，无不透露出在未病之时的养生防病及欲病早调的观点，这种未雨绸缪的预防理念对后世医学的发展一直有着深远的影响，它是中医学的重要理论基础。伴随着新时期的健康理念，"治未病"有了更深刻的现实意义。"治未病"就是在疾病未发生、未加重、未演变、未复发及未后遗之时，预先采取相应的措施，从而防止疾病发生、发展、传变、复发及后遗。

二、中风病的先兆

中风病先兆是与中风病有密切联系的临床综合征，它多见于中年以上人群，常见症状包括：突然出现面部、上肢、下肢麻木，尤其是出现在单侧；突然出现说话不清楚或不能理解别人说的话；突然出现一侧或双侧眼睛看不清东西；突然出现步态不稳、头晕目眩、平衡或协调力差；突然发生不明原因的剧烈头痛。其中一些患者可发展为中风病，但大部分患者经治疗、调养，可防止或延缓中风病的发生。

古往今来的中风先兆，因其不痛不痒，无碍饮食起居，最易使人疏忽，如若重视就可避免。中风必有先兆,已为古今医学所认识,对其的临床表现论述也颇为详细。如《黄帝内经》观察到"肌肉蠕动"为中风病发作前的症状,但认识比较单一。宋代王怀隐等编的《太平圣惠方》记载"凡人未中风时,一两月前,或三五月前,非时,足胫上忽发酸重顽痹,良久方解,此乃将中风之候也",认识到"足胫不用"是中风将发的症状。《卫生宝鉴·中风门》记载:"凡人初觉大指、次指麻木不仁或不用者,三年内有中风之疾也。"[2]《医宗金鉴》记载:"神短忽忽,语言失常,上盛下虚,头眩脚软,皆痰火内发之先兆也。"《素问·调经论》记载:"肌肉蠕动,命日微风,中风先期即为微风阶段。"《证治汇补·预防中风》记载:"平人手指麻木,不时晕眩,乃中风先兆,须预防之,宜慎起居,节饮食,远房帷,调情志。"《针灸资生经·中风》记载:"其状觉手足或麻或痛,良久乃已,此将中府之候……其状觉心中溃乱,神思不怡,或手足麻,此将中脏之候……人之中风,心腹中多大热而后作。"该书从针灸临床角度提出"手足或麻或痛""心中溃乱,神思不怡""心腹中多大热"是中风先兆之症状,包含了现代医学的感觉、精神、认知等。清代王清任在《医林改错》中论述:"中风先兆三四种前驱症状,为临床中风前期提供了先例,然,当今临床对证,因其病情轻,病位浅重视不够。"一般在治疗中风患者时询问病史,方知先兆存在,但为时已晚。若早期治疗,大多数患者确可避免中风病发生。

三、中医预防中风的理论

(一)中风先兆的病因病机

历代医家在对中风病的病因病机深入研究的同时,对中风先兆的病因病机也逐渐有了清晰的认识。《黄帝内经》指出中风先兆的病机是"形不足""气血未并",可以认为是中风先兆"内风"学说的萌芽,但并未被广泛接受。随后则是"外风"学说占据主流:张仲景认为中风先兆的病机是"虚邪贼风",指出"邪在于络,肌肤不仁";孙思邈则认为"夫诸急卒病多是风,初得轻微"[3]。此处"风"为自然界的风,风性善行而数变,病情变化迅速,初起隐匿,不易引起人们重视。张子和认为"不能纯归风，亦有火燥相兼"，他认识到中风先兆病因除了风邪，亦有火燥相兼。至宋元以来，内因致病受到重视，朱丹溪认为"湿痰生热"，并认为"眩晕乃中风之渐"，眩晕是中风病的先兆症状，中风病是眩晕发展的结局。总之，不论外风论还是内风论，不外乎风、火、痰、虚、瘀、气六端，导致脏腑气血阴阳失调而发病。

（二）中风先兆的防治

李东垣认为，"凡人年逾四旬，气衰之际，或忧喜忿怒，伤其气者，多有此病。壮岁之时无有也，若肥盛则间有之，亦形盛气衰如此"。可以将他所论中风先兆危险因素归纳为年龄在四十岁以上、过激的情绪刺激、体型肥胖均易诱发中风。

《太平圣惠方·卷第一百·具列四十五人形》记载："须急灸三里穴与绝骨穴，四处各三壮，后用葱薄荷桃柳叶四味煎汤，淋洗灸疮，令驱逐风气，于疮口内出也。"治疗以针灸为主，同时配合外洗法，意在祛风邪外出。金时期刘守真认为"宜先服八风散、愈风汤、天麻丸各一料为效"，主张用"祛风涤热之剂，辛凉之药，治内外之邪"，其用药以祛外风药为主。张从正《儒门事亲·卷十一·妇人风门》曰："凡妇人头风眩运……眩运眼涩，手麻发脱，健忘喜怒，皆胸中宿痰所致。用瓜蒂吐之，次以长流水煎五苓散、大人参半夏丸。"他认为宿痰亦可导致眩晕、手麻，临证采用吐法治疗。宋代窦材《扁鹊心书》记载："先灸关元五百壮，次服保元丹一二斤，再服八仙丹、八风汤。"[4]灸药并用但提倡以灸法为主防治中风先兆。综上可看出，医家用药治疗方面经历了一个"祛外风""治内风"的过程，治疗方法有新的尝试，灸法、吐药、外洗轻剂在临床均有应用。

四、中医预防中风的方法

预防中风病，首先应对中风易感人群进行治疗，增强他们的体质，以期达到消灭孕育中风的土壤的目的。中风先兆与以下因素有着密切的关系：年老体衰、情志失调、嗜好烟酒、饮食不节、烦劳过度、气候骤变。在未发病时，宜"避邪气，调情志，节饮食，慎起居，远房帏"。《素问·上古天真论》也有云："虚邪贼风避之有时。"需要注意调摄精神，调畅情志，节制饮食，戒烟限酒，适量运动，远离外邪。

重视消除引发中风危险的疾病，诸如高血压、高脂血、冠心病、动脉硬化、糖尿病、便秘、血液流变学异常等，对这些疾病的早期控制是预防中风先兆的前提。血压高者应长期口服降压药物，把血压控制在安全的范围内；糖尿病者可以通过饮食运动疗法，配合药物来控制血糖；血脂高者应通过改变饮食习惯、运动、口服降脂药物等手段进行调脂治疗。

饮食方面，应注意饮食有节，低盐、少脂，多吃粗粮及新鲜水果蔬菜，也适当摄取鱼类、瘦肉、鸡蛋、奶制品、豆制品等食物。忌香燥之品，食勿过饱，七八分饱足矣，晚餐宜少。

生活起居方面，不可过劳；戒烟节酒；戒剧烈运动，老人外出注意预防跌扑损伤；保持大便畅通，常按摩腹部，有利通便；保持平静心态和乐观情绪。

此外，对于有中风先兆的患者，除了医院的有效治疗，患者自己和家属对疾病的正确认知及重视也是极为重要的。除此之外，要定期体检，对于身体出现的变化要有足够的认知，切忌讳疾忌医。

参考文献

［1］谷晓红."上医医未病之病"中医"治未病"的思想及意义［N］.光明日报，2010-6-23（10）.

［2］罗天益.卫生宝鉴（卷七）·中风见证［M］.北京：人民卫生出版社，1987：84.

［3］孙思邈.备急千金要方（卷之八）·诸风［M］.北京：人民卫生出版社，1955：182.

［4］窦材.扁鹊心书（卷中）·中风［M］.北京：中医古籍出版社，1989：36.

第四章　中风病的分级、分期、辨证分型的中药治疗

中风病急性期多以风、火、痰、瘀为主，恢复期和后遗症期则多转化为气虚、阴虚或兼有痰瘀。中风病证候演变迅速，应注意证候的动态时空性特征，根据病程进展的不同时点，辨别出相应的证候要素及其组合特征，指导临床遣方用药。总的来说，中风病急性期治疗重在祛邪，佐以扶正，以醒神开窍、化痰通腑、平肝熄风、化痰通络为主要治法；恢复期治疗应标本兼顾、扶正祛邪，以益气活血、育阴通络为主要治法；后遗症期治疗则以扶正固本为主。

一、中风病急性期的治疗

中风发病后往往病情变化迅速，1 周之内病情仍可继续加重。治疗重在祛邪，佐以扶正。中脏腑痰热内闭清窍者，以清热化痰、醒神开窍为法，腑气不通者及时通腑泄热；痰湿蒙塞清窍者，以涤痰开窍为主，兼有气虚者需及时扶助正气；中经络表现为风痰阻络者，以熄风化痰、活血通络为法，缺血性中风可选用具有活血化瘀作用的中药注射液静脉滴注。

发病 1~2 周神志转清者，可按照中经络辨证论治，以化痰通络为主，缺血性中风可继续选用活血化瘀的中药注射液治疗。如风邪渐息，热象不明显，而渐显正气不足时，当注意尽早加用甘平益气之品以扶助正气。患者生命体征稳定后应注意早期介入康复治疗。

（一）中经络

1. 风痰阻络证

症状：半身不遂，口舌㖞斜，言语謇涩或不语，偏身麻木，头晕目眩，痰多而黏，

舌质暗淡，舌苔薄白或白腻，脉弦滑。

治法：熄风化痰，活血通络。

方药：化痰通络方加减。法半夏9克、生白术9克、天麻10克、胆南星9克、丹参15克、香附9克、酒大黄6克等。

若痰多色黄、苔偏黄腻，加全瓜蒌30克、天竺黄6克以清化痰热；舌质紫暗或有瘀，加桃仁9克、红花6克以活血通络；头晕、头痛，加菊花12克、夏枯草9克以清利头目。

2. 风火上扰证

症状：半身不遂，口舌㖞斜，舌强语謇，偏身麻木，眩晕头痛，面红耳赤，口苦咽干，心烦易怒，尿赤便干，舌质红绛，舌苔黄腻而干，脉弦数。

治法：清热平肝，潜阳熄风。

方药：天麻钩藤饮加减。天麻10克、钩藤12克（后下）、生石决明30克（先煎）、黄芩9克、山栀子10克、牛膝12克、川仲10克、茯苓12克、益母草12克、夜交藤25克等。

若头痛甚剧，胁痛明显，加郁金9克、龙胆草10克、夏枯草9克以清肝泻火；头痛朝轻暮重，遇劳加剧，加生地15克、女贞子12克、旱莲草15克以滋养肝肾。

3. 痰热腑实证

症状：半身不遂，口舌㖞斜，言语謇涩或不语，偏身麻木，腹胀，便干便秘，头痛目眩，咯痰或痰多，舌质暗红，苔黄腻，脉弦滑。

治法：化痰通腑。

方药：星蒌承气汤加减。全瓜蒌30克、胆南星9克、生大黄10克（后下）、芒硝6克（冲服）。

大黄、芒硝的用量需根据患者的体质而定，以大便通泻为度，不宜过量，腑气通后改用清热化痰等法治疗。若用药后大便已通，但舌苔剥脱，舌质红或红绛，改用清热养阴法；若采用星蒌承气汤治疗而腑气仍不通时，可改用大承气汤浓煎灌肠；口苦咽干、心烦易怒者，加黄连6克、山栀子9克以清心除烦。出血性中风无继续出血现象时，可用抵当汤加减以破血化瘀通腑泄热。

（二）中脏腑

1. 痰热闭窍证

症状：起病急骤，意识障碍，半身不遂，口舌㖞斜，言语謇涩或不语，鼻鼾痰鸣，或肢体拘急，或躁扰不宁，或身热，或口臭，或抽搐，或呕血，舌质红，舌苔黄腻，脉弦滑数。

治法：清热化痰，醒神开窍。

方药：①羚羊角汤加减。羚羊角粉 0.6 克（冲）、生石决明 30 克（先煎）、夏枯草 10 克、菊花 10 克、龟板 20 克（先煎）、生地 15 克、丹皮 10 克、白芍 10 克、天竺黄 6 克、胆南星 6 克等。②羚角钩藤汤和温胆汤加减。羚羊角粉 0.6 克（冲）、生地 30 克、钩藤 15 克（后下）、菊花 9 克、茯苓 15 克、白芍 15 克、赤芍 15 克、竹茹 9 克、川牛膝 15 克、川芎 9 克、丹皮 15 克、半夏 9 克、陈皮 9 克、栀子 9 克等。

2. 痰蒙清窍证

症状：神识昏蒙，半身不遂，口舌㖞斜，言语謇涩或不语，痰鸣辘辘，面白唇暗，肢体瘫软，手足不温，静卧不烦，二便自遗，舌质紫暗，舌苔白腻，脉沉滑缓。

治法：燥湿化痰，醒神开窍。

方药：涤痰汤加减。制半夏 9 克、制南星 6 克、陈皮 9 克、枳实 9 克、茯苓 9 克、人参 15 克、石菖蒲 9 克、竹茹 6 克、甘草 6 克、生姜 6 克等。

若肢体抽搐，加天麻 9 克、钩藤 15 克（后下）以平肝熄风；痰声辘辘，舌苔厚腻者，加苏子 9 克、瓜蒌 15 克以化痰降浊。

3. 元气败脱证

症状：昏愦不知，目合口开，四肢松懈瘫软，肢冷汗多，二便自遗，舌卷缩，舌质紫暗，舌苔白腻，脉微欲绝。

治法：益气回阳固脱。

方药：急予参附汤加减频频服用。生晒参 15 克（另煎兑服）、附子 9 克（先煎半小时）等。

若汗出不止，加山萸肉 15 克、黄芪 30 克、煅龙骨 20 克（先煎）、煅牡蛎 20 克

（先煎）以敛汗固脱；若见冷汗、肢厥，合用四逆汤以回阳救逆。

（三）中风急性期常见变证的治疗

中风急性期重症患者出现顽固性呃逆、呕血等变证，需及时救治。

1. 呃逆

如呃声短促不连续，神昏烦躁，舌质红或红绛，舌苔黄燥或少苔，脉细数者，可用人参粳米汤加减：西洋参 6 克、粳米 30 克以益气养阴，和胃降逆。

如呃声洪亮有力，口臭烦躁，甚至神昏谵语，便秘尿赤，腹胀，舌红，舌苔黄燥起芒刺，脉滑数或弦滑而大者，选用大承气汤加减：生大黄 15 克（后下）、芒硝 9 克（冲服）、厚朴 9 克、枳实 9 克、沉香粉 1.5 克（冲服）以通腑泄热，和胃降逆。

如烦热症状减轻，但仍呃声频频，可予平逆止呃汤（经验方）治疗：炒刀豆 9 克、青皮 6 克、枳壳 9 克、旋覆花 9 克（包）、制半夏 6 克、枇杷叶 9 克、莱菔子 9 克、鲜姜 3 克以和胃理气降逆。兼有气虚者，可加生晒参 6 克。

2. 呕血

出现呕血，神识迷蒙，面红目赤，烦躁不安，便干尿赤，舌质红，舌苔薄黄或少苔、无苔，脉弦数者，可予犀角地黄汤加减：水牛角 30 克（先煎）、生地 30 克、赤芍 9 克、丹皮 9 克以凉血止血，或选用大黄黄连泻心汤，还可用云南白药或三七粉、生大黄粉等鼻饲。如出现高热不退，可给予紫雪散以清热凉血，或予柴胡注射液肌内注射，或用双黄连注射液静脉滴注。

3. 癫痫

予安宫牛黄丸 1 丸，鼻饲或口服，也可用醒脑静注射液静脉滴注。

二、中风病恢复期的治疗

发病 2 周以后病情平稳者，治疗应标本兼顾、扶正祛邪，辨证选用益气活血、育阴通络的方药治疗，仍以痰瘀阻络为主者可予化痰通络法。此阶段应加强康复训练，并配合针灸治疗。常见证候的辨证论治如下。

（一）气虚血瘀证

症状：半身不遂，口舌㖞斜，言语謇涩或不语，偏身麻木，面色㿠白，气短乏力，自汗出，心悸，便溏，手足肿胀，舌质暗淡，舌有齿痕，舌苔白腻，脉沉细。

治法：益气活血。

方药：补阳还五汤加减。生黄芪 30 克、全当归 9 克、桃仁 12 克、红花 6 克、赤芍 15 克、川芎 9 克、地龙 9 克等。

若见心悸胸闷，脉沉缓或结，可合用生脉散，加党参 15 克、麦冬 9 克、五味子 9 克以补益心气；动则气短，乏力便溏，肢体松懈瘫软，加党参 15 克、白术 12 克以益气健脾；肢体痉挛，加木瓜 15 克、伸筋草 9 克以柔肝缓急；舌有瘀斑、瘀点，舌下脉络青紫，加莪术 9 克、水蛭 6 克以活血通络。

（二）阴虚风动证

症状：半身不遂，口舌㖞斜，言语謇涩或不语，偏身麻木，眩晕耳鸣，手足心热，咽干口燥，舌质红而体瘦，少苔或无苔，脉弦细数。

治法：育阴熄风。

方药：镇肝熄风汤加减。牛膝 12 克、白芍 15 克、玄参 15 克、天冬 15 克、龟板 20 克（先煎）、牡蛎 20 克（先煎）、代赭石 30 克（先煎）、天麻 10 克、钩藤 12 克（后下）、川楝子 9 克、茵陈 9 克。

若痰热较重者，加鱼腥草 9 克、川贝母 9 克以清化痰热；心中烦热者，加栀子 10 克、黄芩 8 克以清热除烦；头痛较重者，加石决明 20 克（先煎）、夏枯草 12 克以清熄风阳；失眠多梦者，加珍珠母 30 克（先煎）、夜交藤 25 克、茯神 15 克以镇静安神。

三、中风病后遗症期的治疗

中风后遗症期患者大多表现出气虚血瘀、阴虚风动或阴虚血瘀的证候，治疗以扶正固本为主，仍可辨证选用补阳还五汤、镇肝熄风汤、育阴通络方加减等治疗。肝肾亏虚、肾阳不足者，给予滋补肝肾、温肾助阳，可予六味地黄丸、金匮肾气丸或地黄饮子加减治疗。此期应同时加强康复训练，采取中药、针灸、推拿等综合治疗方法，促进语言和肢体功能的恢复，并注意改善患者的认知能力、情感障碍和生活质量等，积极预防，防止复发。常见后遗症的辨证中药治疗如下。

①以言语謇涩或不语为主要后遗症状者，可辨证服用中药并配合针灸治疗。痰浊阻窍者，以除痰开窍为法，可选《医学心悟》中的解语丹加减：天麻9克、全蝎6克、白附子6克、制天南星6克、天竺黄6克、石菖蒲9克、郁金9克、远志9克、茯苓9克。肝肾不足者，治以补肝肾，益脑髓，可选地黄饮子合解语丹加减：熟地黄15克、山茱萸9克、茯苓15克、肉苁蓉15克、巴戟天9克、石菖蒲9克、远志9克、郁金9克、制天南星6克、天竺黄6克。

②以肢体痉挛为主者，给予中药、针灸、推拿治疗，并积极进行康复训练。可选用芍药甘草或枳实芍药散加减，以柔肝缓急，舒筋活络。

③吞咽障碍者，予化痰开窍法治疗，选用解语丹或涤痰汤加减治疗。兼有肝肾不足者，合用金匮肾气丸或左归丸等补益肝肾之品，同时配合针灸治疗，并在专业人员指导下进行吞咽训练。

④中风后逐渐出现近事遗忘、反应迟钝者，应注意防治中风后痴呆，以滋补肝肾、化痰开窍、活血通络等法治疗。

第五章　中风病的非药物治疗及外治法

一、针刺疗法

（一）适应证

适用于中风病各期及相关并发症的治疗。

（二）禁忌证

疲乏、饥饿或精神高度紧张时慎用。局部皮肤有感染、瘢痕或有出血倾向及高度水肿者禁用。

（三）传统辨证取穴针刺法

①携用物至患者床旁，核对床号、姓名，向患者解释，取合适体位，暴露针灸部位，冬天注意保暖。

②辨证选取主穴，如中风急性期选肩髃、极泉、曲池、手三里、外关、环跳、阳陵泉、足三里、丰隆、解溪、昆仑、太溪，闭证加十二井穴、合谷、太冲，脱证加关元、气海、神阙等。

③进针：针尖对准穴位迅速垂直刺入皮下，然后用针刺手法将针身刺至一定深度，并上下提插，询问患者得气（酸胀感）情况。针刺时间约30分钟。每天1次，10次为1个疗程。

④观察：针刺过程中注意询问患者的感觉，对正常的疼痛、酸胀感给予解释。若患者有触电感，应立即退针换角度再进针。观察患者有无不良反应。

⑤去针：左手用无菌干棉签轻按压针眼，右手迅速拔针，再按压进针点至不

出血。

⑥针毕：清洁局部皮肤，协助患者着衣，安排舒适体位，整理床单。询问患者对操作的感受，告知注意事项。洗手。

（四）石氏醒脑开窍针刺法

主穴：内关、水沟、三阴交。

辅穴：极泉、尺泽、委中。

配穴：吞咽障碍加风池、完骨、天柱；手指握固加合谷；语言不利加上廉泉，金津、玉液放血；足内翻加丘墟透照海。肝阳暴亢加太冲、太溪；风痰阻络加丰隆、合谷；痰热腑实加曲池、内庭、丰隆；气虚血瘀加足三里、气海；阴虚风动加太溪、风池；口角㖞斜加颊车、地仓；上肢不遂加肩髃、手三里、合谷；下肢不遂加环跳、阳陵泉、阴陵泉、风市。中脏腑闭证加十二井穴（点刺出血）、太冲、合谷；脱证加灸关元、气海、神阙。

操作：先刺双侧内关穴，直刺 0.5~1 寸，采用捻转提插相结合的泻法，操作 1 分钟；再刺水沟，在鼻中隔下向上斜刺 0.3~0.5 寸，用重雀啄泻法，以眼球湿润或流泪为佳。刺三阴交时，沿胫骨内侧缘与皮肤成 45° 角，进针 1~1.5 寸，使针尖刺到三阴交穴，用提插补法，使下肢抽动 3 次。刺极泉时，在原穴往下 1 寸处的心经上取穴，避开腋毛，直刺 1~1.5 寸，用提插泻法，以患者上肢抽动 3 次为度；尺泽屈肘成 120° 角，直刺 1 寸，用提插泻法，使前臂和手指抽动 3 次；委中采用仰卧直腿抬高取穴，直刺 0.5~1 寸，用提插泻法，使下肢抽动 3 次。风池、完骨、天柱均针向喉结，进针 2~2.5 寸，采用小幅度高频率捻转补法 1 分钟，使局部产生酸胀感。合谷针向三间穴，进针 1~1.5 寸，采用提插泻法，使患者食指抽动或五指自然展开为度。上廉泉针向舌根 1.5~2 寸，用提插泻法；金津、玉液用三棱针点刺出血 1~2 毫升。丘墟透照海穴 1.5~2 寸，以局部酸胀为度。每天 2 次，10 天为 1 个疗程，持续治疗3~5 个疗程。

（五）注意事项

①执行无菌技术操作规程，掌握穴位的部位和针刺的深度，避免刺伤神经和血管。

②患者有触电感时酌情退针换角度再进针，必要时拔针。

③患者局部皮肤有感染、瘢痕或有出血倾向及高度水肿时禁止操作。

④疲乏、饥饿、精神高度紧张时慎操作。

二、穴位注射

（一）适应证

适用于中风偏瘫、肢体麻木、肌肉痉挛等症，通过穴位注射疏通经络，调节脏腑气血功能，促进机体的阴阳平衡，以达到防病治病的目的。

（二）禁忌证

疲乏、饥饿或精神高度紧张时慎用。局部皮肤有感染、瘢痕或有出血倾向及高度水肿者禁用。

（三）操作方法

①辨证取穴，多以足三里、合谷、阳陵泉等穴为主，每次 2 穴，药物选丹参注射液或维生素 B_1 注射液加甲钴胺注射液或维生素 B_{12} 注射液，每穴注射药液 0.5~1 毫升。

②取合理体位，协助患者松解衣着，暴露局部皮肤，注意保暖，消毒局部皮肤。

③术者一手持注射器（排除空气），另一手绷紧皮肤，针尖对准穴位迅速刺入皮下，然后用针刺手法将针身刺至一定深度，并上下提插，得气后若回抽无血，即将药液缓慢注入。如所用药量较多，可在推入部分药液后，将针头稍微提起再注入

余药。

④药液注射完毕后拔出针头，用无菌棉签轻按针孔片刻，以防出血，并注意观察患者用药反映。

⑤一般每天 1 次，7~10 天为 1 个疗程。

（四）注意事项

①注意视症状优选药物，注意药物配伍禁忌。

②熟练掌握穴位的部位和注射的深度。遵医嘱定注射药量。

③注射时避开血管丰富部位，避免药物注入血管内。患者有触电感时，针体往外退出少许后再进行注射。

④使用一次性无菌注射器，操作前检查注射器情况。注射器的处理按消毒隔离规范要求执行。

三、艾灸法

（一）适应证

适用于以虚证、脱症为主的中风病临床症状。

（二）禁忌证

疲乏、饥饿或精神高度紧张时慎用。局部皮肤有感染、瘢痕或有出血倾向及高度水肿者禁用。

（三）操作方法

①携用物至患者床旁，核对床号、姓名，向患者解释，取合适体位，暴露艾灸部位，冬天注意保暖。

②定位：确定施灸腧穴，用指痕做标记。

③施灸：再次核查患者状况、施灸部位及治疗方法。接灰盘置于适当位置。

④施灸部位：先上后下，先头顶、胸背，后腹部、四肢。

⑤施灸方法：将艾条一段插在插杆上，另一端点燃后对准施灸穴位（距皮肤2~3厘米）熏灸，使患者局部有温热感而无灼热痛为宜，灸至局部皮肤红晕，每处灸15~30分钟。

⑥艾箱灸法：先在脐区铺好1条干毛巾，然后将燃好的艾灸箱平稳放在脐区上，熏灸局部以有温热感而无灼痛为宜，一般灸20分钟左右。

⑦观察：施灸过程中随时观察患者皮肤状况，随时询问患者有无灼热感，随时除掉艾灰，防止艾灰脱落，造成患者灼伤或毁坏衣物。

⑧灸毕：将艾条燃烧面置于灭火瓶中彻底熄灭艾火。清洁局部皮肤，取舒适体位，整理床单。询问患者对操作的感受，告知注意事项。致谢。洗手。

（四）注意事项

①施灸时要安排好患者的体位。

②注意观察施灸部位的情况，对感觉迟钝患者尤其注意，防止烫伤。

③凡发热者，有大血管的部位，以及孕妇的腹部和腰骶部皆不宜施灸。

④如果施灸部位出现水疱，可用消毒针头刺破或抽出疱内液体，外涂烫伤膏，覆盖消毒纱布，保持干燥，防止感染。

四、刺络放血

（一）适应证

适用于中风病急性期醒神开窍，亦适用于中风后偏瘫、肢体肿胀、患肢手指功能障碍。

（二）禁忌证

疲乏、饥饿或精神高度紧张时慎用。局部皮肤有感染、瘢痕或有出血倾向及高度水肿者禁用。

（三）操作方法

①准备好治疗盘、三棱针、0.5% 碘附、棉签、弯盘等。

②右手拇指和食指持住针柄，中指扶住针尖部，露出针尖 1~2 分，以控制针刺深浅度，针刺时左手捏住指（趾）部，或夹持、舒张皮肤，右手持三棱针针刺，根据病情，选择相应刺法。

③刺针。常用刺法有以下几种。腧穴点刺：中风急救时优选十宣穴。先在每个指端腧穴部位上下推按，使血聚集穴部，常规消毒皮肤、针尖后，右手持针对准穴位迅速刺入 0.3 厘米，立即出针，轻轻按压针孔周围，使出血 3~5 滴，然后用消毒干棉球按压针孔止血。刺络：用三棱针缓慢地刺入已消毒的较细的浅静脉，使少量出血，然后用消毒干棉球按压止血。散刺：严密消毒后在病痛处四周点刺出血。挑刺：左手按压施术部位的两侧，或夹起皮肤，使皮肤固定，右手持针，将经过严密消毒的腧穴或反应点的表皮挑破，使出血或流出黏液；也可再刺入 0.5 厘米左右，将针身倾斜并使针尖轻轻提高，挑断皮下部分纤维组织，然后局部消毒，覆盖敷料。

④在施针过程中，应观察患者面色、神情，询问有无不适反应，预防晕针。

⑤操作完毕后，协助患者着衣，安排舒适体位。

（四）注意事项

①先给患者做好解释工作，告知该疗法仅有一定的疼痛，以消除不必要的顾虑。

②放血针具必须严格消毒，防止感染。

③针刺放血时应注意进针不宜过深，创口不宜过大，以免损伤其他组织。划割血管时，划破即可，切不可割断血管。

④一般放血量为 5 滴左右，宜 1 天或 2 天 1 次；放血量大者，1 周放血不超过 2 次。1~3 次为 1 个疗程。如出血不易止住，要采取压迫方法止血。

五、热敷烫疗

（一）适应证

用于减轻或消除中风肢体麻木、肢体酸累、肿胀、瘀痛、痉挛等功能障碍症状。

（二）禁忌证

疲乏、饥饿或精神高度紧张时慎用。局部皮肤有感染、瘢痕或有出血倾向及高度水肿者禁用。

（三）操作方法

①外用热敷方可拟选桂枝 15 克、桑枝 50 克、三棱 15 克、莪术 15 克、红花 20 克、透骨草 15 克、伸筋草 20 克、木瓜 30 克、海风藤 30 克、威灵仙 30 克、茯苓 30 克、防己 15 克等。

煎药：将选定的外用热敷方放入中药热敷车中加热煎煮，至药物有效成分煎出，温度达 60~70℃。

②携用物至患者床旁，核对床号、姓名，向患者解释，取合适体位，暴露热敷部位，用垫巾保护患者衣物，冬天注意保暖。

③热敷烫疗：再次核查患者状况、热敷部位、药物。戴手套，熏洗患肢或用热毛巾热敷患部，药液温度降低时，及时更换或加热。熏洗 / 热敷时间为 15~20 分钟。每天 1~2 次，两周为 1 个疗程。

④观察：观察局部皮肤的颜色，询问患者对温度的反应，及时调整速度、温度或停止操作，防止烫伤。

⑤敷毕：用布巾擦拭皮肤上的药渍，清洁局部皮肤，协助患者着衣，安排舒适

体位，整理床单。询问患者对操作的感受，告知注意事项。洗手。

（四）注意事项

①室内温度适宜，冬季注意保暖。药熨前向患者做好解释工作。

②热敷中保持药液的温度，冷却后及时更换或加热。

③热敷中要随时询问患者温度是否适宜，观察病情变化，或患者感到疼痛或出现水疱时，立即停止操作，及时对症处理。

④热敷中温度适宜（取出的药液温度应保持在 60~70℃），对老人、婴幼儿实施药熨时，温度不宜过高（不宜超过 50℃），避免烫伤。

六、蜡疗

（一）适应证

蜡疗有镇痛解痉、舒缓的功效，适用于中风病关节挛缩、肢体肿胀、麻痹、肌肉萎缩、劳损等，尤其适用于中风后肩 – 手综合征。

（二）禁忌证

感觉障碍、心肾功能衰竭、恶性肿瘤、有出血倾向、结核、化脓性感染、创面渗出未停止者禁用。

（三）操作方法

1.用物准备

黄蜡疗法：蜡末或蜡饼、白面粉、水、消毒湿毛巾、铜勺、炭及炭炉或艾绒、火源等。

石蜡和地蜡疗法：热蜡液、无菌纱布（胶布）、无菌小刷、无菌钳、无菌镊、小棉被或大毛巾、橡皮袋或瓷盘、小刀、绷带和大棉垫、温度计、小面盆等。

2. 按医嘱选择蜡疗的种类和方法

（1）黄蜡疗法

①炭蜡法：暴露患处，用白面粉和水揉成面泥，搓成直径为1厘米左右的细条状，围放在患部四周，面圈内撒上黄蜡末或贴敷黄蜡饼约1厘米厚，面圈外皮肤用物覆盖，以防灼伤健康皮肤。然后用铜勺盛炭火，置蜡上烘烤，随化随添蜡末，直至蜡与所围面圈高度平满为止，蜡冷后去掉。隔日1次。

②艾蜡法：操作方法基本同"炭蜡法"。只是在熔化黄蜡时，在蜡末上铺撒艾绒，以点燃的艾绒使蜡熔化。

（2）石蜡疗法

①蜡布贴敷法：用无菌纱布垫浸蘸热蜡液，待冷却至患者能耐受的温度时，贴敷于治疗部位上，然后用另一块较小的温度在60~65℃的高温热蜡布，盖在第一块蜡布上，用棉被、大毛巾等物品覆盖保温。每日或隔日1次，每次30分钟，15次为1个疗程。

②蜡饼贴敷法：将适量石蜡加热熔化，倒入一盘底内铺有一层胶布的瓷盘中，厚度为2~3厘米，待蜡层表面温度降至50℃左右时，连同胶布一同起出，贴敷于患处，也可不在瓷盘中放胶布，直接倾蜡入盘，待盘中石蜡冷却成饼后，用刀分离切成适当块状放置于患处，包扎保温。每次30分钟，15次为1个疗程。

③蜡袋贴敷法：将石蜡熔化后装入橡皮袋内，或将石蜡装入橡皮袋内再行熔化，蜡液应占袋装容积的1/3左右，待蜡袋表面温度达治疗所需之时，即可贴敷于患处。

④蜡液涂贴法：将石蜡加热到100℃，经15分钟消毒后，冷却到50~60℃，用无菌毛刷向患处涂抹。在涂抹第一层蜡液时，要尽量做到厚薄均匀，面积大些，以形成保护膜。此后可涂抹温度稍高一些的石蜡液，但不致烫伤皮肤，各层尽快涂抹，厚度达1厘米为止，最后以保温物品（如棉垫）包裹。

⑤蜡液浸泡法：将医用石蜡间接熔化，放入保温器皿中，温度控制在55.5~57.5℃为宜，将患部浸入蜡液之中（形成较厚蜡层时开始计算浸入蜡液的时间），

15 分钟后抽出，脱去蜡层。每天 1~2 次，15 次为 1 个疗程。本法适用于四肢疾患者。

此外，还有浇蜡法，喷雾法，面部、眼部涂蜡法，阴道石蜡栓塞法等多种方法。

（3）地蜡疗法

地蜡的熔点为 52~55℃，其性质和作用与石蜡相似，使用方法与石蜡大致相同。

（四）注意事项

①蜡疗过程中出现过敏现象要及时停止。

②加热医用蜡时，要采用隔水加热法，以防烧焦或燃烧。

③用过的蜡，其性能（可塑性及黏滞性）降低，重复使用时，每次要加入 15%~25% 的新蜡。

④蜡疗的温度要因人因病而异，既防温度过低而影响疗效，又防温度过高而烫伤皮肤。

七、中医推拿按摩

（一）适应证

适用于中风病偏瘫、肢体痉挛、肌肉萎缩、肿痛、活动不利等症。

（二）禁忌证

过度疲乏、骨折早期、关节损伤错位时慎用。患肢高度水肿、静脉血栓形成时禁按摩。

（三）操作方法

①依据辨证论治原则，根据肢体功能缺损程度和状态进行中医按摩循经治疗。

②取适宜体位，协助患者松开衣着，暴露治疗部位，注意保暖。

③在治疗部位上铺治疗巾，对腰、腹部进行按摩前，先嘱患者排尿。

④按确定的手法进行操作，操作时压力、频率、摆动幅度均匀，动作灵活。常用操作方法如下。

推法：指、掌或肘部着力于一定部位，进行单方向的直接摩擦。用指称指推法，用掌称掌推法，用肘称肘推法。操作时指、掌、肘要紧贴体表，用力要稳，速度缓慢而均匀，以能使肌肤深层透热而不擦伤皮肤为度。此法可在人体各部位使用。能提高肌肉的兴奋性，促进血液循环，并有舒筋活络作用。

一指禅推法：拇指指腹或指端着力于推拿部位，腕部放松，沉肩、垂肘、悬腕，以肘部为支点，前臂做主动摆动，带动腕部摆动和拇指关节做屈伸活动。手法频率为每分钟120~160次，压力、频率、摆动幅度要均匀，动作要灵活，操作时以患者有透热感为度。此法常用于头面、胸腹及四肢等处，具有舒筋活络、调和营卫、健脾和胃、祛瘀消积的功能。

揉法：手掌大鱼际、掌根或拇指指腹着力，腕关节或掌指做轻柔缓和的摆动。操作时用力要轻柔，动作要协调而有节律，频率为每分钟120~160次。此法适用于全身各部位，具有宽胸理气、消积导滞、活血化瘀、消肿止痛等作用。

摩法：手掌掌面或手指指腹附着于一定部位或穴位，以腕关节连同前臂做节律性的环旋运动。操作时肘关节自然弯曲，腕部放松，指掌自然伸直，动作要缓和而协调，频率为每分钟120次左右。此法刺激轻柔，常用于胸腹、胁肋部位，具有理气和中、消食导滞、调节肠胃蠕动等作用。

擦法（平推法）：手掌大鱼际、掌根或小鱼际附着在一定部位，进行直线来回摩擦。操作时手指自然伸开，整个指掌要贴在患者体表治疗部位，以肩关节为支点，上臂主动带动手掌做前后或上下往返移动。动作要均匀连续，推动幅度要大，呼吸自然，不可屏气，频率为每分钟100~120次。此法用于胸腹、肩背、腰臀及四肢，具有温经通络、行气活血、消肿止痛、健脾和胃等作用。

搓法：双手掌面夹住一定部位，相对用力做快速搓揉，同时做上下往返移动。操作时双手用力要均衡，搓动要快，移动要慢。手法由轻到重，由慢到快，再由快到慢。此法适用于腰背、胁肋及四肢部位，一般作为推拿结束时的手法，具有调和气血、舒筋通络的作用。

抹法：单手或双手指腹紧贴皮肤，做上下或左右往返移动。操作时用力要轻而不浮，重而不滞。此法适用于头面部及颈项部，具有开窍镇静、醒脑明目等作用。

振法：手指或手掌着力于体表，前臂和手部肌肉静止性强力地用力，产生振颤动作。操作时力量要集中在指端或手掌上，振动的频率较高，着力较重。此法多用单手操作，也可双手同时进行。适用于全身各部位和穴位，具有祛瘀消积、和气理气的作用。

按法：拇指端、指腹、单掌或双掌（双掌重叠）按压体表，并稍留片刻。操作时着力部位要紧贴体表，不可移动，用力要由轻而重，不可用暴力猛然按压。指按法适用于全身各部穴位，掌按法适用于腰背部及腹部，具有放松肌肉、活血止痛的作用。

捏法：用拇指与食、中两指或拇指与其余四指将患处皮肤、肌肉、肌腱捏起，相对用力挤压。操作时要连续向前提捏推行，均匀而有节律。此法适用于头部、颈项部、肩背及四肢，具有舒筋活络、行气活血的作用。

拿法：捏而提起谓之拿，即用拇指与食、中两指或拇指与其余四指相对用力，在一定部位或穴位上进行节律性地提捏。操作时用力要由轻而重，不可突然用力，动作要和缓而有连贯性。临床常配合其他手法使用于颈项、肩及四肢等部位，具有祛风散寒、舒筋通络等作用。

弹法：一手指指腹紧压住另一手指指甲，受压手指端用力弹出，连续弹击治疗部位。操作时弹击力要均匀，频率为每分钟 120~160 次。此法可用于全身各部位，尤以头面部、颈项部最为常用，具有舒筋活络、祛风散寒的作用。

掐法：用拇指指甲重刺穴位。掐法是强刺激手法之一，操作时要逐渐用力，达渗透为止，不要掐破皮肤。掐后轻揉皮肤，以缓解不适。此法多用于急救和止痛，常掐合谷、人中、足三里等穴，具有疏通血脉、宣通经络的作用。

⑤操作过程中随时观察患者对手法治疗的反应，若有不适，应及时调整手法或停止操作，以防发生意外。

⑥操作手法轻重快慢适宜，用力需均匀，禁用暴力。每次推拿时间一般为15~30 分钟。

（四）注意事项

①操作者在治疗前须修剪指甲，以免伤及患者皮肤。

②年老体衰、久病体虚或极度疲劳、过饥过饱等均不宜或慎用推拿。

③严重心脏病、各种出血性疾病、结核病、肿瘤、骨折早期（包括颈椎骨折损伤）、截瘫初期、皮肤破损部位及溃疡性皮炎的局部禁止推拿。

八、拔罐疗法

（一）适应证

适用于中风经络不通、血气不运导致的肢体疼痛、乏力、麻痹等不适症状。

（二）禁忌证

疲乏、饥饿或精神高度紧张时慎用。局部皮肤有感染、瘢痕或有出血倾向及高度水肿者禁用。

（三）操作方法

①帮助患者取合适体位，暴露拔罐部位，注意保暖。

②坐罐：一手持火罐，另一手持止血钳夹 95% 酒精棉球点燃，深入罐中下端，迅速抽出，迅速将罐口扣在选定的部位（穴位）上，将火熄灭，留罐 10 分钟。

③闪罐：将罐即扣在所选部位上（不需灭火），吸附后随即拔下，再吸，再拔，反复吸拔至局部皮肤呈红紫色。

④走罐：先于走罐部位及罐口涂上润滑剂，待罐吸附后，将火熄灭，一手握住罐体，另一手固定皮肤，用力平推罐体向上、向下、向左、向右，慢慢来回推动几次至局部皮肤呈红紫色。

⑤观察罐口的吸附情况和局部皮肤情况。

⑥起罐：一手夹持罐底，另一手拇指按压罐口皮肤，使空气进入罐内，即可顺利起罐，清洁局部皮肤，观察皮肤情况。

⑦整理：协助患者取舒适体位，整理床位，告知注意事项，洗手。

（四）注意事项

①选择合适体位，检查罐口周围是否光滑。

②拔罐的动作要稳、准、快，坐罐过程中，随时检查火罐吸附情况，起罐时切勿强拉。如拔罐局部出现较大水疱，可用无菌注射器抽出疱内液体，外涂龙胆紫，保持干燥，必要时用无菌纱布覆盖固定。

③防止烫伤。使用过的火罐，均应消毒后备用。

九、贴敷疗法

（一）适应证

适用于中风瘫痪、偏身麻木合并便秘、腹胀、肩 – 手综合征、肢体拘紧等症。

（二）禁忌证

穴位局部皮肤感染、冻伤、瘢痕或过敏、肢体重度水肿者禁用。

（三）操作方法

①中风病辨证选穴多选取足三里、丰隆、三阴交、血海、曲池、合谷、悬钟、太阳等穴。

②配制好穴位贴敷配方，可选路路通、宽筋藤、吴茱萸等锉成粉末加少量醋、蜂蜜调成糊剂，放入布面贴敷圈制成。

③将制好的敷贴敷于患处或选定穴位，必要时加胶布或绷带固定。

④敷药后，注意观察局部情况，若出现红疹、瘙痒、水疱等过敏现象，应暂停使用，并报告医师，配合处理。

⑤每天 1 次，7 天为 1 个疗程。

（四）注意事项

①皮肤过敏者禁用。

②敷药的摊制厚薄要均匀，太薄药力不够，效果差；太厚则浪费药物，且受热后易溢出，污染衣被。

③夏天制作成剂时，宜现配现用或冷藏保存。

十、药枕治疗

（一）适应证

将具有疏通经络、调畅气血、芳香开窍、益智醒脑等作用的药物经过炮制后装入枕芯，制成药枕。适用于中风后伴见抑郁、头晕、头痛、睡眠障碍等。

（二）禁忌证

对药枕中药易过敏者禁用。

（三）操作方法

①辨证施枕：中风后抑郁、睡眠障碍可选夜交藤、合欢皮、柏子仁、酸枣仁、五味子、丹参、菊花、香附等药入枕。这种枕有疏调气机、滋阴养血、安神、交合阴阳的功效。中风伴头晕可选用夏枯草、淡竹叶、野菊花、木香、决明子、半夏、蔓荆子、桑叶、薄荷、川芎、白芍、红花、丹参等，这些药物大都具有辛凉走窜、宁心安神、化瘀通络、醒脑明目的作用。中风伴头痛可选用丹参、乳香、没药、川芎、

羌活、当归、赤芍、菖蒲等中药做枕。这种枕头有活血化瘀、疏通经络、安神定志的功效。

②将辨证选好之药分别烘干，共为碎屑，和匀，装入枕芯，制成药枕，坚持睡枕。

（四）注意事项

①药枕的外套须选用透气性能好的棉布，不宜用化纤类制品。

②由于患者头部直接放于药枕上，部分患者开始可能不适应中草药的芳香气味，因此可在药枕上放置一层薄棉枕或多放一层枕巾。

③夏天容易出汗，注意经常晾晒药枕以免发霉。

④药枕植物油容易挥发，导致药效降低，应每3个月更换一次或定期更换药物。

十一、其他民族特色疗法

脑卒中一直是困扰医学界的难题之一。近年来，各少数民族医药研究者都在积极探索各自独特有效的治疗方法。壮医、回医、藏医、蒙医、苗医等充分发挥各自民族医药的特色和优势，并结合其独特理论运用于临床，积累了比较丰富的临床经验。各民族采用的疗法均取得较好的疗效，可供今后临床与研究工作参考。

（一）壮医外治疗法

壮医药发展至今有着源远流长的历史，壮医认为，中风病是由肝肾亏虚、肝阳上亢，或风痰闭阻经络，或气虚血行不畅，瘀阻脉络，引起巧坞（大脑）、龙路、火路及其网络部分堵塞不畅或闭阻不通，导致气血瘀滞不行或血溢脉外所致。壮医药防治中风病以疏通龙路、火路为目的，一般多种方法配合使用，如药线点灸、针刺、药物内服等多管齐下，疗效确切。

1.壮医药物外洗法

壮医药物外洗法多作为辅助疗法治疗中风病。使用壮药熏洗法治疗中风患者，熏洗方组成为藤当归、藤杜仲、伸筋草、宽筋藤、大钻、桑枝各 30 克。水煎熏洗患肢，每天 1 次，15 天为 1 个疗程。该外用熏洗方由本地区常见壮药组成，取材方便，经济实惠。

2. 壮医药线点灸法

壮医药线点灸法具有显著的壮医特色，来自广西民间，是采用经过多种药液浸泡所制的苎麻线，点燃后直接灼灸体表一定部位以治疗疾病的一种方法。壮医药线点灸以温热效应和药物刺激穴位，通过经络传导，疏通两路，调理巧坞（大脑），使气血恢复平衡，三气复归同步，促使人体康复，对防治中风病有独到作用。其操作要点为将经壮药浸泡后松散的药线搓紧，用右手食指和拇指持线的一端，露出线头 2~3 厘米，将线端在灯火上点燃，只需线端有圆珠状炭火星即可，如有火苗必须扑灭，将有圆珠状炭火星的线端对准穴位，顺应手腕和拇指的屈曲动作，拇指指腹稳重而敏捷地将有圆珠状炭火星的线端直接点按于穴位上。以线端火星最旺时为点灸良机，留在穴位上的药线炭灰呈白色的效果最好。取穴上同样强调辨证取穴。

3. 壮医毫针刺法

毫针刺法是壮医常用疗法。壮医针刺是通过针刺作用于体表的穴位或特定部位，通过"三道两路"的传导，调动机体内部力量，以激活身体的自愈能力，使天、地、人三气归于同步，促使机体向愈。其选穴有七大原则，分别为以环为穴、以应为穴、以痛为穴、以灶为穴、以边为穴、以间为穴和以验为穴，注重实用性、易用性、可操作性和临床疗效，取穴灵活安全、方便而易于掌握。在中风病的治疗中以以环为穴、以应为穴、以验为穴为主，配合辨证选穴。采用壮医针刺治疗中风后尿失禁，取腹股沟（脐环、大肠俞）、发旋线及水线进行针刺，其中发旋线位于头顶正中，该处解剖位置即旁中央小叶，具有控制尿便的功能。从穴位功效来看，发旋线与四神聪及百会类似。肾藏精，精生髓，脑属于髓之海，具有补精填髓的功能，肾与膀胱通过经脉互络，因而发旋线能够固摄膀胱及尿道；而水线与腹股沟均在腹部，从腧穴的近治作用来看，其可对遗尿、疝气及尿闭等有治疗效果。

壮医腹针联合体针法在治疗中风便秘时，取穴为天枢、里内庭、独阴、支沟、足三里、脐环（包括脐内环、脐外环）、大肠俞、孔最。操作时，天枢、里内庭采用吐纳补、泻两种手法，每穴先补 3 次，后泻 3 次；脐内环穴向外斜刺，脐外环穴垂直针刺，用平补平泻手法，其余穴位均用泻法，每天 1 次，治疗 14 天可取得很好的疗效。

4. 壮医经筋挑刺法

壮医经筋挑刺法即壮医针挑疗法，是用三棱针或大号缝针等针具挑刺人体的龙路、火路在体表的网络及筋结（阳性反应点），产生针刺效应、刺血效应、按摩效应、肌肉剥离松解术效应、机体组织损伤后作用效应，疏通"三道两路"之滞，使机体恢复气血平衡，三气同步，促使疾病转归和人体康复。中风病正是由于龙路、火路及其网络闭塞不通所致，因此经筋挑刺治疗中风病有其理论基础。施术部位多为经壮医经筋查灶手法查找的筋结点，如临床治疗中风后上肢瘫痪患者时，采用针刺强刺激阴经穴位、弱刺激阳经穴位，并配合挑破夹脊穴、八邪穴、上肢井穴处皮肤细小脉络，挤出少量鲜血以拮抗亢进肌群和促进迟缓肌群运动，从而治疗中风偏瘫。通过挑断优势侧肌群的筋结点、痉挛点处少量痉挛肌肉肌纤维，减少痉挛肌纤维的数量，从而减少肌肉痉挛，恢复主动肌、拮抗肌平衡，属挑出皮下纤维法；同时，三棱针或大号缝针较粗，挑刺针眼处的少量出血可改善局部再灌注，从而改善因痉挛缺血造成的僵硬、疼痛等症状，此为破口法。

5. 壮医莲花针拔罐逐瘀法

壮医莲花针拔罐逐瘀法是以壮医理论为指导，并将壮医莲花针叩刺疗法、拔罐及活络逐瘀药酒患处局部涂擦法三者相结合，采取针刺穴位、拔罐及药酒涂擦的手段，旨在将机体内瘀滞的气血排出体外，从而达到天、地、人三气同步的目的，可显著改善患者的感觉和运动功能。

6. 壮医药穴指针疗法

壮医药穴指针疗法是以适量棉花绕指后，蘸取少量壮医药液涂敷于穴位上，然后行点、按、揉等手法的一种治疗方法。临床治疗中风偏瘫患者时，将鸡屎藤、透骨草、伸筋草、海桐皮各 20 克，羌活、乳香各 10 克，冰片 5 克，连同白酒制成药液，分别选取上肢的肩髃、臂臑、曲池、手三里、内外关、合谷穴，下肢的涌泉、丰隆、承山、阴陵泉、足三里、风市、环跳穴，以及头部的印堂、太阳、百会、四神聪、风池等穴，行壮医药穴指针疗法，并配合康复训练，可取得理想的临床疗效。

（二）回医回药

1. 关于中风的认识

回族医药防治脑病有着独特的理论体系，又称为"天方脑科"。现存最早的回医药百科全书《回回药方》首次提到了脑经。卷第十二《众风门》中就主要论述了中风"左瘫右痪"，认为是"筋中有余湿"，或因酒醉多引冷水，食不消化，食物因而生"浊"所致的"动止相缠"，故治疗强调芳香祛湿、化痰通络以达到消除"湿"与"浊"的目的。另外，回族医学还认为，除了从气候、饮食、劳作、情志等方面来分析致病之外因，还要从体质、身体、内脏组织及其功能来探讨发病的内在机制。其防治脑系疾病的方剂中以内服方剂为主，其中丸剂和膏剂居多。其治疗药物又以香药为多。其"四性学说""真一七行论"等独特的理论体系认为脑与经络是调节生命活动的主宰，人因为多种原因造成体内多种液质发生变化，而导致黏液质，从而阻碍血脉顺畅流通，脑经不得力而发为偏瘫、口眼㖞斜诸症。

2. 关于中风的治疗

（1）内服治疗

诸多学者已将回医药治疗中风的经典方药运用于临床，并取得了显著疗效。哈必法而非荣丸由黑迷罕咱里（野西瓜叶）、阿里浑（伞菌）、法而非荣（大戟）、撒吉别弩只（阿魏脂）、安息香、芦荟等药物组成，《回回药方》谓此方"治身体解散及左瘫右痪证候，又凡生润下到各体筋上者，服之能篆下"。各项研究发现给予脑卒中患者扎里奴思方能够促进缺损神经功能的恢复，改善中风后遗活动不利及日常生活能力下降的情况，对临床治疗急性中风安全有效。

（2）外用治疗

回医药治疗中风的外用疗法主要包括滴鼻剂、药氧疗法、脑经针刺法、烙灸等。滴鼻剂由扎兀失儿（苦调树脂）、撒亦冰（阿魏树胶）、没药、牛蒡子、胡椒、荜芨、阿魏、兀沙吉（乳香）、黑则米阳（海狗肾）、法而非荣（大戟）各3克制成，可改善中风后遗症患者神经功能缺损。药氧疗法（方药：阿魏、芸香、苏合香、安息香、沉香、薄荷等味）的理论支撑为"脑主总觉""脑为百脉之总源"及"口鼻通于脑"等，可明显改善动脉粥样硬化性血栓性中风恢复期患者的神经功能。脑经针刺法是通过针刺头部脑络，从而达到疏通脑经、醒脑清窍、豁痰活血、防病治病目的的一种特色疗法。该疗法取运动区（位于大脑皮质中央前回处），上点在前后正中线中点向后移0.5厘米，下点在眉枕线和鬓角发际前缘相交处，在上下两点的连线区、感觉区（位于大脑皮质中央后回处，在运动区后1.5厘米的平行线）进行针刺。

（三）藏医藏药

1. 关于中风的认识

中风在藏医中又称"萨志布"。《藏医词典》中描述萨志布是以口斜躯瘫等病症为主要表现而命名的脑部疾病。著名藏医塔仓认为，使星曜产生毒气而口斜、遗忘、昏迷，故称章颂病或萨志布。病因是由无知引起三邪——贪、嗔、痴，三邪引起隆、赤巴、培根，三因紊乱而致。藏医根据发病原因及病机将中风分为隆志布和查志布。主要以望、切、问来辨别疾病的寒热及分类。隆志布表现为身体及舌头左侧发病，眼睛闭合困难，口眼㖞斜，患者身体湿冷，脉象沉弱，尿液白黄色，舌质红暗。查志布表现为身体右侧发病，突然剧烈头痛，头晕，呕吐，出现不同程度的昏迷，靠近患者可嗅及牛角焦味，脉细而颤，脉象偏数，舌质紫暗，舌面有瘀点。

2. 关于中风的治疗

（1）内服治疗

藏药治疗中风主要以丸剂为主。用藏药二十五味珊瑚丸（由珊瑚、珍珠、诃子、芝麻、磁石、红花、珍珠母、羊肝石、藏菖蒲、龙骨、木香等二十五味藏药组成）与活血通脉片进行临床疗效对比观察，治疗组总有效率达96.7%，与对照组比较差异有统计学意义（$P < 0.05$）。用七十味珍珠丸、二十味沉香散、二十四味沉香丸治疗中风病疗效显著。用于中风后遗症的藏药主要有黄宝散、二十五味余甘子丸、三

果汤等。

（2）外用治疗

藏医传统外治疗法是在藏医理论指导下，采用器械（含手法和外用药物等）从体表对机体进行干预，以达到治疗、康复、预防目的的治疗方法。《四部医典》以"五械"的名称统括外治疗法，所谓五械疗法是指放血、火灸、罨熨、浸浴、涂治。现在常用的是下列方法。

擦涂疗法指用陈酥油与特制的药物混合加热，然后用适当手法在相应白脉走行部位或痛点进行涂擦、按摩和推拿，起到调理气血，并祛风除湿、疏通腠理、解毒消肿的功效。擦涂疗法中的"杂九"疗法又叫白脉疗法，这种疗法主要用于中风引起的半身不遂、筋骨疼痛等后遗症。

放血疗法是在放血前5天或前7天先服用血液过滤汤药"三果汤"，将坏血和正常血液分开，再根据病变的部位和脏腑选择放血的部位，根据放血的部位选择长宽不同的绷带防止血液回流使静脉血管扩张。传统藏医放血疗法（静脉放血）可起到降低血脂和血液黏稠度，缓解头痛、乏力、头晕、视力模糊症状，增加血液循环，大大降低凝血、斑块的形成等作用。

铁烙灸法选择后三门、吉组（百会）等穴位，能起到活血化瘀、调节气血、驱湿醒脑的作用。

敷疗法根据患者的病情及症状专门配制外敷药物，针对治疗中风病引起的半身不遂、肢体麻木、口眼㖞斜、局部浮肿和疼痛等症，通常选用营养神经和除湿驱风的药材配伍发酵而成。敷在患侧处，能起到营养神经、活血化瘀、消肿止痛的功效。

药浴疗法治疗中风病时，通常选用五味甘露药浴剂。

擦药按摩治疗的药膏根据病症配伍，使用于中风病引起的半身不遂、口眼㖞斜、周围神经炎或神经痛，关节炎等症。治疗时，先将患者的擦药部位裸晒在太阳光下，然后进行擦药按摩。

（四）蒙医蒙药

1. 关于中风的认识

中风在蒙医学上属萨病范畴，分嘎拉萨（热性萨）及乌素萨（寒性萨）两种。蒙医认为人体由三根七素组成，其中三根是赫依、协日、巴达干，七素是水谷精微（透明液体）、血、肉、脂、骨、髓、精液等组合。长期食用高脂食物或缺乏运动使赫依偏盛，赫依偏盛使人体的三根和七素之间的动态平衡关系失调，导致机体新陈代谢功能紊乱，精华和糟粕不完全分离，使精华混浊，常以血为载体，巴达干痰浊堵塞血管，阻碍气血运行，继而引起中风。多年的蒙医临床经验和给药方法研究还发现该病的病因除上述之外，更重要的原因是黑脉病。黑脉病的主要病因（内部）是三根功能失调而侵伤黑脉脏腑。导致该病的外部因素为饮酒过度，吸烟时间过长，喜怒哀乐不定，用力过猛等，从而使气血流通不畅。这些因素损伤了脑部的黑脉造成出血或阻塞，并继而引起侵伤脑与白脉。临证以突发半身瘫痪、失语、口眼㖞斜、哭笑等症状为主。

2. 关于中风的治疗

（1）内服治疗

蒙医医生铁梅应用具有清热解毒、醒脑开窍、舒筋活络、镇静安神、补气行血作用的蒙药珍宝丸——嘎日迪结合西医治疗中风疗效显著，无明显不良反应，能有效改善病变部位血液循环和肢体营养。蒙药额日顿－乌日勒为治疗萨病首选药物，主治黑、白脉病，萨病，风湿，类风湿，脑出血，脑血栓，神经损伤等疾病。临床以蒙药额日顿－乌日勒（珍珠、牛黄、犀角、栀子、肉桂、决明子、苘麻子、牛黄等）为主方药并配合其他几种蒙药治疗萨病得到了很好的临床效果，明显改善患者生活质量。蒙医分型辨证治疗组按蒙医对萨病的不同分型，使君药与臣药相结合辨证施治，对照组给予西医常规治疗。通白脉、活血化瘀、扶正益脑时选用珍宝丸与扎冲－13；血热偏盛者用清血热、通白脉的玛日钦－13味散；赫依偏盛者以抑赫依、心悸失眠时给予沉香－35味散；黄水偏盛者以燥黄水、杀黏，给予别冲－15味丸。治疗一段时间后，患者症状改善，偏瘫基本恢复，躯体运动功能和日常生活能力改善，疗效明显优于对照组。其他常用治疗中风的蒙药有通拉嘎 -5 味、嘎古拉 -4 汤、嘎如迪 -13 等药，主要功能为祛风、通窍、舒筋活血、镇静安神、杀黏、除黄水等，能够明显提高出血性中风患者的存活优良率。

（2）外用治疗

蒙医的外治法主要有针刺法和放血法等。

蒙医温针疗法是用特制的银针在人体的固定部位或其他部位给予针刺加温灸刺激，以达到治疗、康复和预防疾病目的的一种蒙医传统疗法，是缺血性脑血管病的常规治疗手段之一。常用穴位有顶会穴、赫依穴等调削赫依、促使气血运行、改善脑供血的穴位。顶会穴别名为吉粗格，主治巴达干、赫依性头痛、青哑症、神志不清、妇女赫依瘀症、癫狂，由于赫依有情志抑郁、热邪窜于心及命脉等症，因此治疗脑及心、命脉病多用此穴。赫依穴别名为龙桑，主治癫狂、颤抖、心悸、哑结、耳聋、颈项强直等各种赫依病，对心、脑、脊髓白脉病有独特疗效。

蒙医舌下放血是在舌系带两旁静脉进行，放血前给予三籽汤，每日清晨空腹服 1 包，连服 3 天后放血。放血时，用缠有消毒纱布或棉球的镊子，往上卷起舌尖，露出舌系带两旁静脉，常规消毒后，用细三棱针或 5 毫升一次性注射器刺破放血。放血后禁食辛辣食物，用盐水漱口，保持口腔清洁 3 天，以防伤口感染。舌下放血一般 3 次为 1 个疗程，次间间隔 7 天。舌下放血可改善血液循环，从而改善脑细胞及周围神经细胞功能，还可促进神经反射弧的修复和加速侧支循环的建立，改善咽喉反射，提高上颚肌运动，促进表情肌功能恢复，调节内脏功能及内分泌，改善中风后的抑郁状态，消除患者消极心理，加快神经康复。

中风病恢复期蒙医疗法主要有灸疗法（适用于"巴达干"型），洗浴疗法——"阿尔山"疗法（适用于希拉乌素型），"诺哈拉呼"疗法（推拿疗法，适用于各种型中风病）。

（五）苗医苗药

1. 关于中风的认识

中风在苗医中又名"中邪"（凯蒙凯），分为热经中邪和冷经中邪两种。中邪多因邪毒侵犯人体，伤神、伤血，突然昏迷，不省人事，发烧或不发烧。治则（蒙里夺）：热经中邪以摆笨维象（清热除烦）、汗吾渥曲新（滋阴生津）为主，冷经中邪以布笨怡象（补气养血）、汗吾窝摆都（滋阴降火）为主。另外，冷病易致气虚血滞，血脉瘀阻，气虚血瘀，临床病症表现为奴娘蒙柯（头晕头痛）、滇迈（目眩）、二于另局蒙苏（肢体麻木）、偏瘫、少气懒言、穷蓦阿咯（活动受阻）等，故治以维象赊络（活血通络）为主。

2. 关于中风的治疗

苗医素有"筋行气、脉行血"和"筋为气道，脉为血路"之说，筋受损时气必受阻，则难以推动和控制血液的正常运行，从而导致血脉瘀滞或血行无力；当血脉受损时则筋无所养，以致筋枯不舒，气行不畅，故治疗中风时，苗药多用通气散血法。苗医"四大血"主要用于治疗风湿疼痛、跌打损伤、血瘀经闭、半身不遂及瘫痪等，是苗医通气散血疗法的代表方剂。实验表明"四大血"水提醇沉液能够改善血瘀后血液流变的瘀、浓、凝、聚状态，改善血液循环。苗医特色外治法还有熏蒸、淋浴、银针、睡药等疗法。

十二、气功疗法

我国传统运动养生学经过历史传承，整理出"五禽戏""六字诀""八段锦""易筋经"四套健身功法，统称为健身气功。

（一）五禽戏

早在东汉末年，华佗即创"五禽戏"以疗疾长寿。马王堆三号汉墓出土的练功图像——导引图亦说明我国在很早即创用气功保健身体。中风后遗症患者多有心血不活、脏腑不调、经脉不畅等病理表现，五禽健身气功疗法具有调和气血、通利脏腑、调畅经脉、舒筋活络等功效，因此只要坚持施功，患者瘫肢功能多数能得到不同程度的恢复。

练功法根据病情，患者取坐位或立位，自然放松，两目向前正视，入静，排除杂念，意守患肢，深呼吸，静心运气，用心专一。以下每节动作均做 20 次。

第 1 节，鹰爪抓兔：患手五指尽力张开，再用力逐指抓紧，握拳。

第 2 节，金鸡啄食：五指并拢，紧握拳头，手腕背伸，然后掌屈。

第 3 节，孔雀开屏：屈指握拳，肘关节屈曲，前臂旋后，由腋向前伸出而后外展。

第 4 节，猴摘仙桃：患侧肘关节屈曲，上肢及前臂做向外向上的旋转动作，范围由小到大。

第 5 节，猿猴攀枝：患肢下垂，将肩肘部向前向上抬高到最大限度，然后缓复原位。

第 6 节，鸥鹏展翅：患肢握拳，做肩关节旋转活动，先向前再向后旋转。

第 7 节，熊掌触天：患手下垂，逐渐抬起，至头顶正中，触点并按摩百会穴。

第 8 节，虎尾击背：患臂向后背伸，握拳，有节律地击拍命门穴。

第 9 节，锦难独立：将患肢膝关节伸直，屈曲，练习屈伸活动。

第 10 节，蜻蜓点水：将患足先背伸至最大限度，再跖屈到最大限度。

第 11 节，小鹿旋足：患肢足跟着地，足尖微向上翘，做向内向外摆动。

第 12 节，摇肩：施功者一手按于患肩关节上方，一手握住患侧肘部做顺时针和逆时针的环形摇动。

第 13 节，摆肘：施功者一手轻握腕部，另一手握住肘后上方，交替按顺时针和逆时针环形摆动。

第 14 节，旋腕舒筋：一手握住腕部上方，一手握住食指、中指、无名指及小指，环形旋腕关节，此后依次牵拉指关节。

第 15 节，搓肢通脉：用双手掌夹住患肢，相对用力做快速搓揉，并同时做上下往返移动，由轻到重，再由重转轻，由慢至快。

第 16 节，捏筋通经：用拇指、食指或五指将患者皮肤、肌肉、肌腱按经络循行方向，做连续不断地捏压推拿。

练功时间和疗程：每天下午练功，每次约 30 分钟。3 周为 1 个疗程。每个疗程结束后，检查各关节活动度及握力，并记录。

五禽健身气功法治疗注意事项：此气功疗法在血压增高、心脏病发作、高烧、感冒时不宜使用。自行练功时先慢后快，用力均匀。施功治疗时，不可采用任何粗暴强硬的被动性动作，以防患者组织扭伤或骨折、关节脱臼，局部组织疼痛、肿胀等而造成不良后果。

（二）八段锦

八段锦历史悠久，自北宋起至今广为流传，因其动作舒展优美，如锦缎般柔顺，且有八段动作，故赋其美名"八段锦"。其体式分为坐势和站势两种。坐势练法恬静，运动量较小，站势运动量较大。因此，八段锦适合各个年龄、各种身体状况、各种环境下锻炼。其可调理脾胃、调节脏腑功能、疏通经脉，广泛应用于高脂血症、中风后遗症、强直性脊柱炎、便秘等疾病的治疗中。在中风方面，有研究显示八段锦对神经系统也具有明显的影响和调节作用，能提高中风后患者的肢体灵活性、平衡性及力量，改善日常生活质量。

（三）易筋经

在临床医学研究中，易筋经的"易"是变通、改换、脱换之意，"筋"指筋骨、筋膜，"经"则带有指南、法典之意。经历史沿革，易筋经现已由国家体育总局改编，为广大群众所用。长期坚持练习易筋经，能使"筋弛者易之以和，痉挛者易之以舒，筋靡者易之以壮，筋弱者易之以强，筋缩者易之以长"。目前临床上已广泛应用于腰椎间盘突出症、肩周炎、骨质疏松、中风等治疗。中风偏瘫恢复期患者进行易筋经的锻炼可促进其上下肢运动功能的恢复。

健身气功在强健身体、预防疾病、治疗疾病、愈后康复各个阶段均取得了较好的疗效，且简单易学易操作，不受天气、场地和时间限制。

十三、太极桩功

中风后偏瘫是中风患者最常见的功能障碍，部分患者肌力达到一定的水平，仍不能正常行走，主要原因可能是患者存在平衡功能障碍。平衡功能障碍是指人体维持静息状态和正常空间活动的能力出现异常的疾病。太极桩功可以通过运用思维意识，而进入意识相对的静止状态，从中实现人体的阴阳平衡、疏通经络、调和气血、补养元气，达到固元培本的目的。而且可以提高患者双下肢肌肉的力量、耐力和身体协调能力，从而为患者的平衡功能恢复提供有效的帮助。

太极桩功训练方法：①身体自然站立，两脚横开与肩同宽，成"11"字形。头正身直，双目垂视前下方，从头到脚进行周身放松。两手自然下垂，贴于大腿两侧。舌抵门牙牙龈。②两脚横开，比肩略宽一脚，两脚成"11"字形站立，从头到脚依次放松，然后两腿微屈，成高马桩，有圆裆之意。含胸拔背。③两臂慢慢抬起与肩平，肘略低于肩，两肩胛骨用力贴向前胸，两臂在胸前成环形（以身体感觉舒适为度）。偏瘫侧上肢需要旁人辅助，或采用上肢悬吊法帮助患者完成。④两手十指自然张开，弯曲，形似虎爪，两手相距 2 寸，手心向内，距胸前 1 尺 3 寸左右，呈扁圆状。⑤头项不偏不斜，项部直立，以头部舒适为度。⑥双目平视两手间（也可平视远处一定目标），眼不可睁太大。⑦由原式起，两手由身体两侧向小腹丹田处抱合，双手重叠一处，左手内劳宫扣于右手外劳宫，扣于丹田处，头正体直，目视前方。偏瘫侧肢体由康复治疗师辅助完成，每次 20 分钟，每日 2 次。

中医学认为，中风多由年老体弱，气虚运血无力，血瘀脉中所致，也可由于气虚化源不足，阴液亏损或情志失调，肾精亏耗，肝肾阴虚，阳亢风动，气血逆乱，血溢脉外引起。而中风后平衡障碍属筋病范畴。《黄帝内经·灵枢·经筋》曰："小指支，跟肿痛，腘挛，脊反折，项筋急，肩不举，腋支，缺盆中纽痛，不可左右摇。"此与中风后的平衡功能障碍表现相似。中风后偏瘫患者因高位神经中枢丧失对低位神经系统的支配，出现了肌紧张反射亢进、平衡反射减弱和肌力、肌群间协调收缩功能丧失，从而导致平衡功能障碍。当平衡发生变化时，人体通过 3 种调节机制或姿势性协同运动模式来应变，包括踝调节机制、髋调节机制及跨步动作机制，重新建立身体重心支撑点，避免摔倒。太极桩功作为一种传统的中国锻炼之术，一可提高肢体肌肉的力量、耐力和身体协调能力，从而间接地改善偏瘫患者的平衡功能；二可加强踝调节机制、髋调节机制及跨步动作机制，以促进平衡功能的恢复。

参考文献

［1］张璐.壮医经筋治疗学［M］.王兴华，整理.北京：人民卫生出版社，2007.

［2］朱震亨.回医基础理论［M］.王英，竹剑平，江凌圳，整理.北京：人民卫生出版社，2005.

［3］何梦瑶，邓铁涛，刘纪莎，等.藏医基础理论［M］.北京：人民卫生出版社，2015.

［4］沈凤阁，王灿晖，孟澍姜.蒙医基础理论［M］.南京：江苏科学技术出版社，1983.

第六章　中风病并发症的治疗

一、发热

发热是中风常见的并发症之一，中风发病后，常伴有发热，其中出血性中风占80%~90%，缺血性中风占40%左右。现代医学多把中风患者的发热分为感染性发热、中枢热、吸收热与脱水热等[1]。

（一）中风发热分类及治疗

1.感染性发热

感染性发热指中风患者并发细菌等病原微生物感染引起的发热，导致中风患者极易患褥疮及并发肺部、泌尿道、口腔等部位的感染。

（1）肺部感染

肺部感染在中风患者中十分常见，这是因为中风引起丘脑下部或脑干损害，致使内脏自主神经功能紊乱，进而引起肺水肿、肺瘀血，肺与气管内淤积大量分泌物，细菌易在其中繁殖而导致肺炎；另外，中风伴意识障碍的患者咳嗽反射消失，咽及气管内分泌物或吸入物不能充分排出，从而发生吸入性肺炎。为了防止中风患者并发肺炎，应加强护理，及时吸痰并吸出口咽部分泌物，每2~3小时翻身拍背一次。患者可取侧卧位或俯卧位，以利于口腔与呼吸道分泌物排出。有意识障碍的中风患者，不要喂食，应给予鼻管鼻饲，以防误吸食物入气管。一旦发生肺部感染，应由医生给予抗生素等进行处理。

（2）泌尿道感染

中风患者的泌尿道感染发病率也颇高。据统计，中风患者发病第1个月泌尿道感染发病率高达50%~70%。其发病原因为尿失禁或尿潴留。尿失禁是因脑损害失去对膀胱的调节所引起。患者出现泌尿道感染时医生应及时处理，包括应用抗生素、调节液体摄入、定时排空膀胱、转移训练等。

（3）褥疮

中风患者中约有 1/5 会发生褥疮，因此，对卧床的中风患者，应定时变换体位，观察皮肤变化情况，积极处理局部伤口，防止褥疮的发生。一旦发生褥疮，应在医生指导下经常换药，必要时全身应用抗生素。

2. 中枢热

人体的体温调节中枢在丘脑下部，当中风患者病变损害丘脑下部体温调节中枢时，则发生中枢热。主要见于原发性脑室出血或严重脑出血患者的继发性脑室出血。多在发病数小时后体温迅速升高，可达 39℃ 以上，且高温持续不退，患者深度昏迷、四肢强直性抽搐等，必须立即抢救。另一类中枢性发热为中枢性低热，患者意识不清，血压不稳，呼吸不规律，血糖升高，体温多在 37~38℃ 之间。

3. 吸收热

吸收热指脑出血或蛛网膜下腔出血等出血性中风患者发病后，因红细胞溶解血红蛋白吸收引起的发热。这类发热多在发病后 3~10 日内发生，体温在 38℃ 左右，一般不需处理，可逐渐恢复正常。

4. 脱水热

严重中风患者多合并脑水肿，医生多使用大量脱水剂；另外，合并意识障碍的患者，由于饮水进食不足，也易引起脑内组织脱水，因体温调节中枢受损而引起发热。对这类发热患者不能用解热药物，以防出汗而加重病情，导致体温持续不退。

（二）中医病因病机

中医认为中风发热病机复杂，中风继之高热，多以火热痰瘀诸邪炽盛为主，正邪相争，阴阳失衡，其病位最深，病情尤重。若因病或救治不当伤阴，阴虚阳浮，或阴竭阳脱而发热，最为危候。中风发热，实乃正邪相争、阴阳失衡的外在表现，高热弛张，往往预后不良。故中风发热尤其是高热不退，常是正邪盛衰转化的重要标志，中风病一旦出现发热，不但要祛邪退热，还需注意护正、补虚、防脱。若发热渐起并持续数日，常为中风后御邪无力，正气不充，外邪乘虚入侵，致内外合邪；若病后脱水过度或素体阴亏，则会导致阴虚阳浮，或阴竭阳脱而发热，成为虚脱危候。

（三）辨证论治

1. 风火痰瘀，扰动清窍

多见于大量脑出血而致的中枢性高热。证见神昏、高热，或腹背灼热而四肢厥冷，鼻鼾息粗，口气臭秽，或见口噤拳握，舌质红，苔黄厚腻，脉弦滑有力。此为情志过极，心火内炽，外发高热。治宜清化痰热，化瘀开窍。针剂用醒脑静注射液40毫升静脉滴注，另以黄连解毒汤加减[①]，方中黄连、黄芩、栀子清心泻火、清化痰热，水牛角粉、石菖蒲清心化痰开窍，丹皮、赤芍凉血活血。

2. 痰热腑实，蒙蔽清窍

多见于中风大便不通者。证见神昏，身热，腹胀，便秘，口臭，舌质红，苔黄燥，脉沉滑有力。本证多因素嗜辛热而痰热内盛，煎熬津液，燥屎内结，热邪不得下行。治当通腑泻热。方用白虎承气汤加减（水煎灌肠），釜底抽薪，引热下行。方中生大黄、枳实、厚朴通腑气，生石膏、知母清泻胃热，粳米、炙甘草调和胃气。若有阴伤之象，加玄参、麦冬、五味子增液行舟。

3. 热入营血

此证常为风火痰瘀、扰动清窍证的进一步发展。由于火热炽盛，伤营动血，迫血妄行，而发生出血。证见高热，神昏，呕血，黑便，舌质红绛，苔黄，脉细数。治当清热凉营。方用清营汤加减（水煎鼻饲）。方中水牛角清营凉血，玄参、麦冬、生地养阴清热，丹参活血祛瘀，可加三七粉、白及粉鼻饲活血止血。

---

① 本方在原书中无方名，现据《外台秘要》卷一引《崔氏方》补。

4. 瘀血阻窍

多见于少量出血而致的吸收热。证见中风 3~5 日后，身热渐起，以午后及夜晚发热为主，常为低热，舌质暗或有瘀斑、瘀点，脉涩或细略数。离经之血即为瘀血，瘀血内停，郁而化热。治宜活瘀通络，佐以凉血之品。方用通窍活血汤加减。方中川芎、赤芍、桃仁、红花、丹皮凉血化瘀，麝香芳香通络。

5. 邪毒侵袭

多见于中风后感染性发热。证见发热，热势或高或低，伴见咳嗽、咯痰黄稠，或见尿频、滴沥刺痛，甚者尿闭，舌质红，苔黄，脉滑数。此型多因正气亏虚，邪毒乘虚而入，或因吞咽困难，食水误入肺部而致正邪相争，出现发热。治疗以清热解毒为主，针对咳嗽、咯痰黄稠用桑白皮汤加减。方中桑白皮、黄芩清泄肺热，知母、贝母、射干、地龙清化痰热。若见小便淋漓则用八正散加减。方中黄柏、栀子、大黄、滑石清热利湿，瞿麦、蓄、泽泻、车前子通利小便。

6. 阴液亏虚

多见于中风后脱水热。证见中风数日之后，渐起发热，热势不高，以午后身热为主，用退热药无效。伴见皮肤干燥，口唇干裂，舌红，少苔或无苔，脉细数。因阴液亏虚，阴不敛阳，阳气浮越而发热。治宜滋阴敛阳。方用生脉饮合沙参麦冬汤或益胃汤加减。方中西洋参、沙参、麦冬、五味子益气养阴，酌加银柴胡、鳖甲滋阴除热。

7. 阴竭阳脱

证见神志昏聩，腹背灼热而四肢厥冷，手足青紫，口唇紫暗，脉沉细欲绝。本型多为中风高热日久，阴液枯竭，亡阳欲脱。治当急以回阳固脱，用参附针 40 毫升静脉推注，继用生脉针 40 毫升静脉滴注以救阴。同时配合西药抢救治疗。

二、癫痫

中风是引起癫痫最常见的病因之一，自从 1864 年 John Hughlings Jackson 首先报道脑血栓形成后出现部分癫痫以后，特别是近几年，类似的报道逐渐增多。癫痫是一种常见的神经系统功能紊乱，是以猝然昏仆、不省人事、牙关紧闭、口噤不开、口眼㖞斜、口角流涎、两手握拳、大小便闭、肢体痉挛、暂时性的意识丧失为主要临床表现的发作性疾病。醒后无半身不遂或口眼㖞斜，一如常人，又称"痫症""癫痫""羊痫风""羊角风"①。本病具有较高的发病率和死亡率，严重影响患者的身心健康和生活质量。癫痫一般由脑损伤和其他相关因素引起，以神经元的反复放电为特征，可能是许多大脑病理性改变的共同终点，如肿瘤、感染、中风和机械性损伤，其中中风是引起癫痫最常见的原因之一。据统计，脑病患者约占全世界总人口的3%，老年脑病患者占老年人口总数的10%，中风导致老年癫痫占30%~50%，而且这些数字仍呈上升趋势。

中风后癫痫的发作机制复杂，目前尚未十分清楚，可能与以下因素有关。早发性癫痫发作机制可能有如下几点：①中风时脑组织缺血缺氧，导致钠离子泵衰竭，钠离子大量内流而使神经细胞膜的稳定性发生改变，出现除极化；②脑出血或动脉瘤破裂引起局限性或弥漫性脑血管痉挛，神经元缺血缺氧；③较大的畸形血管盗血而致邻近脑组织缺血缺氧，或病变直接刺激局部神经元；④脑水肿、急性颅内高压影响神经元的正常生理活动；⑤中风后由于应激反应，体内有关激素水平发生改变；⑥中风后血电解质及酸碱平衡被破坏等均可引起痫性放电。迟发性癫痫发作机制的可能：①中风后逐渐发生的神经细胞变性；②病灶周围胶质细胞增生；③中风囊的机制刺激等引起癫痫发作。

中风后癫痫经抗癫痫药物治疗，绝大多数能够理想控制，急性期过后是否继续应用抗癫痫药物尚有争议。对早发性癫痫主要对因治疗，可短期应用抗癫痫药物，而迟发性癫痫一般需常规的抗癫痫治疗。早发性癫痫可使脑出血复发，颅内压升高，使病死率升高。

---

①《黄帝内经》曰："其母有所大惊……故令子发为癫疾也。"

（一）中医对中风合并癫痫的认识

中医对癫痫的最早论述见于《黄帝内经》中的《素问·奇病论》："此得之在母腹中时，其母有所大惊，气上而不下，精气并居，故令子发为癫疾也。"其中明确指出先天因素在发病中的作用。《三因极一病证方论》指出："癫痫病，皆由惊动……逆于脏气。"《丹溪心法》认为癫痫"无非痰涎壅塞，迷闷孔窍"而成。中医认为癫痫的发生由风、火、痰引起，与肝、肾、脾三脏有关，因七情不遂，气机不畅而致肝郁，肝郁克脾，脾虚生痰，痰迷清窍，痰可化热，热盛化火，火极生风。或因母胎惊恐而伤肾，遗传下代，幼岁发病；或大脑损伤；或产程过长导致胎儿缺氧；或胎儿误吸羊水导致窒息；或痰瘀心窍而发病；或因七情之气郁结；或大受惊恐而神气不宁；或自幼受惊，惊恐伤肾；或痰迷清窍而神昏，风性动摇而抽搐、颤动。中医认为痰为祸之首，由痰聚气逆，风动而作，随痰散气平，风熄而止，因痰浊聚散无常，以致本病发无定时，这是癫痫的主要病理基础。中风合并癫痫属本虚标实，本虚者责之于脏腑亏虚，标实者责之于风、火、痰。本虚者补脏腑之虚，多以补益肝肾、健脾，标实者祛风、涤痰、泻火。中医根据望、闻、问、切四诊对癫痫患者进行治疗，了解患者的发作时间及神志、状态和持续时间。若患者突然意识丧失，全身或局部身体抽搐，牙紧颈强，或点头痉挛，双目凝视，变化多端，舌红苔黄，脉弦浮，多为风痫，属肝风内动；若患者突然神志不清，吼叫跌倒，喉中痰鸣，口吐白沫，抽搐或机械重复某一动作，舌苔厚腻，脉滑数，多为痰蒙心窍的痰痫；若患者发作间歇，胃纳不结，肢冷便溏，面色萎黄，舌淡脉细，多属脾胃虚寒；若患者愚笨呆滞，面色苍白，头晕心悸，腰酸膝软，舌质红，脉细弦，多属肝肾两虚，则平肝熄风，止痉降逆。属痰蒙心窍的痰痫，则豁然开窍，清热熄风，清心泻火。风和痰固然是癫痫的主要病因，但癫痫发作常与火热炽盛有关。《医学正传》曰："癫痫之痰，因火动所作。"《医学入门》曰："火盛神不守舍。"火热可灼液为痰，风火相搏则扰乱神明造成癫痫发作。癫痫发作常伴有急躁易怒，口渴喜欢冷饮，便秘，舌红，脉弦紧等症状。

（二）中风合并癫痫的中医治疗

中风后癫痫的治疗需根据患者的不同情况采取不同的方法。中风急性期应积极控制脑水肿，维持水电解质酸碱平衡，通过积极的综合治疗，减轻脑损害，这样癫痫的发生率会降低，也容易及时控制。随着中风病情逐步稳定，继发性癫痫发作会明显减少。对于中风后早期癫痫发作，在治疗原发病、消除病因后，部分患者可自行缓解，且再发率低，一般无须长期抗癫痫治疗。而早发性癫痫的复发率高，需要长期、正规的抗癫痫治疗。对于迟发性癫痫，由于中风囊及疤痕组织持续存在，神经细胞易被激发放电，引起癫痫发作，因此需要 1~2 年甚至更长时间的治疗。对于癫痫状态持续的患者要积极抢救，中止发作，待患者病情稳定后逐渐改为口服药物治疗。而对于尚未出现癫痫发作的中风患者，目前尚无证据支持预防性应用抗癫痫药物。

辨证论治是中医理论体系的特色和精华，也是中医诊疗疾病的基础与依据。中风后癫痫有多种证型，其临床表现不同，治法也不同，应随证治之，这样才会更切合病情，从而提高临床疗效。中风后癫痫的治疗亦遵循急则治其标，缓则治其本的原则。急则开窍醒神以治其标，控制其发作；缓则祛邪补虚以治其本。多以化痰熄风、活血化瘀、健脾化痰、清肝泻火、补虚等法治之。

1. 镇肝熄风法

癫痫的产生主要是由于风痰相挟所致，因此，单纯的逐痰化浊或熄风止痉都不能取得较好的疗效。治疗癫痫应当镇肝熄风与豁痰并举，风平则痰静，气机逆乱自止；痰去则气机通畅，脏气得平，风必自熄。风平痰消，气机通畅，阴阳之气得以顺接，则痫可休止。故临床常以镇肝熄风汤作为治疗癫痫的主方，随证加减。

2. 豁痰健脾法

中风合并癫痫的病因病机与痰关系密切，且该病的发生亦与先天禀赋有关。脾乃生痰之源，故治疗此病应抓住生痰之源这一实质，治法重在豁痰健脾，且应注意健脾之法的运用时间宜长宜久。

3. 化瘀通窍法

瘀血内停，阻滞心窍，也可引起癫痫发作。气血瘀滞，脑窍不通，血不利而为水，水停为痰，故化瘀通窍也是癫痫的常用治则之一。国医大师张学文教授常综合运用化痰、熄风、化瘀、通窍之法治疗癫痫。结合癫痫患者的症状、体征、舌脉，对于有瘀血征象的患者，以奏活血化瘀、豁痰开窍之效。常用桃仁、红花、川芎破血逐瘀，活血通络，祛痰行气；茯苓、石菖蒲宁心安神，健脾补中；制半夏、胆南星、陈皮燥湿祛痰，祛风解痉；白芷、竹茹祛风解毒，清化热痰；生姜、大枣、甘草合用则具有宁神益智、补气救脱、益气养心、补脾和胃、清热解毒、祛痰止咳之功效。

三、便血

上消化道出血是脑卒中严重并发症的一种，又叫作上消化道急性应激性黏膜病变，病理表现为脑卒中发病后胃十二指肠黏膜糜烂，多见于丘脑下部、脑干等部位，出血时间多发生在脑卒中后 2~7 日，发病率达 25% 以上。近几年随着对上消化道急性应激性黏膜病变研究的逐渐深入，发现脑卒中患者的年龄与上消化道出血发病呈正比例关系，年龄越大，发病率越高，而且如果合并有糖尿病等内科慢性病也容易增加脑卒中患者合并上消化道出血的风险。脑卒中合并上消化道出血患者的临床表现为呕吐，或者从胃管内抽出咖啡色液体、胃液潜血试验阳性，解柏油样便、黑便和（或）大便潜血阳性及血红蛋白降低等。脑卒中合并上消化道出血预后差，病死率高，而且上消化道出血发病越早，患者病情越重。

（一）发病机制

脑卒中合并上消化道出血发病机制尚不明确，应激性消化道黏膜病变理论逐渐引起重视，目前认为主要与丘脑、丘脑下部受损直接有关。脑卒中时脑水肿及颅内压增高，可直接作用于丘脑下部及其下行通路，或使脑干移位，或使脑灌注压降低，下丘脑、脑干血流量减少均可引起消化道出血。在应激状态下，胃黏膜上皮的 H_2 受体被激活，促使大量胃酸和胃蛋白酶分泌，损伤胃黏膜，同时由于黏膜屏障的破坏，氢离子反向离散使胃黏膜糜烂，溃疡出血。急性脑卒中患者早期出现意识障碍，不能进食，增高的胃酸得不到中和及消耗，黏膜失去食糜的保护，导致损伤。

（二）脑卒中合并上消化道出血治疗

1. 西医治疗

①积极处理导致应激性溃疡的基本病因。例如抗休克、补充血容量、纠正酸中毒、消除血管痉挛的因素、改善组织血液灌注。针对脑出血的病情，用 20% 甘露醇静脉滴注，尽快减轻和消除脑水肿，从根本上消除胃肠出血的激发因素。

②及早给予营养支持。对于不能进食的患者可置鼻饲管进行鼻饲，但应避免给予刺激性食物。

③停用激素，使用各种止血剂，例如卡巴克洛、6- 氨基己酸、巴西酶等。

④放置鼻饲管，抽空胃内容物，注入云南白药、白及粉或大黄粉，亦可与氢氧化铝交替应用。可通过胃管注入卡巴克洛 10~40 毫克，每 2 小时 1 次，或西咪替丁200 毫克，每日 3 次。必要时注入肾上腺素 40 毫克加冰盐水 500 毫升，反复冲洗，每日 2~3 次。亦可用硝苯地平与大黄粉鼻饲，对预防应激性溃疡出血有效。

⑤前列腺素具有较强的舒缓血管作用，能增加胃肠黏膜血流量，轻度抑制胃酸和胃蛋白酶分泌，刺激胃黏膜细胞分泌黏液和碳酸盐，保护黏膜，达到止血目的。

⑥取凝血酶 2000~4000 国际单位，用 0.9% 氯化钠注射液兑成每毫升 50 国际单位，从留置的胃管注入（每次注入 40~80 毫升），并尽量转动患者体位，使药液与出血创面充分接触。每 1~2 小时给药 1 次，待呕血和黑便停止后改为 6 小时 1 次，用药 1~4 天，止血效率达 90% 以上。

⑦手术治疗。严重的应激性溃疡或溃疡穿孔，经内科治疗出血不能停止时，应该把握时机，及时手术。手术的方式主要根据溃疡的部位、范围、类型而定。当患者合并有小肠病变时，应同时把病变的肠段切除。

2. 中医治疗

脑卒中合并上消化道出血在中国传统医学中隶属"中风"合并"呕血""便血"，

对于该证中国传统医学早有类似的记载："发直吐沫，摇头上窜，鱼口气粗，直视，眼小目瞪，喉声如锯，面赤如妆，汗出如珠，循衣摸床，神昏不语……吐血下血，其脉坚急躁急短涩。"（《张氏医通·中风》）因此脑卒中合并消化道出血被列为不治之症。脑为元神之腑，脑腑出血，元神衰败，肝阳上亢，神明受扰，胃肠血管功能失调，胃络不固，血液妄行而溢于脉外。血由胃来，经呕吐而出，甚至倾盆盈碗，血色红或紫暗，常夹有食物残渣，称为吐血，亦称为呕血。如《丹溪心法·吐血》有云："呕吐血出于胃也。"古代曾将吐血之有声者称为呕血，无声者称为吐血[①]，但从临床实际情况看，两者不易严格区别，且在治疗上亦无区分的必要。远血属血证中便血之门，是胃之出血，自肛门排出，便色黑如柏油状，即黑便。若上消化道出血量小或出血部位在幽门以下，常只引起黑便或兼有呕血。

应激性消化道出血的中医治疗，一般而言，气虚血脱者，症见面色苍白，神志模糊，倦怠，身湿冷，汗多，大小便失禁，舌淡，脉细弱或微欲绝，血压下降或脉压差小于 30 毫米汞柱，可用生脉散（人参、麦冬、五味子）或注射液维持，或加大剂量应用当归补血汤。其病势缓者给归脾丸，病势急而现肢体厥冷，舌红少津，脉微欲绝阳脱者可用参附制剂回阳救逆。阳盛有余者若症见面红目赤，烦躁不安如狂，少腹急结或硬满，舌质绛或暗红，脉沉实或沉涩，治疗宜通下祛瘀凉血，给予桃核承气汤或抵挡汤。如热陷心包，瘀血阻络而见身热，痰盛气粗，四肢厥冷，口唇青紫或暗，神昏谵语，舌蹇短，质暗紫，脉沉涩，治疗宜清心豁痰，通瘀开窍，给予犀地清络饮合安宫牛黄丸经胃管灌服。腹部胀满痞硬、呼吸急促者可结合使用通腑泻热的方法给予大承气汤加厚朴、枳实、桃仁、红花制成水剂保留灌肠。上几型也可结合使用清开灵注射液、血必净注射液。单纯肝火旺而神志改变不大，面红目赤，舌质红，苔黄，脉弦数者，予泻肝凉血止血法，用龙胆泻肝汤加生蒲黄或天麻钩藤饮合犀角地黄汤加石斛、沙参、玄参。对于阴亏虚较重兼血瘀而见"神志呆钝，口不渴，声不出，与饮食亦不却，默默不语，舌绛脉细涩"，治疗宜滋阴化瘀通窍，给予仿三甲散（鳖甲、醉地鳖虫、地龙、桃仁、生僵蚕、柴胡）[②]。

---

①《医碥·吐血》曰："吐血即呕血。旧分无声曰吐，有声曰呕，不必。"
② 薛生白《湿热病篇》第 34 条加玄参、生地黄、麦冬。

因危重病患者大多气血紊乱，阴阳交错，使其临床证型表现为虚实夹杂或更替发生。同时由于患者大部分需要在 ICU 监护治疗，个人主诉并不多，因此临证主要根据患者的原发病和神志、呼吸、面色、口唇、四肢厥冷与否、腹部胀满及舌脉情况进行气血阴阳盛衰的辨识。对于阳盛有余者，应根据头部（心脑）、胸部（肺）、腹部（脾胃）情况，针对邪热的多寡采取相应的治疗措施，给邪气以出路。对于气血不足或阳气衰竭者，急需顾护阳气。总之，在西医综合支持治疗的基础上给予中医治疗，应是提高临床疗效的有效方法和途径。

四、关节挛缩僵硬

（一）中医对关节挛缩僵硬的认识

中风偏瘫所造成的功能障碍的发生和发展过程中，几乎都会出现瘫痪肢体肌张力增强或痉挛，肢体肌肉痉挛所导致的运动功能障碍发生率最高，约有 80% 的患者遗留有不同程度的运动功能障碍，包括异常运动模式和（或）关节的僵硬畸形等。中风引起的关节痉挛僵硬出现在发病后 3 周，痉挛一般持续 3 个月左右。如果得不到及时、恰当的治疗，不但会引起患肢的疼痛，而且会造成患肢肌肉萎缩、关节挛缩及变形，导致关节活动度受限和康复训练困难，影响中风患者活动能力的恢复，对其日常生活质量的影响尤为严重。因此，早期抗痉挛治疗在中风偏瘫的康复中非常重要。

中医学对中风病的认识已有两千余年的历史，《黄帝内经》中已有"偏枯""薄厥"的认识[①]。中风病的病因学经历了唐宋以前的"外风学说"和金元以后的"内风学说"，现已基本统一于风、痰、火、瘀、虚五种病因，对其病位的认识经历了漫长的过程，现已基本定位于脑。现代医学在脑 CT、MRI 等影像医学的帮助下，更加准确地认识了中风的病位，并结合现代医学对脑的生理病理的充分认识，使中风的病位实质明白无异。

---

①《素问·风论》曰："风中五脏六腑之俞，亦为脏腑之风，各入其户，所中则为偏风""风之伤人……发为偏枯"。

中风关节挛缩僵硬病位在脑，病机在肝，认为肝为风之脏，中风的发病脏腑与肝的关系最为密切①。中医学认为人类在意识支配下的随意运动属于"魂"的范畴，是在"心（脑）神"支配下由肝来完成的行为②。肝在体合筋，筋附着于骨而聚于关节，是联结关节肌肉的一种组织。筋有赖于肝血的濡养，筋得其所养，才能运动有力而灵活。"脑为元神之府，觉元之根，精神智府。"中风为元神受损，元神不能统摄肝之魂，魂主知觉，主升，必然引起肝气、肝血不能输达于筋脉，肌肉失养而拘挛、僵硬发为痉挛。现代研究认为，痉挛的形成既有神经机制的病变因素，也与肌肉内在特性的改变有关。因此，痉挛的发生与肝脏、经筋关系密切，肝血不足、筋脉失养为其肢体的病机。中风后肢体痉挛多发生在该病恢复期，表现为筋肉拘急，肢体痉挛，屈伸不利，病位在经筋，属于中医"经筋病"的范畴。上肢屈曲，即为阳缓阴急。经筋病的病机是由于年老体虚，饮食劳倦，情志不舒以致肝肾阴虚，筋脉失养；或痰湿内停，风痰流传经络，经脉闭阻，气血经气不通，筋失濡养拘挛，证多属实或虚中夹实。这种痉挛状态正如《灵枢·经筋》所言："手太阴之筋……其病；所过者支转筋痛""手少阴之筋……其病当所过者支转筋，筋痛""手心主之筋……其病；当所过者支转筋"。中风偏瘫痉挛状态所涉及的经脉，《灵枢·经脉》《灵枢·经筋》《难经·二十九难》《素问·骨空》等篇章认为主要是足太阳膀胱经，手厥阴心包经，督脉，阴、阳跷脉，手三阴经筋和足三阳经筋③-⑤。

---

①《素问·至真要大论》曰："诸风掉眩，皆属于肝""诸暴强直，皆属于风"。

②《灵枢·本神》曰："随神往来者，谓之魂""肝藏血，血舍魂""足受血而能步，掌受血而能握，指受血而能摄"。

③《灵枢·经脉》曰："膀胱足太阳之脉……是动则病：冲头痛，目似脱，项如拔，脊痛腰似折，髀不可以曲，腘如结，踹如裂是为踝厥。"

④《素问·骨空论》曰："心主手厥阴心包络之脉……是动则病：手心热，臂、肘挛急，督脉为病，脊强反折。"

⑤《难经·二十九难》曰："阴跷为病，阳缓而阴急；阳跷为病，阴缓而阳急。"

（二）中风合并关节痉挛僵硬的治疗

1. 温针灸治疗

中风合并关节痉挛僵硬，目前主要以针刺治疗为主，针对痉挛及僵硬部位进行针刺刺激。

采用温针灸阳经穴治疗。方法：毫针进针后，剪取艾条，点燃艾条后套置于针尾，注意燃端向下，防止艾条燃烧后掉落烫伤皮肤，可铺阻燃物。穴位：腕关节取外关、合谷、阳溪，肘关节取曲池、手三里，膝关节取梁丘、犊鼻、足三里，踝关节取悬钟、解溪、丰隆。每天 1 次，每次留针 30 分钟，2 个月为 1 个疗程。

采用温针灸阴经穴治疗，方法同上。穴位：腕关节取内关、大陵，肘关节取尺泽、少海，膝关节取血海、委中、阴陵泉，踝关节取三阴交、太溪。治疗时间、疗程均与阳经穴治疗一致。

经过中医温针灸及电针等治疗，中风后肢体痉挛及僵硬症状得到明显好转，Ashworth 痉挛评分、Fugl-Meyer 运动功能评分和 Barthel 指数评分方面取得明显的改善，可明显抑制偏瘫患者肢体痉挛状态，促进痉挛肢体肌力的增强和运动功能的恢复。温针灸综合了针刺刺激效应和艾灸刺激作用，通过针刺镇痛、温热效应、光辐射效应和艾灸的药力等因素作用于患处穴位附近的神经血管，加强患处局部组织代谢，调节患处的血浆渗透压，改善患处的血液循环，降低患处周围神经的兴奋性而有利于患处的运动功能恢复。

2. 腕关节痉挛治疗

基本穴：外关、大陵、阳陵泉、解溪。辨证配穴：气虚血瘀加气海，阴虚风动加风池，风痰内阻加丰隆，肝阳上亢加太冲。采用 KWD-808-Ⅱ 电针仪，连续波，4.0赫兹，2.5 毫安。外关、大陵、阳陵泉、解溪直刺进针 1 寸，平补平泻；电针仪连线分别接于外关和大陵，以及阳陵泉和解溪。气海、风池、丰隆、太冲则直刺进针 1 寸，不通电，行提插捻转补法。

伸肌取穴：腕起点（肱骨外上髁桡侧腕长、短伸肌起点）、腕止点（第二和第三掌骨基底桡侧腕长、短伸肌止点）、踝起点（胫骨上段外侧面胫骨前肌起点）、踝止点（内侧楔骨及第一跖骨足骨底面胫骨前肌止点）。针刺方法：取 50 毫米 × 0.25 毫米针灸针，由腕起点、腕止点分别向肌腹方向进针，由踝起点、踝止点分别向肌腹方向进针，进针角度 15°。电针仪接线分别连接于腕起点和腕止点，以及踝起点和踝止点。留针 20 分钟，隔天 1 次，每周 3 次，两个月为 1 个疗程。

电针刺激伸肌结合辨证取穴电针治疗，针刺取外关、大陵、阳陵泉、解溪四穴，以阳经穴为主，配阴经穴调和阴阳，外关通阳维脉，维系身体阳气；大陵为心包经原穴，宁心安神、和营通络；阳陵泉为八会之筋会，壮筋舒经；解溪主治下肢萎痹。腕起点、腕止点斜刺连接电针，促使腕长、短伸肌收缩，做伸腕运动；踝起点、踝止点斜刺连接电针，促使胫骨前肌收缩，做伸踝运动。偏瘫患者患侧腕关节屈曲、指屈曲内收、踝关节内翻、足趾屈曲，而远端小关节运动在完成精细动作的过程中起到重要作用。在康复训练中，帮助患者被动运动，可刺激运动通路的神经元及神经细胞之间的递质，建立正常的运动模式。其机制与电针产生的兴奋通过传入神经元传到中间神经元，使中间神经元释放神经冲动，增强神经反射作用，促进肌肉的灵活性和协调性有关。电针有规律地反复在伸肌起止点刺激，产生关节运动，降低了拮抗肌张力，帮助中枢神经系统建立正确运动模式的反射。

五、肩关节半脱位

肩关节半脱位是指肩关节中的肱骨头部分向下脱离肩胛骨的关节盂，在完全性偏瘫患者中的发生率高达 60%~80%[2]。临床表现为肩胛带下降、肱骨头脱离正常位置、肩峰下可触及凹陷、肩胛骨下角位置较健侧低，患者呈翼状肩。肩关节半脱位是脑卒中偏瘫肩常见并发症，也是制约脑卒中偏瘫患者上肢功能恢复的主要原因之一。普遍发生于患侧肢体功能较长时间处于 Brunnstrom I - II 期的脑卒中肌张力迟缓阶段的患者，国内报道的发病率为 60%~70%[3]，国外报道的发病率为 7%~81%[4]。如果早期不及时处理，肩关节半脱位将无法自愈，且是导致肩痛和肩 - 手综合征等并发症的重要原因之一，严重影响患者上肢功能，影响患者情绪，阻碍康复进程，遗留残疾。

（一）肩关节半脱位的发病机理

盂肱关节的稳定性由静态机制和动态机制参与维持。静态机制主要包括关节囊、韧带、盂唇、肌腱的束缚，关节盂窝面的斜面起局部支架作用，关节囊内负压。Brunnstrom Ⅰ-Ⅱ期脑卒中患者患侧肌张力较低，肌力无或弱，在这种情况下主要依靠囊上结构为肱骨头提供韧带支持。肩关节在长时间不良刺激下，如卧位肩胛骨位置不正确、坐站位时上肢重力牵伸及体位转换时的不正确应力牵拉等，可使囊上结构累积产生塑性延长、微小损伤、炎性疼痛，导致关节骨性结构异常固定。动态机制主要依靠肩关节周围肌群平衡的肌张力及肩袖肌的力量协调控制。Brunnstrom Ⅲ-Ⅳ期由于异常肌张力形成与强化导致肩胛骨后缩、下移和内收，改变了盂肱解剖位置，恶化关节半脱位。在异常运动模式情况下屈曲肌群肌力恢复明显，伸肩肌群及以冈上肌、肩胛下肌、小圆肌为主的肩关节稳定肌群肌力恢复慢，肩周肌群肌力及肌张力不协调，导致肩关节动态失稳，半脱位难以恢复。在脑卒中不同时期，两种机制均易受损，造成肩关节半脱位恶化甚至不愈，影响患者的主动康复训练。因此，在脑卒中早期，采取针对性的措施保护及治疗肩关节半脱位具有实际意义。

正常情况下，肩关节周围肌肉的张力可确保关节盂向上倾斜，关节囊上部韧带的紧张也可防止肱骨头向侧方移动和向下方脱位，即肩关节的"锁住机制"。偏瘫后特别是软瘫期，冈上肌、冈下肌、三角肌等肩关节周围肌肉瘫痪，肌张力下降，肩关节囊松弛，"锁住机制"受损，肩胛骨下旋，加上偏瘫上肢的重力作用、外力不正确的牵拉作用令肱骨头很容易脱离正常解剖位置，导致肩关节半脱位发生。

（二）肩关节半脱位及其临床表现

肩关节半脱位是指盂肱关节机械连续性改变，肩关节肱骨头从关节盂下滑，导致肩峰与肱骨头之间出现可以触及的间隙。肩关节半脱位的临床表现主要为患侧肩部疼痛、活动度受限、肩下沉、肩峰下可触及凹陷、肩胛骨下角位置较健侧低、肩-手综合征等。

（三）肩关节半脱位原因

①肩关节姿势异常：脑卒中后偏瘫患者往往会因为步行姿势异常导致躯干侧屈，引起肩关节位置不正。而各种功能活动需在组织结构处于中立位时才能够达到正常。

②肌力下降：大部分脑卒中患者会经历弛缓性瘫痪期，偏瘫侧常常出现肌力消失或者肌力下降，肩胛骨周围肌肉如冈上肌、冈下肌、三角肌等机能下降，难以将盂肱关节维持在正常位置。

③重力原因：当脑卒中患者处于坐位或者站立位时，在肩胛骨周围肌肉力量不足的基础上，由于患肢自身重力使关节囊及韧带被破坏、松弛、延长，从而加剧肩关节半脱位的情况。

④肌肉功能失衡：偏瘫早期，由于肩胛骨周围肌肉无力，肩胛带失去前锯肌及斜方肌支撑，使患侧肩下沉，背阔肌、菱形肌等肌肉痉挛，导致肩胛骨产生内收或（和）回缩，脊椎凸向健侧使躯干向偏瘫侧倾斜，上肢被动外展造成肱骨相对外展。

⑤护理不当：在脑卒中患者护理过程中，护理不当，转移、搬运患者过程中姿势不当等外在因素，均会提高患者肩关节半脱位的发生率。

（四）评定方法

影像学检查方法衡量肩关节半脱位的程度，主要是测量肩峰与肱骨头之间的间隙，目前有两种测量方法。① X 射线测量法：测量坐位 X 射线正位片患侧肩峰外段前缘和与之平行的肱骨头切线之间的距离，患者将面临 X 射线照射的风险。②超声测量法：测量部位为肩峰外侧缘至肱骨大结节上缘的最短距离，记为肩峰 – 大结节间距，具有无创、高效、操作简便等优点，可检测到双侧肩关节轻微的不对称（≤ 0.5厘米），在识别轻微肩关节半脱位方面具有潜在优势。结合辅助检查，对患者肩关节进行视触诊，按《中国康复医学诊疗规范（下册）》[5]中肩关节半脱位的标准进行评估，排除肩部外伤。具体方法：患者取坐位，肩关节半脱位时肩峰下沉或可触及凹陷，肩胛骨下角位置低，呈翼状肩；肩关节正位片示患侧肩峰与肱骨头之间的间距（AHI）大于14毫米或患侧上述间距比健侧宽10毫米，将上肢下垂时患者可感到肩部不适或疼痛，若将上肢被动托起时，疼痛或不适减轻。符合以上条件可诊断为肩关节半脱位。

（五）中风后肩关节半脱位的治疗

1. 手法治疗

肩关节半脱位的手法治疗：①纠正肩胛骨的位置，关键是抑制使肩胛骨内收、后缩和向下旋转的肌肉张力。方法为用手纠正肩胛骨的位置，使肩胛骨充分前屈、上抬、外展并向上旋转，患侧上肢伸展持重（坐位），卧位向患侧滚动等均可降低上述肌肉的张力。在做上述活动时，每次应持续尽可能长的时间，因为只有持续性的牵拉才能降低肌张力。②刺激肩关节周围起稳定作用的肌肉。所有刺激患侧上肢使之功能恢复的方法均可用于活化稳定患侧肩关节的肌肉。患侧上肢持重，通过压迫关节反射性地刺激肌肉。此时治疗师必须用双手保持患者患侧肩胛骨位置的正常，并使患侧肘关节处于伸展位。通过仔细的分级刺激，可更直接地促进有关肌肉的活动。治疗师一手把患者的患侧上肢托向前方，另一只手在腋下快速而有力地向上拍打肱骨头，引起牵张反射来增加患侧上肢的张力和活动。治疗师站在患者前方，向前抬起患者的患侧上肢，然后用手掌沿患侧上肢的方向快速反复地向患者手掌加压，并要求患者保持掌心向前，不使肩后缩，这项活动可刺激肩关节后方肌肉的活动和张力。治疗师用手在患者冈上肌、三角肌和肱三头肌上用力按摩，由近及远地快速进行。用冰快速地按摩有关肌肉，可刺激肌肉的活动。对三角肌及冈上肌用功能性电刺激及肌电生物反馈进行治疗也是有效的方法。针灸，尤其是电针治疗，也对提高肌张力有一定作用。③维持全关节活动度，包括被动运动和自助被动运动。肩关节半脱位患者易出现肩痛和关节活动受限，所以维持关节的活动范围很重要。在治疗中应注意避免牵拉损伤患者患侧上肢而引起肩痛和半脱位。被动运动中一定要注意保护肩关节，每日 1~2 次即可，不宜过多进行。自助被动运动时往往不能达到充分的关节活动范围，不能保护肩关节，在肘关节充分伸展时有可能过度牵拉肩关节，从而引起肩痛、半脱位（或使其加重），不能保持充分的关节活动度，应予注意。由此可见，偏瘫肩关节的功能锻炼非常重要，早发现、早诊断、早治疗将有助于患者早日康复。

2. 针灸治疗

目前对于中风后肩关节半脱位主要采用促通技术治疗。常规的康复训练及传统针刺按摩作为主要治疗手段，有的配合低频、中频、超声、脉冲、磁疗等物理因子进行治疗，这些治疗手段的效果是肯定的，但针灸治疗以其有效、便利、价廉而成为偏瘫患者康复治疗中运用最广泛的传统疗法之一。针灸治疗肩关节半脱位的有效性表现在镇痛、止痉、增强肌力、促进神经的感觉和运动的传导速度等方面。常用的针灸疗法主要有以下两种。①电针：以手阳明大肠经为主，辨证治疗，局部取穴配合远道取穴。②头针：主要在顶区、顶前区取穴进行针刺，能扩张脑血管，改善微循环，激发大脑皮层功能区的生理功能及增强中枢外周传导功能等，直接调整中风患者机能状态。头穴丛刺法是针灸专家于致顺教授所创的于氏头针法之一，即在相应的刺激区采用丛刺、长留针、间断捻转的方法，可提高疗效。

3. 推拿治疗

推拿手法操作相对简单，患者依从性好，起效较快，可有效缓解疼痛，且能防止局部肌肉萎缩，降低肩关节半脱位的发生率。主要手法有滚法、揉法、拿法等，具体操作方法包括松解放松法、解痉止痛法和运动关节法，平均治疗 2~3 次，疗效明显。也可针刺夹脊穴配合推拿应用于治疗偏瘫患者的患侧上肢，针刺夹脊穴留针的同时配合一指禅推法治疗：一手托患者肘部使患肢处良肢位，另一手循经推揉肩髃、肩贞、臂臑、曲池、手三里、合谷等穴，重点推揉冈上肌和三角肌后部，以患者舒适、患肢微热为度，30 分钟后起针。针刺夹脊穴配合推拿治疗偏瘫后肩关节半脱位效果也比较显著。

4. 其他治疗

除以上所述针灸与推拿疗法外，传统中医中药尚有很多治疗方法值得我们借鉴。如砭石所具有的特殊理化特性使砭石疗法兼有针、灸、推拿的作用，可以起到内服外治的功效。针刀所特有的针灸针的反复刺激作用可替代运动疗法诱发牵张反射，可缓解局部软组织因机械性摩擦和挤压损伤所致的疼痛，提高局部肌张力及活动性。

此外，中药组方对治疗中风后肩关节半脱位的功效亦不容忽视。

六、肩 – 手综合征

中风后肩 – 手综合征是指中风后渐进出现肩关节活动障碍，并发同侧肘 / 腕关节疼痛及活动障碍的一组症候群，被认为是中风后偏瘫患者中最常见的并发症。按病因的不同，肩 – 手综合征可以分成原发性和继发性两种。该病以继发较为多见，而继发于中枢神经系统的损伤（如脑血管系统疾病）和周围神经障碍（如神经根的损伤）最为多见。临床上也有继发于内分泌系统疾病的个案报道。临床经过分三期：第Ⅰ期（早期）表现为肩部疼痛，可为自发痛或活动时疼痛，运动受限，手很快变得肿胀，以手背最为显著，手可呈粉红色或淡紫色，患肢下垂时更明显。本期可持续数周至 6 个月而治愈或转入第Ⅱ期。第Ⅱ期（后期）表现为肩、手自发痛和手肿胀消失，皮肤萎缩，手部肌肉萎缩逐渐加重，手指关节活动受限明显。此期持续3~6 个月，如治疗不恰当则转入第Ⅲ期。第Ⅲ期（后遗症期）表现为皮肤、肌肉萎缩更加明显。手指完全挛缩，形成一种典型的畸形，患手的运动功能永久丧失。中风后肩 – 手综合征是中风患者致残的主要原因之一，通常影响一侧肢体，但有时也可影响两侧肢体或身体的其他部位，只有部分患者能够完全康复。中风后肩 – 手综合征早期治疗可取得较好的疗效，故应早诊断、早治疗。

中风后肩 – 手综合征一般发生在患者患病后的 1~3 个月间，主要表现为肩关节疼痛，功能障碍，并因患侧肢体废用而逐渐导致关节畸形、肌肉失用性萎缩，对患者肢体功能预后带来严重阻碍。由于在中风患者中有较高发病率，以及对中风患者生存质量造成严重影响，因此肩 – 手综合征作为中风后的三大并发症之一已经受到医学界的关注和重视。肩 – 手综合征是一种在中风后 3 个月内有较高发生率的继发征，而年龄大于 60 岁的老年人合并肩关节半脱位时，最易并发肩 – 手综合征，因此必须引起神经科医师和康复医师的高度重视。在中风急性期就应该注重保护肩关节，积极采用针灸、电刺激、关节挤压等措施治疗。如不及时治疗，将会导致肩部、上臂、前臂及手指的永久性畸形，严重影响患者的生存质量。因此，对肩 – 手综合征的治疗将直接影响中风患者的生存质量。

肩－手综合征在中医中属于偏枯、偏风、风偏枯候等范畴，《黄帝内经》中有偏枯、偏风等不同的名称记载[1-3]。《诸病源候论》提出了"风偏枯候"，分析了其病因病机，认为血气虚，合风湿客于半身成偏枯[4]。《明医杂著》明确了其致病之根源[5]。《针灸大成》对该病的症状进行了详细的描述。《针灸甲乙经》云："偏枯，身偏不用而痛""中风腕酸，不能屈伸，指痛不能握物""偏枯，臂腕发痛，肘屈不能伸"。气血津液不能濡养肢体关节，可出现肢体萎缩、关节挛缩。

（一）病因

中风后患者容易出现一个"疼痛—痉挛—疼痛"的恶性循环，中风后拮抗肌群功能紊乱，屈肌挛缩，伸肌松弛，肩胛骨抬举无力，肩关节上举受限；由于大小菱形肌的牵拉，肩胛内旋，使肩关节外展受限。而且活动时产生疼痛，同时因疼痛及恐惧，患者不敢活动肩关节，进一步使肩关节活动受限，屈肌张力增强，肩部上举、外展活动进一步受限。

（二）发病机制

中风后肩－手综合征的发病机制仍不十分清楚，综合临床研究报道，对肩－手综合征的发病机制认识存在不同观点。"交感神经系统功能障碍"学说在中风后肩－手综合征的发病机制中得到研究者的普遍认同。中风后，中枢神经系统存在实质性损伤，可以对交感神经系统造成直接创伤或间接影响，导致皮温升高、多汗等病理

---

① 《素问·风论》曰："风中五脏六腑之俞，亦为脏腑之风，各入其户，所中则为偏风""风之伤人……发为偏枯"。

② 《灵枢·刺节真邪》曰："虚邪偏客于身半，其入深，内居荣卫，荣卫稍衰，则真气去，邪气独留，发为偏枯。"

③ 《灵枢·热论》曰："偏枯，身偏不用而痛，言不变，志不乱，病在分腠之间。"

④ 《诸病源候论》曰："风偏枯者，有血气偏虚，则腠理开，受于风湿，风湿客于半身，在分腠之间，使血气凝淫，不能润养，久不瘥，真气去，邪气独留，则成偏枯。"

⑤ 《明医杂著》曰："古人论中风偏枯、麻木酸痛、不举诸证，以血虚、死血、痰饮为言，是论其致病之根源。"

变化。研究发现，中风后急性期双侧手部皮肤交感反应均受到中枢抑制，对局部刺激反应患侧较健侧增强，中风后患者患侧正中神经远端受损，提示中风后肩－手综合征发病有周围神经参与。

中风后肩－手综合征病机多为本虚标实。本虚责之肝肾不足，气血亏虚，气虚血瘀。标实多为风、痰、瘀血、郁热相因为患。因风痰瘀血内阻经脉，不通则痛。

（三）治疗及预防

1. 西医治疗

西药主要包括类固醇激素和非甾体消炎药，主要是根据两类药物消炎镇痛的作用治疗。在无禁忌的情况下，急性期可试用。一般以泼尼松为最常用，也有使用可的松的。亦可选用非甾体消炎药，如芬必得、尼美舒利等。还可以选用钙通道拮抗剂，该类药物主要通过拮抗细胞离子内流，作用于血管平滑肌使血管扩张，作用于神经细胞，进而阻滞异位冲动释放，并可对去甲肾上腺素产生拮抗作用。在该病发生早期，尤其对具有高血压等基础疾患的患者适用。此外，还可以选用兴奋性谷氨酸受体拮抗剂和氨基丁酸受体兴奋剂，代表药物有氯胺酮、巴氯芬及右美沙芬等。交感神经阻滞或交感神经切除是治疗肩－手综合征的有效方法之一，它可以直接阻断自主神经系统介导的异常反射。经交感神经阻滞等非手术治疗后，仍不见明显疗效者，可以考虑交感神经切除术（药物性切除和手术切除）。

西医也有物理疗法，物理疗法是利用人体生理对物理刺激所做出的反应来达到治疗目的。它可作用于身体各部位，改善局部不适感及症状，并可加快血液循环，起到消炎、镇痛、缓解痉挛、松解粘连等作用。物理疗法包括热敷、水疗、蜡疗、光疗、超声波疗法以及温热磁场治疗等。

2. 中医治疗

（1）中药内服

中药内服是中医治疗肩－手综合征的常用方法，主要治法有祛风除湿、益气活血、疏经通络、补益肝肾等。常用益肾蠲痹汤（当归、地黄、延胡索、乌梢蛇、全蝎、淫羊藿、骨碎补、地龙、露蜂房、地鳖虫等）、补阳还五汤（生黄芪、当归、赤芍、川芎、桃仁、红花、地龙）等加减并结合康复训练。

（2）中药外治

以红花、当归、川芎、没药、儿茶、白芷、木香、乳香、牡丹皮等行气活血通络的中药为主方，加入药罐中，使用熏蒸治疗仪进行熏蒸治疗。将熏蒸槽对患肢曲池、缺盆、肩井、秉风、天宗、肩贞、肩内陵及阿是等穴位来回移动熏蒸，以桃木制成长 22~55 厘米圆柱形的木棒，取肩痛外治方（白芍、红花、络石藤、鸡血藤、桂枝、桑枝、伸筋草适量）煎煮药液，将药液涂于所取经络处，俯卧位取背部膀胱经第一侧线，由下往上缓慢、柔和地反复推按，患侧夹脊、背俞穴处施以药棒穴位点按；仰卧位沿患侧手三阴经和手三阳经，由近端向远端慢速、轻柔地反复推按，然后引导活动上肢各关节。

（3）针刺治疗

针刺是治疗中风病行之有效的常用方法，其临床疗效良好，无毒副作用，易被患者接受。常规针刺：采用传统针灸方法，运用针刺循经远取理论，选取运动区、情感区及完骨、瞳子髎、迎香、四白、后溪、中渚、合谷、腕骨、阳溪、外关、八邪、肩髃等穴位给予针刺治疗。

（4）穴位注射疗法

穴位注射疗法将针刺与药物相结合，既可以起到穴位本身的治疗作用，又可使药物迅速作用于病灶局部，利于药物的有效吸收，提高治疗效果。以丹参注射液 6 毫升及利多卡因注射液 6 毫升混合，注入肩髃、肩贞、肩髎、肩前四穴，每穴 3 毫升，隔日 1 次；或者穴位注射天麻素注射液、维生素 B_{12} 注射液，结合穴位注射治疗中风后肩 – 手综合征均有较好的疗效，治愈率可能会更高。

（5）推拿疗法

推拿疗法可以舒筋通络、活血止痛，改善患肢的血液循环，减轻患肢疼痛，促进肢体运动功能的恢复。包括按、推、拿、揉、抖、搓及点按患肢穴位等手法，主要点揉患侧天宗、肩髃、曲池、手三里及合谷，按压弹拨极泉，搓揉患肩及上肢。

（6）埋线疗法

埋线疗法可以消肿止痛，促进肢体功能恢复，提高肩 – 手综合征患者的生活质量。取穴手三针（曲池、外关、合谷）、中渚、肩三针（肩前、肩髎、肩后）等。

（7）小针刀疗法

小针刀疗法是在中医理论指导下，吸收现代西医及自然科学成果，再加以创新而成的一种独特的治疗技术，具有疗效好、见效快、适应范围广等优点。治疗时将针刀刺入治疗部位深部对有害组织进行分离或切割，从而达到止痛祛病的目的。臂丛神经小针刀松解疗法采用腋路臂丛神经触激入路或锁骨下臂丛神经触激入路，于患侧腋横纹处动脉搏动最强点外侧垂直进针刀，突破动脉鞘，固定针刀深度并小幅度摆动针刀体。

（8）拔罐疗法

拔罐疗法主要通过排气造成罐内负压，罐缘紧附于皮肤表面，牵拉神经、肌肉、血管以及皮下的腺体，引起一系列神经内分泌反应，通过调节血管舒缩功能和血管的通透性，从而改善局部血液循环，达到减轻局部肿胀疼痛的目的。采用顶颞前斜线、顶颞后斜线和顶中线头皮针刺，同时配合主动和被动运动后再行针刺结合刺络拔罐治疗，刺络拔罐治疗取阿是、肩髎、肩髃、曲池等穴中的两穴，用三棱针点刺出血，然后予以拔罐，使出血量为2~5毫升，每天1次，6次为1个疗程，疗程间休息1天，共4个疗程。

（9）灸法

灸法古称"灸焫"，又称艾灸，指以艾绒为主要材料，点燃后直接或间接熏灼体表穴位的一种治疗方法，也可在艾绒中掺入少量辛温香燥的药末，加强治疗作用。灸法有温经通络、祛寒逐湿、升阳举陷、行气活血、消肿散结等作用。可以用艾条热灸患侧合谷、曲池、肩髃等穴。

3. 预防

早期治疗中风后肩–手综合征的方法众多，但目前临床治疗主要提倡"预防为主，及早发现，早期治疗"。主要治疗目标是减轻水肿、缓解疼痛，改善手部、腕关节的活动度，防止关节僵硬与肌肉挛缩。主动和被动运动在肩–手综合征的治疗中也具有重要意义，应尽量鼓励患者进行主动运动。运动时肌肉在收缩、舒张过程中提供了很好的"泵"作用，可进一步促进水肿程度的改善，也可以打破疼痛制动活动障碍的恶性循环。早期干预对于阻止该病的发展进程非常重要。如患者手部出现水肿、疼痛、运动受限等就立即开始早期治疗，则疗效较好，否则发生畸形后症状很难改善。治疗方法包括正确肢体摆放、肢体运动、压迫性向心缠绕、冰水疗、冷水温水疗、电针等。压迫性向心缠绕手指、手腕被证明是一种简单、安全、有效的治疗方法，可指导患者家属掌握该疗法。

七、骨质疏松及骨折

骨质疏松是指骨低矿含量、骨纤维结构破坏，引起骨的脆性增加从而易于骨折（1996年，国际骨质疏松会议）。此定义已被广泛应用。骨密度值和骨矿含量是预测骨质疏松后骨折危险性的有效参数。骨密度是诊断骨质疏松的重要指标，也是影响骨折发生率的重要指标。目前广为使用的评定方法是双能 X 射线检查（DXA）。世界卫生组织将骨质疏松的诊断标准设定为骨密度低于标准数值的 2.5 个标准差以上。基于 DXA 测定的评判标准：骨密度值低于同性别、同种族健康成人的骨峰值小于 1 个标准差的属正常；低于 1~2.5 个标准差的为骨密度降低；降低程度大于等于 2.5 个标准差为骨质疏松；骨密度降低的程度符合骨质疏松的诊渐标准，同时伴有一处或多处骨折时为严重骨质疏松。现在也通常用 T–Score（T 值）表示，即 T 值 ≥ –1.0 为正常，–2.5 < T 值 < –1.0 为骨密度降低，T 值 ≤ –2.5 为骨质疏松。DXA 是目前国际学术界公认的骨密度检查方法，以其测定值作为骨质疏松的诊断金标准。骨更新的生化标记物是骨矿含量丢失的指示剂。

对普通人群髋部骨折的研究发现，其中 8.0%~38.5% 的患者有过卒中病史。卒中后经常有骨折发生，可能是由于卒中前的骨密度降低或卒中后骨密度降低引起。在瑞典，急性卒中患者骨折风险较正常人群增加了 4 倍，髋部骨折率为 2.87%，而普通女性人群骨折率为 0.62%。苏格兰 69 岁以下的卒中患者比普通人群髋部骨折的发生率更高。不考虑年龄和性别的影响，卒中患者 1 年中骨折风险明显增加。瑞典的研究表明，卒中患者 1 年的骨折率为 2%~4%，5 年是 15%。而来自苏格兰的研究显示 10 年的骨折率为 10.6%[6]。对日本卒中后入院康复的患者调查显示，40% 的患者有髋骨的骨质疏松。

从中医学的角度来认识，中风后骨质疏松的临床症状及发病机制与骨痿等颇为相似，属中医的"痿证"范畴[7]，许多中医文献中有"骨枯""骨痿""骨极"等类似骨质疏松症的记载。

（一）辨证论治

1. 肾阴不足

主症：腰背酸痛或全身骨痛，下肢无力或伴腿脚抽筋，手足麻木，五心烦热。次症：口咽干燥，形体消瘦，潮热盗汗，骨蒸发热，午后颧红，小便短黄，舌红少津，少苔或无苔，脉细数。

治法：滋阴补肾，填精益髓。

方药：左归丸加减。熟地 10 克、山药 10 克、枸杞子 10 克、山茱萸 10 克、牛膝 8 克、鹿角胶 6 克（敲碎炒珠）、龟板胶 6 克（敲碎炒珠）、菟丝子 10 克。

2. 肾阳虚衰

主症：腰背冷痛，腿膝软弱，少气乏力，不能久坐，面色淡白，畏寒肢冷，夜尿频多。次症：头晕目眩，精神萎靡，性欲减退，舌淡，苔白，脉沉细无力，尺脉尤甚。

治法：温补肾阳，填精益髓。

方药：右归丸加减。熟地 10 克、山药 10 克、枸杞子 10 克、山茱萸 10 克、牛膝 8 克、鹿角胶 6 克（敲碎炒珠）、龟板胶 6 克（敲碎炒珠）、杜仲 10 克、肉桂 8 克、当归 8 克、制附子 3 克。

3. 脾肾两虚

主症：腰背酸痛，下肢瘫软，腰弯背驼，不能久立、久行，神疲乏力，步履艰难，食少腹胀。次症：少气微言，自汗，易感冒，气短喘促，大便溏泄，面色萎黄，性功能减退，失眠健忘，面色苍白，发枯齿摇，舌淡，苔薄白，脉弱。

治法：健脾益肾。

方药：六味地黄丸合四君子汤加减。熟地 10 克、山药 10 克、山茱萸 10 克、丹皮 8 克、泽泻 6 克、人参 6 克、白术 10 克、茯苓 8 克、甘草 3 克。

4. 肝肾阴虚

主症：腰膝酸软，形体消瘦，肌肉抽筋，头晕耳鸣。次症：五心烦热，口干咽燥，潮热盗汗，骨蒸发热，齿松发脱，遗精早泄，失眠多梦，舌质红少津，少苔或无苔，脉细数。

治法：补肝益肾。

方药：六味地黄丸合一贯煎加减。熟地 10 克、山药 10 克、山茱萸 10 克、丹皮 8 克、泽泻 6 克、枸杞子 10 克、沙参 6 克、麦冬 10 克、当归 8 克、川楝子 5 克。

5. 瘀血阻络

主症：腰背酸痛，骨痛，刺痛，痛有定处，拒按，肢体痿软麻木，筋肉挛缩。次症：脉络瘀血，皮下瘀斑，肌肤甲错，口唇爪甲晦暗，肢体麻木或偏瘫，局部感觉异常，舌质紫暗或有瘀斑、瘀点，舌脉粗张，脉涩、无脉或沉弦、弦迟。

治法：活血化瘀，通络止痛。

方药：血府逐瘀汤加减。桃仁 12 克、红花 10 克、当归 10 克、生地 8 克、川芎 6 克、赤芍 10 克、牛膝 6 克、柴胡 6 克、枳壳 8 克、丹参 8 克。

（二）中风后骨质疏松的防治

骨密度降低在发生卒中后即刻开始，卒中 3~4 个月进展迅速，卒中后 1 年进展速度较为缓慢。由于卒中后第 1 年是骨质疏松发展的重要时期，因此对卒中后骨质疏松高危人群的治疗应该在早期便开始。卒中后骨质疏松的治疗包括康复治疗、补充维生素 D 和药物治疗。

1. 康复治疗

一项随机对照研究监测了训练对卒中后骨矿含量的影响，该研究证实对慢性卒中（卒中后 1 年或 1 年以上）患者，给予适度的训练后，可以维持髋骨骨密度（用 DXA 法测量），而对照组在 5 个月的随访中存在骨密度降低的现象。这项研究的病例数虽少（*n*=60），选择的多是年轻男性卒中患者，但由于该研究是随机对照性研究，故推荐级别是 A 级。中国康复研究中心对卒中患者的研究发现，康复训练开始越早，骨质疏松的发生率越低。但是，目前仍缺少足够的循证医学证据，证明训练对卒中后骨密度降低的影响及早期干预的影响，尽管早期行走似乎可改善卒中患者骨密度降低的现象。

2. 补充维生素 D

三项关于维生素 D 减少后骨密度降低的临床随机对照研究已完成。对慢性卒中患者给予维生素 D 和钙剂，偏瘫侧骨密度降低了 2.4%，而安慰剂组骨密度降低了 8.9%（*P*=0.002）。非瘫痪侧治疗组骨密度增加了 3.5%，安慰剂组骨密度降低了 6.3%（*P*=0.018）。在 6 个月观察期间，维生素 D 和钙剂治疗组中未发生髋部骨折（*n*=30），而安慰剂对照组中 4 人发生骨折（*n*=34）。这些研究提示，维生素 D 和钙剂可以防止慢性卒中患者的骨密度进一步降低。

3. 磷酸盐类药物治疗

磷酸盐可降低破骨细胞介导的骨质吸收率，还能增加骨量。一项双育随机对照试验（*n*=98）评价了卒中后 1 周至 1 年期间口服依替膦酸二钠的疗效，与安慰剂对比，该药物可显著减少瘫痪侧掌骨的骨密度降低（*P* < 0.001）。女性患者在卒中 2.6 个月后开始服用磷酸盐，2 周内瘫痪侧的股骨骨密度降低减少（*P* < 0.05）。

活动减少、维生素 D 缺乏及性别是卒中后骨密度降低的危险因素，卒中后早期运动、补充足量的维生素 D 和二磷酸盐是有效的治疗方法。骨质疏松的预防最好包括负重训练和挛缩肌肉运动的方法。因此，对卒中患者，尤其是女性患者，在病情许可的情况下，应积极开始早期被动、主动活动及药物疗法、日光照射等，可延缓或减轻骨质疏松的发生，阻断恶性循环，有利于卒中患者的治疗及肢体功能的早日恢复。

八、延髓性麻痹

中风后延髓性麻痹，指急性脑血管病引起的一类综合征，表现为进食困难、言语困难、强哭强笑、下颌反射亢进。中风后以假性延髓性麻痹居多。本病证在中医中风、肝风、风喑等病证范围内有相应的描述与论治。

（一）临床表现

1. 发病特点

多见于 40 岁以上男性，起病可急可缓，可见于中风发病之初，亦可见于中风病程之中。

2. 中风延髓性麻痹的类型

皮质、皮质下型：乃由两侧大脑皮质运动区域或皮质下半卵圆中心部的局限性病灶引起，多为腔隙性梗死灶。

内囊型：乃由两侧内囊病变引起，可见出血、梗死或腔隙性。患者有明显的进食困难，言语困难，发音困难，且先后或同时出现偏瘫，伴强哭强笑、肌张力增高、震颤、随意运动减少、面具脸、排尿障碍。

脑桥型：可分为两型。①脑桥－小脑型，由脑桥两侧旁正中区病灶向脑桥基底部发展引起。患者有明显进食困难，言语困难，发音困难，并且站立与步行障碍明显。②脑桥－被盖型，由脑桥两侧旁正中区病灶侵及脑桥被盖部所引起。患者有明显进食困难，言语困难，发音困难，伴两眼向病灶对侧注视、病灶对侧偏瘫、眼球震颤。

3. 延髓性麻痹特点

①延髓性麻痹出现于数次或数处脑卒中之后。

②患者虽有言语困难，发音困难，进食困难，软腭反射消失，但无舌肌萎缩、咽肌萎缩、舌肌肌束颤动，且咽反射存在、下颌反射亢进。

③延髓性麻痹症状稳定，除再次中风外不会出现进行性加重。

4. 延髓性麻痹的伴随症状与体征

假性延髓性麻痹症状可以是中风的主要表现，亦可伴中风后肢体瘫痪、客观感觉障碍、肢体麻木、共济失调。

（二）诊断要点

①有脑动脉硬化、高血压及中风病病史。

②可急性起病或缓慢起病，或在中风病程中出现。

③有进食困难，言语困难，发音困难，强哭强笑，下颌反射亢进，无舌肌萎缩，舌肌肌束颤动等症状。

④可伴肢体瘫痪、客观感觉障碍、肢体麻木、共济失调等表现。

⑤头部 CT 或 MR 成像可发现出血、梗死或腔隙灶。

（三）药物治疗方法

1. 辨证论治

（1）风痰阻络

主症：咽下困难，饮水即呛，语言及发声困难，强笑强哭，流涎，苔白腻，脉弦滑。

治法：熄风化痰，启窍通络。

方药：涤痰汤加减。竹茹 10 克、僵蚕 10 克、法半夏 10 克、茯苓 15 克、陈皮 10 克、石菖蒲 10 克、郁金 10 克、远志 10 克、木蝴蝶 10 克、红花 10 克、水蛭 10 克。

加减法：若偏瘫麻木者，加豨莶草、银花藤；烦躁易怒者，加钩藤、石决明。

（2）痰火上扰

主症：进食、语言及发音困难，烦躁多怒，流涎，口苦，强哭强笑，舌质红，苔黄腻，脉滑数。

治法：清热化痰，启窍通络。

方药：黄连温胆汤加减。黄连 6 克、竹茹 10 克、枳实 10 克、法半夏 10 克、茯苓 15 克、陈皮 10 克、竹沥 10 毫升、天竺黄 10 克、胆星 10 克、石菖蒲 10 克、远志 10 克、郁金 10 克、红花 10 克。

加减法：若大便满者，加白术；大便干结者，去茯苓，加龙胆草、决明子；失眠多梦者，加枣仁、牡蛎；偏瘫者，加豨莶草、地龙。

（3）脾虚痰盛

主症：进食、语言及发声困难，流涎，口中淡，纳少，便溏，疲乏无力，舌质淡，苔腻，脉细滑。

治法：健脾化痰，启窍通络。

方药：六君子汤加减。党参 12 克、白术 10 克、茯苓 15 克、法半夏 10 克、陈皮 10 克、石菖蒲 10 克、郁金 10 克、红花 10 克、远志 10 克。

加减法：若偏瘫者，加豨莶草、丝瓜络；口苦者，加竹茹；腹胀脘闷者，加大腹皮、枳壳；失眠多梦者，加枣仁、牡蛎。

（4）气虚血瘀

主症：咀嚼无力，咽下困难，饮水即呛，语言不清，肢体瘫软无力，舌质暗淡，苔薄白，脉细弱。

治法：益气活血，启窍通络。

方药：补阳还五汤加减。生黄芪 30 克、赤芍 10 克、当归尾 10 克、川芎 10 克、地龙 10 克、红花 10 克、水蛭 10 克、木蝴蝶 10 克、甘草 3 克。

加减法：若大便干结者，加决明子。

（5）肾虚精亏

主症：语言不清，咽下困难，饮水即呛，腰膝酸软，夜尿频，舌胖，苔薄白，脉细沉无力。

治法：补肾益髓，启窍通络。

方药：地黄饮子加减。熟地黄 15 克、山茱萸 12 克、麦冬 10 克、石斛 10 克、五味子 10 克、巴戟天 10 克、制附片 6 克、石菖蒲 10 克、木蝴蝶 10 克、红花 10 克、远志 10 克、益智仁 10 克。

加减法：若舌质红者，去巴戟天、制附片、益智仁，加枸杞子。

2. 中成药

①再造丸：9 克 / 次，2 次 / 日，用于风痰阻络证。

②竹沥化痰丸：6 克/次，1~2 次/日，用于痰火上扰证。

③醒脑再造丸：9 克/次，2~3 次/日，用于肾虚痰阻证。

④消栓口服液：10~20 毫升/次，2~3 次/日，用于气虚血瘀证。

3. 专方专药

①佛手益气活血汤加减：岷当归 60~100 克、川芎 9~15 克、黄芪 15 克、赤芍 15 克、水蛭 9 克、伸筋草 15 克、白芷 9 克、甘草 5 克。痴呆者加枸杞子 9 克、黄精 20 克；痰盛者，加胆南星 15 克、半夏 15 克、茯苓 15 克；呛咳重者，加白芍 15 克、麝香 0.15 克（冲服）；头晕沉重者，加菊花 9 克；舌红者，加连翘 15 克；苔腻者，加薏苡仁 15 克、砂仁 9 克。水煎服，每日 1 剂。30 天为 1 个疗程，可进行 1~2 个疗程。治疗中风后假性延髓性麻痹 50 例，对构音不全总有效率为 98%，对吞咽呛咳总有效率为 98%。中医认为中风后假性延髓性麻痹应辨证为气虚血瘀，夹痰夹湿是最多的兼证。中风至此阶段，均已病程绵长，精气大耗。气不充则不利，导致气带血瘀，经络阻遏而语謇不畅，气不顺达，上逆则为呛咳。治疗必求其本，补精血之衰耗，化虚邪之壅滞，为本病的治疗重点。佛手益气活血汤是在"佛手散"的基础上，重用甘肃特产药材岷当归加减而成。方中当归、川芎、赤芍养血和血，黄芪益气，水蛭化瘀行滞，伸筋草祛风通络，白芷化浊开窍，甘草调和诸药。全方攻补兼施，共奏养血和血、化瘀祛浊、通络开窍之功。本组兼证最多者为痰浊，加用天南星、二陈类方颇为适宜。呛咳重者，重用白芍并酌加麝香常显效明显。假性延髓性麻痹属上运动神经元损害，临床有两大主症，即构音不全和呛咳吞咽困难。两症治疗总有效率均达 98%，但究其显效以上之疗效，差别颇大。呛咳吞咽困难症状的显效率为 94%，而构音不全者仅为 58%。其机理为，吞咽动作为本能活动，语言是人类独有的，它与偏瘫患者的手指功能恢复较慢当属于同一机制（夏永潮经验）[11]。

②滋阴清肝降逆化痰法：生地 15 克、石斛 10 克、麦冬 10 克、石决明 20 克（先煎）、玉竹 10 克、茯苓 10 克、炒竹茹 10 克、贝母 10 克、知母 10 克、川牛膝 10 克。上药浓煎 4 剂，和蜂蜜 100 克、熟米粉 100 克收膏分次服用。治疗中风后假性延髓性麻痹 17 例，疗效较好。中医认为本病证乃会厌开阖失利所致，其病理机转不外虚实二端。实则肝、胃、肺经有热，痰浊上乘；虚则肝肾阴虚，津不上承，或血亏

痰阻血瘀开阖失利。大多虚实夹杂，初起以实为主，久则阴伤津涸。故治疗应权衡轻重，抓住滋阴清热、化痰泄浊这个根本大法灵活化裁。服药方法可不拘一格，如患者神志不清，汤液鼻饲；如神志清楚，一般散剂送服，或中药汤剂稍加浓缩后加入蜂蜜、炒熟之粳米粉等熬膏服用（卜平经验）[12]。

③地黄饮子：熟地、巴戟天、山茱萸、石斛、肉苁蓉、附子、五味子、肉桂、茯苓、麦冬、石菖蒲、远志。瘀血甚者，加乌梢蛇、全蝎；气虚甚者，加党参、黄芪；血虚者，加丹参、鸡血藤；阴虚者，加二至丸；腹胀者，加砂仁、厚朴；呃逆者，加沉香、赭石；呕恶者，加法半夏、竹茹。治疗中风后假性延髓性麻痹60例，总有效率为95%（葛保立经验）[13]。

④消栓片：地龙15克、牛膝15克、川芎12克、丹参30克、水蛭9克、黄芪30克。制成片剂，24片/剂。6片/次，每6小时1次。治疗脑血栓形成后吞咽困难43例，总有效率为88.3%（单既良经验）[14]。

（四）针灸推拿康复治疗方法

1. 体针康复治疗法

（1）辨证施针

分3证施针治疗中风后假性延髓性麻痹20例。①肝肾亏虚：取照海或太溪，曲泉或太冲。②脾虚痰泛：取商丘、足三里、丰隆。③痰火扰心：取通里、神门，配合局部之廉泉、上廉泉、风府、哑门、天突、金津、玉液。1次/日，15次为1个疗程（崔立俊经验）[15]。

（2）经验取穴

针翳风、内关治疗中风后假性延髓性麻痹152例，总有效率为97.3%。取穴：翳风（用28号2.5寸毫针向咽部斜刺，进针2寸，使麻胀感传至咽部）、内关（用28号2寸毫针向肘部斜刺，进针1.5寸，使麻胀感传至肘部），留针30分钟，10次为1个疗程（张连生经验）[17]。

针廉泉等治疗中风后假性延髓性麻痹57例，总有效率为100%。主穴：廉泉（患者取低枕仰卧位，针从舌骨上缘正中向舌根方向刺入0.8~1.2寸，不留针）、翳风、完骨、风池穴（均向喉结方向刺入，行快速捻转手法 30 秒出针）、天突。配穴：人中、通里、鱼际、太溪、照海。痰涎壅盛者，加丰隆、足三里、中脘；眩晕，加百会、太冲；舌强紫暗者，加金津、玉液点刺放血；精神障碍者，加内关、神门、风池、三阴交、太冲。四肢穴位行捻转手法，留针 30 分钟，1 次／日，10 次为 1 个疗程，疗程间隔 5~7 日（郑毓英经验）[18]。

针华佗夹脊穴治疗中风后假性延髓性麻痹 22 例，总有效率为 72.7%。主穴：颈 2~8 夹脊穴。配穴：风池、廉泉、丰隆、金津、玉液、太冲、肾俞、血海。均用 26~28 号 1.5~2 寸毫针针刺，得气后，留针 30 分钟，5~10 分钟捻转 1 次，10 次为 1 个疗程，疗程间隔 3~5 日（高权经验）[19]。

针太渊、廉泉治疗中风后假性延髓性麻痹 120 例，总有效率为 95%。用 26 号毫针直刺太渊穴 0.5~1 寸，平补平泻，3~5 分钟行针 1 次，留针 20~30 分钟；针后再取廉泉穴，用 30 号毫针向咽喉部斜刺入 1~2 寸，反复提插约 5 分钟，不留针。针刺时引导患者发音、说话，起针后患者即进食。1 次／日，25 日为 1 个疗程（丁兆生经验）[20]。

针风池、廉泉治疗中风后假性延髓性麻痹 30 例，总有效率为 70%。主穴：风池（针尖向对侧眼，刺入 0.5~0.8 寸）、廉泉（微仰头，直刺入 0.5~0.8 寸）。配穴：哑门、人中、足三里、太冲。选 2~4 穴／次，用提插捻转平补平泻法，留针 20 分钟，1 次／日。并取金津、玉液，用三棱针点刺出血 2~5 毫升，隔日 1 次。10 次为 1 个疗程。发现血液流变学指标（全血黏度高切、低切、红细胞比容、血浆黏度、红细胞聚集指数）治疗前后自身比较有显著性差异（$P < 0.01$）（任艳经验）[21]。

针廉泉、风池治疗中风后假性延髓性麻痹 64 例，总有效率为 90.6%。主穴：廉泉、风池。配穴：百会、水沟、哑门、心俞、膈俞、内关、血海、足三里、丰隆、三阴交。选 7~8 穴／日。先针廉泉穴，仰头取穴，向舌根方向斜刺入 1.5 寸，用弧度刮针法，中强刺激，使针感放射至舌体，不留针；针风池穴，针尖向对侧眼窝方向斜刺入 1~1.5 寸，用泻法；各配穴用平补平泻法，留针 20 分钟，5 分钟行针 1 次，10 次为 1 个疗程（谭桂兰经验）[22]。

针风池、廉泉治疗中风后假性延髓性麻痹 48 例，总有效率为 97.9%。主穴：风池、廉泉。配穴：神昏不语者，加水沟、内关；痰涎壅盛者，加丰隆；瘀血，加血海、膈

俞；肝阳上亢者，加百会、太冲。用提插捻转平补平泻手法，进针深度为 1.0~1.5 寸，
1 次/日，15 天为 1 个疗程（崔今才经验）[23]。

用醒脑开窍针法配合新穴治疗中风后假性延髓性麻痹之舌强 30 例，总有效率
为 96.6%。在醒脑开窍针刺法常规施治（常配风池、翳风）的基础上，本着开舌窍、
利机关、通经络的治疗原则开辟针刺新穴——内大迎（暂定名），此穴位于下颌角
内前 1.5 厘米，下颌骨内缘。针刺时用 1.5~2.0 寸 30 号毫针向舌根方向直刺入 1.5~2
寸，针感为咽喉舌根部胀、麻，且向舌尖放射。施以小幅度高频率捻转补法，取双
侧穴位，施术 1~3 分钟。针刺 1 次/日，14 天为 1 疗程，一般治疗 1~3 个疗程，最
长 4~7 个疗程。中风后假性延髓性麻痹，以舌体运动功能障碍为特点，并且舌强症
直接影响语言、吞咽、咀嚼等功能，其治疗对中风后延髓性麻痹的康复尤其重要（王
志华经验）[24]。

针风池、哑门治疗中风后假性延髓性麻痹 20 例，总有效率为 95.0%。均以针刺
风池（双）、哑门穴为主。手法：风池穴，向对侧眼眶方向直刺 0.5~1.0 寸深，用头
针捻转手法大幅度快速捻转，不提插，2~3 分钟/次，捻 3 次；哑门穴，缓慢直刺进
针，得气后（患者似有触电样感觉）即起针，不提插、不捻转。1 次/日，7~10 天
为 1 个疗程（黄继斗经验）。

用通关利窍针法治疗中风后假性延髓性麻痹 300 例，总有效率为 97%。主穴：
风池、翳风、完骨、内关、人中、三阴交。辅穴：上廉泉、金津、玉液、百会。肝
阳暴亢、痰火流窜者，配太冲；心脾气虚、痰瘀阻痹者，配丰隆、血海；肝肾阴虚、
风阳上扰者，配太溪、四神聪；小便失禁者，配气海、关元；口歪者，颜面阳明经筋
排刺；肢体不遂者，配极泉、尺泽、委中。操作方法：先刺双侧内关穴，直刺入 0.5~1.0
寸，行捻转提插相结合的泻法 1 分钟。继刺人中，向鼻中隔斜入 0.5 寸，施雀啄手
法，以患者流泪或眼球湿润为度；再刺双侧三阴交，直刺 1.0~1.5 寸，行捻转提插补
法 1 分钟；风池，向喉结方向震颤进针 2.0~2.5 寸，行小幅度高频率捻转补法 1 分钟；
翳风、完骨两穴之操作同风池；上廉泉，刺向舌根部，入针 2.0~2.5 寸，施提插针法；
金津、玉液，隔 2 日点刺放血；百会，沿经平刺入 0.5 寸，行捻转补法；极泉、尺泽、
委中，均入针 1.0~1.5 时，行提插泻法，令针感向肢体远端传导。上午、下午各施
治 1 次/日，头颈部穴针刺要求以患者咽喉部产生酸麻胀感为度。发现"通关利窍"

针法可显著改善中风后假性延髓性麻痹患者的血循环、血流变学、脑血流图和颅底动脉血流状况，从而增加脑血流量，改善病损脑组织的血氧供应，促进病灶区域侧支循环的建立，促进中枢神经功能的恢复，重建上运动神经元对延髓运动核的支配，从而促使该病的康复。这可能是"通关利窍"针法治疗本病的机理之所在（蒋戈利经验）[25]。

2. 穴位注射康复治疗法

用穴位注射治疗中风后假性延髓性麻痹30例，总有效率为100%。取穴：廉泉（针尖向舌根方向刺入，针感放射至舌体后）、天柱（双）、哑门（针感放射至颈部及头顶后）。痰多、舌苔厚腻者，配丰隆、足三里；胸满闷者，配内关；腹胀满者，配足三里（针感向肢体上下方向放射），均双侧。每次取主穴，酌情取配穴，注射药液（维生素 B_1 和磷酸川芎嗪等量混合液）1毫升/穴，1次/日，7次为1个疗程（程耀辉经验）[26]。

3. 电针康复治疗法

用电针治疗中风后假性延髓性麻痹32例，总有效率为93.7%。主穴为哑穴（风池上0.4分，刺入深度不超过1.0时），对刺，以45°角进针，配上廉泉、天突（双）直向舌根部，用C6805治疗仪，频率为3次/秒，留针20分钟。12次为1个疗程，疗程间隔2~3天（吴义新经验）[27]。

（五）其他康复治疗方法

用近红外气功信息仪治疗中风后假性延髓性麻痹：用JW01型近红外气功信息治疗仪，频率为80~90次/分，辐照功率为1~5毫安，照射灯距3厘米，照射"球麻穴"，45~60分钟/次，1次/日，1个月为1个疗程（张正为经验）[28]。

（六）注意事项

①延髓性麻痹可以是中风病的主要表现，也可以与中风后肢体瘫痪、客观感

觉障碍、共济失调等同时存在，因此对于本病的康复治疗，要与本书有关章节相互参照。

②在中风后延髓性麻痹的康复治疗中，要注意休息，避免精神紧张和情绪激动；加强营养，给予高蛋白质、高维生素、低脂肪、低胆固醇、低盐饮食，必要时要进行鼻饲、静脉补液。

九、痴呆

中风后痴呆，指急性脑血管疾病本身所引起的一种综合征，表现为定向障碍（以时间与地点定向力最显著）、记忆力障碍（以近记忆障碍为主）和计算力障碍，可伴情绪悲观、忧郁或情绪不稳。该病证在中医中风、呆病等范围内有相应的描述与论治。

（一）临床表现

1. 发病特点

多见于50~65岁男性，有高血压、脑动脉硬化、短暂性脑缺血发作、中风等病史，症状常在卒中以后逐渐明显，呈台阶式进展。

2. 痴呆的特点

①病程呈台阶式进展：中风后痴呆一般在卒中以后逐渐明显，恢复期后症状可以平稳、减轻、甚至消失，至再次发生脑卒中后症状又明显加剧，如此呈台阶式进展。

②症状以近记忆减退为主：中风后痴呆一般不是全面性的智能减退，而是以近记忆减退为主，虽伴定向力和计算力障碍，但往往有部分智能保持完好，而且大多有自知力，常为自己的疾病担忧，同时伴情绪悲观、忧郁或情绪不稳。

③痴呆的伴随症状与体征：中风后痴呆常与偏瘫、假性延髓性麻痹、语言障碍等症并见。

（二）诊断要点

①有高血压、脑动脉硬化、短暂性脑缺血发作、中风等病史。

②症状常在卒中以后逐渐明显，呈台阶式进展。

③以近记忆减退为主，可有定向力障碍、计算力障碍、情绪悲观、忧郁或情绪不稳。

（三）药物治疗方法

1. 辨证论治

（1）肾虚髓枯

主症：神情呆滞，记忆力减退，半身不遂，语声不出，头晕耳鸣，腰膝酸软，舌淡苔白，脉沉细。

治法：补肾益髓，开窍醒神。

方药：地黄饮子加减。熟地黄 15 克、山茱萸 10 克、麦冬 10 克、五味子 10 克、石菖蒲 10 克、郁金 10 克、远志 10 克、巴戟天 10 克、川芎 10 克、丹参 15 克、龟胶 12 克。

加减法：若肢冷尿清者，加肉桂、附片。

（2）阴虚阳亢

主症：神情呆滞，记忆力减退，头痛眩晕，舌强语謇，肢体麻木，肌肉眠动，烦躁口苦，舌红苔黄，脉弦细数。

治法：育阴潜阳，熄风通络。

方药：天麻钩藤饮加减。天麻 10 克、钩藤 15 克、珍珠母 30 克、制首乌 15 克、桑椹 15 克、石菖蒲 10 克、远志 10 克、郁金 10 克、全蝎 5 克。

加减法：若大便干结者，加决明子。

（3）心火亢盛

主症：神情呆滞，夜间谵妄，语言错乱，善忘颠倒，心烦口干，舌红，苔黄，脉数。

治法：清心泻火开窍。

方药：黄连解毒汤加减。黄连 5 克、黄柏 10 克、黄芩 10 克、栀子 10 克、生地 10 克、玄参 10 克、灯芯草 3 克、石菖蒲 10 克、远志 10 克。

加减法：若大便干燥者，加大黄；苔黄腻者，加竹茹、天竺黄。

（4）湿痰蒙窍

主症：精神抑郁，表情呆滞，口多痰涎，头重倦怠，脘满便溏，苔白腻，脉沉滑。

治法：化痰开窍。

方药：涤痰汤加减。法半夏 10 克、陈皮 10 克、茯苓 15 克、竹茹 10 克、胆南星 5 克、石菖蒲 10 克、远志 10 克、僵蚕 10 克。

加减法：若言謇口㖞者，加蜈蚣、全蝎；口苦苔黄腻者，加黄连、天竺黄；神疲少，加党参、白术、薏苡仁。

（5）气滞痰郁

主症：痴呆，无故哭笑，偏瘫，难于屈伸，或伴自发性疼痛，苔白或黄，脉沉滑。

治法：理气解郁，化痰通络。

方药：解郁化痰汤加减。柴胡 10 克、白芍 15 克、枳壳 10 克、郁金 10 克、青皮 10 克、法半夏 10 克、远志 10 克、石菖蒲 10 克、制香附 10 克、丝瓜络 10 克、豨莶草 15 克。

加减法：若伴自发性疼痛者，加全蝎、延胡。

参考方：癫狂梦醒汤加减。桃仁 24 克、柴胡 10 克、香附 10 克、木通 10 克、赤芍 10 克、大腹皮 10 克、青皮 10 克、陈皮 10 克、桑白皮 10 克、川芎 10 克、苏子 30 克、甘草 15 克。治疗中风后痴呆之属本证者（朱进忠经验）[31]。

（6）气虚血瘀

主症：神呆善忘，偏瘫麻木，神疲气少，舌暗淡，苔薄，脉细弱。

治法：益气活血开窍。

方药：补阳还五汤加减。黄芪 30 克、川芎 10 克、赤芍 10 克、红花 5 克、全蝎 5 克、石菖蒲 10 克、郁金 10 克、远志 10 克。

加减法：若大便燥结者，加大黄、桃仁。

分 6 证治疗中风后痴呆。①心肾失交：用六味地黄丸加远志、枣仁、石菖蒲、郁金等。②痰瘀痹阻：用寿星丸或洗心汤加丹参、赤芍。③痰热扰心：用清心滚痰丸。④肝肾不足：用补肾益脑汤。首乌、山茱萸、淮山、枸杞、菟丝、石菖蒲、郁金、远志、丹参、赤芍。⑤脾肾亏虚：用还少丹加减。⑥髓海不足：用河车大造丸。中医认为中风后痴呆是继发于中风之后而出现的以神思迟钝、遇事善忘、不能定向、理解多误、计算力差等为主要特征的神志疾病。其主要病机为脑络闭塞，髓海失充，致元神失聪，灵机失用，其基本病机为本虚标实（邓振明经验）[32]。

分 5 证治疗中风后痴呆。①肾虚髓枯：用地黄 15 克、山茱萸 10 克、麦冬 10 克、五味子 5 克、石菖蒲 10 克、郁金 10 克、远志 10 克、巴戟天 10 克、川芎 10 克、丹参 15 克、龟胶 12 克。②阴虚阳亢：用天麻钩藤饮加减。天麻 10 克、钩藤 15 克、石决明 30 克、珍珠母 30 克、白芍 15 克、杜仲 10 克、牛膝 10 克、桑寄生 10 克、石菖蒲 10 克、远志 10 克。④湿痰闭窍：用涤痰汤加减。法半夏 10 克、陈皮 10 克、茯苓 15 克、竹茹 10 克、石菖蒲 10 克、远志 10 克、僵蚕 10 克。⑤气虚血瘀：用补阳还五汤加减。黄芪 10 克、川芎 10 克、赤芍 10 克、地龙 10 克、红花 5 克、全蝎 5 克、石菖蒲 10 克、郁金 10 克、远志 10 克。中医认为本病病机是由脾肝亏虚、脑髓失充和痰、瘀、风火上扰、脑窍失灵所致。其病位在脑窍与心肾肝脾，其病性有虚有实（刘祖贻经验）[33]。

分 5 证治疗中风后痴呆。①肝肾亏虚：症见表情呆板，双目少神，沉默少语，健忘失眠，甚至发音不清，语无伦次，或伴形体消瘦，头晕目眩，腰膝酸软，颧红盗汗，双耳重听或耳鸣如蝉，步履艰难，筋惕肉瞤，毛甲无华，舌体瘦小、质红，苔少或苔无，脉沉细弱或沉细弦。药用地黄饮子合枕中丹加减。熟地 24 克、山茱萸 12 克、茯苓 15 克、麦冬 10 克、五味子 10 克、远志 15 克、石菖蒲 15 克、巴戟天 12 克、石斛 20 克、制附子 3 克、生龙骨 15 克、龟板 10 克、生牡蛎 15 克、柏子仁 10 克、枣仁 10 克。②脾肾不足：症见表情呆滞，行动迟缓，健忘，甚至终日寡言不语，傻笑傻哭，失认失算，口齿含糊，言不达语，或伴有头晕眼花，腰膝酸痛，肌肉萎缩，食少纳呆，气短懒言，口越外溢或四肢不温，腹痛喜按，肠鸣腹泻，舌质暗淡，舌体胖大，苔白，脉沉细弱，双尺尤甚。药用还少丹加减。熟地 24 克、枸杞子 12 克、山茱萸 12 克、肉苁蓉 15 克、白术 15 克、茯苓 30 克、黄芪 20 克、附子 6 克、代赭石 12 克、山药 24 克、远志 12 克、五味子 10 克、牛膝 15 克、续断 12 克、石菖蒲

15 克、小茴香 6 克、白豆蔻 12 克。③极火交明：症见终日不言不语，不饮不食，或狂躁不安，忽笑忽歌，忽愁忽哭，衣被不敛，善恶不辨，其则不能自理生活，伤人毁物，大便干，数日不行，小便黄，舌质红，苔黄腻，脉弦滑或数。药用石菖蒲郁金汤合礞石滚痰丸加减。黄连 10 克、黄芪 18 克、生栀仁 12 克、胆南星 10 克、天竺黄 15 克、远志 20 克、石菖蒲 20 克、郁金 15 克、礞石 20 克、大黄 10 克、沉香 10 克。④气滞血瘀：症见神情淡漠，反应迟钝，善忘善怒，寡言少语，或妄想离奇，伴肌肤甲错，口干不欲饮，双目晦暗，舌质暗，苔薄白，脉沉弦细。药用通窍活血汤加减。麝香 0.3 克、桃仁 9 克、红花 12 克、赤芍 15 克、丹参 30 克、川芎 10 克、地龙 30 克、香附 15 克、郁金 15 克、葱白 1 尺、生姜 5 片、黄酒 50 克。⑤髓海不足：症见头晕耳鸣，记忆力和计算力明显减退，懒惰思卧，齿枯发焦，步行艰难，舌红瘦，苔薄白，脉沉细弱。药用补肾益髓方。熟地 24 克、山茱萸 12 克、紫河车 12 克、当归 15 克、山药 24 克、续断 30 克、远志 10 克、黄精 15 克、枸杞子 18 克。本病有虚实之别。虚则责之于肝脾肾，肝肾亏虚，不能生精化髓，髓海不足，脑失其充；养气虚，生化不足，不能上荣于脑髓脉络。实则责之于气滞、血瘀、痰火，致气血逆乱，清窍被蒙。本病治疗当以扶正为主，辅以祛邪，扶正应主养肝、益脾、补肾，尤重补骨填精，益智醒脑。祛邪当主清热化痰、理气逐瘀、开窍醒神（王立忠经验）[34]。

2. 中成药

①补脑丸：3~6 克 / 次，2~3 次 / 日。

②延寿丹：9 克 / 次，2 次 / 日。

③乌鸡白凤丸：1 丸 / 饮，3 次 / 日。

④还少丸：9 克 / 次，2 次 / 日。用于肾虚髓枯证。

⑤竹沥达痰丸：6 克 / 次，2 次 / 日。用于湿痰蒙窍证。

3. 专方专药

①补肾活血汤：人参、川芎、泽泻、石菖蒲、远志各 10 克，菟丝子、淫羊藿各 15 克，枸杞子、女贞子、山药、丹参、首乌各 20 克。治疗中风后痴呆 34 例，总有

效率为 100%（阎乐法经验）[35]。

②解语丹加味：天麻 12 克，牛膝、甘草各 5 克，全蝎、白附子各 10 克，石菖蒲、胆南星各 20 克，远志 15 克，羌活 6 克，丹参 30 克。气虚，加黄芪；心神不宁，加枣仁；肾气用虚痰瘀，加淫羊藿、鹿角霜；肾气阴虚痰瘀，加玉竹、石斛；肢体偏瘫疼痛，加鸡血藤、路路通。治疗中风后痴呆 12 例，总有效率为 83.3%（楼晓佳经验）[36]。

③补阳还五汤加味：黄芪、当归、川芎、桃仁、红花、地龙、赤芍、石菖蒲、远志、丹参。治疗老年脑血栓形成后痴呆 12 例，总有效率为 83.3%。本病的病位在脑，脑为元神之府、髓之海，气虚血瘀，瘀血内阻，蒙蔽脑窍，脑髓不充，是本病的主要病因病机。本病发生于脑血栓形成后，起病缓慢隐秘，多本虚标实。近代大量研究证实，它的发生与脑循环障碍、全脑缺血有关，并且全脑血流量降低的程度与"瘀血"密切相关。用补阳还五汤加味治疗，恰切病机，补阳还五汤主治气虚血瘀、脉络瘀阻之病症，石菖蒲、远志开窍醒脑益智，丹参和血祛瘀、安神宁心，方中重用黄芪益气扶正以助血行，桃仁、红花、赤芍等活血化瘀通络。据现代药理研究，补阳还五汤具有扩张血管，降低血管阻力，改变血流动力，改善微循环的作用；丹参具有增加血流灌注量，促进体液循环与代谢的功能（李贯彻经验）[37]。

④半夏白术天麻汤合地黄饮子加减：天麻、半夏、干地黄、巴戟天、枸杞子各 10 克，茯苓、白术、橘红各 15 克，石菖蒲、远志、丹参各 12 克，炒枣仁 20 克，甘草 3 克。治疗中风后痴呆。中医认为人到老年，阳气渐弱，阴精渐亏，五脏藏精气而不足，六腑传化物而无力。先天已弱，后天亦虚，精、气、血、津皆不足。加之工作、学习、家庭、社会、人事纷纭，则脏腑功能易于失调，气机不畅，精微无以运化，水精不能四布，郁滞生湿，积湿生痰。祛痰法在老年性中风后痴呆病中，虽然应用广泛，效果亦佳，但它只是祛逐病邪的 1 种方法，必须加以辨证应用。要注意治痰之本，不要见痰治痰。《景岳全书》曰："治痰之本，使根本渐充，则痰将不治而自去矣。""故凡治痰而不知其所源者，总惟猜摸而已耳。"因此，应该做到痰去即止，重点在于固本培元。这也是治疗老年性中风后痴呆的基本原则（靳全友经验）[38]。

⑤益智补阳汤：益智仁 30 克、乌药 20 克、仙茅 20 克、淫羊藿 20 克、白术 20 克、

白参 20 克、芡实 20 克、桑螵蛸 20 克、黄芪 50 克、赤芍 20 克、川芎 20 克、当归 20 克。治疗中风后精神障碍 25 例，总有效率为 100%。中医认为本病发生于脑出血或脑血栓后，局部瘀血导致了相关部位的缺血，缺血区的脑细胞发生退化变性，当这病理变化影响到高级思维中枢时，便产生了精神障碍症。从我们中医学角度看，不论出血性中风还是瘀血性中风，最终都有瘀血产生，瘀血阻塞经络，使气血循行不畅，脑髓失养，神机错乱，发为精神障碍症。故其本在血瘀，其标在脑髓失用，治宜添精益智，活血化瘀。方中益智仁补肾、添精、益智，为主药；仙茅、淫羊藿、芡实、桑螵蛸补肾、添精，为辅药。乌药温肾为主，白术、白参、黄芪、赤芍、川芎、当归共奏补气、化瘀之效（徐鸿海经验）[39]。

⑥基本方：熟地 15 克、砂仁 10 克、山萸肉 10 克、枸杞子 15 克、牛膝 20 克、麦冬 15 克、巴戟肉 10 克、肉苁蓉 20 克、肉桂 3 克、石菖蒲 20 克、远志 7.5 克、龟胶 10 克，水煎服。肾精亏损者，同时服用填精两仪膏以补肾填精，益髓养脑；肾气亏耗者，同时服用长春广嗣丸以补肾壮阳，益肾固本；痰瘀互结者，同时服用活络豁痰饮以活络化瘀，理气豁痰；元真衰竭者，则配用救危煎以填精补阳，益肾和脾。治疗中风后痴呆 32 例，总有效率为 72%。中医认为本病的发生，一是年老肾气虚衰，不能生精化液，精液欲竭，不能生髓，髓虚则不能充填脑髓，神机失用是谓本疾；二是先天不足，或房劳过度，损伤肾阴，阴虚则阳盛，阳盛生热，热耗肾精，精少不能生髓，髓少则不能上注于脑，髓海空虚发为本病；三是中风以后脑之血脉循环不畅，津液受阻，为病为痰为饮，以致清气不入，浊气不出，脑髓失养，神机失司，发为本病。因此，本病病位在脑，其根则在肾，治疗上断不可以不治肾之本（王兰茹经验）[40]。

⑦黄连解毒汤：黄连、黄芩、黄柏、栀子各 9 克。治疗中风后痴呆，智能减退改善率为 80%（张新农经验）[41]。

⑧乌鸡白凤丸：1 丸/次，3 次/日。治疗中风后痴呆 52 例，总有效率为 80%。该方源于《寿世保元》，是妇科良方。主要成分有人参、当归、牡蛎、熟地、鹿角胶、银柴胡、香附、乌鸡骨等 19 味药物。方中乌鸡骨性味甘平，主阴虚发热，虚劳羸弱，鹿角胶性味甘咸，善助阴中之阳；人参、黄芪、山药性味甘温而平，重在益气健脾；当归、白芍、熟地黄、川芎补血养血活血；麦冬、生地、制鳖甲、银柴胡、丹参性

味甘咸寒，有滋阴退热，凉血散瘀，清心除烦之效；鹿角霜、桑螵蛸、煅牡蛎、芡实等性味咸温甘平，既能宁神定志，又能收敛，在大补气血，填精益髓诸药中，又配以香附，既舒肝气，又能理血中之气，以防补之过急，而致气滞阴凝之弊。总之该方阴中求阳，阳中求阴，大补气血，填精补髓，补而不滞，温而不燥。中风病后用该药，脑髓得充，化源得滋，有使元神之府——脑髓得以充养，使脑气与脏腑之气相顺接，则灵机可复（李祥舒经验）[42]。

（四）针灸推拿康复治疗方法

1.体针康复治疗法

（1）辨证施针

分5证施针治疗中风后痴呆。①肝肾亏虚：取三阴交、足三里、少冲、百会、神门等。②脾肾不足：取足三里、阴陵泉、百会、三阴交等。③痰火交阻：取丰隆、足三里、三阴交、血海等。④气滞血瘀：取足三里、支沟、外关、合谷等。⑤髓海不足：取人中、百会、足三里、涌泉等（王立忠经验）[35]。

（2）经验取穴

经验取穴治疗中风后痴呆之强哭强笑20例，总有效率为100%。取双侧大陵、神门，头部取情感区。穴位常规消毒后，用1寸毫针刺入大陵、神门。强笑用泻法，强哭用补法。得气后留针30分钟，每10分钟行针/次，用2寸毫针平刺入头部情感区，针刺入后，快速捻转，约200次/分钟，得气后留针30分钟，每10分钟行针1次，针刺治疗1次/日，1个月评定疗效。一般强哭，采用补法；强笑，采用泻法。中医认为心主神明，邪侵入心，蒙蔽心窍，其司神明的功能失职，则出现失神自哭不休之症；脑为元神之府，心神受损，则脑失神充而自笑。老年人肾精虚损，精津不能上充于脑，以致髓海空虚，故元神失用而产生强哭之症，或由于血亏气弱，心神失养则悲而强哭。神门属于少阴，有宁神功效。《玉龙经》云："神门能治痴呆病，转手骨开得穴真。"大陵为心包经穴，有调畅神志，宁心安神的作用。利用补泻手法，以疏泄实邪，补气血虚，使髓海充，而治疗强哭、强笑。配用头部情感区可以疏通局部经络气血，远近结合取穴以奏良效（崔玉莹经验）[44]。

针百会、人中治疗中风后痴呆之喜哭喜笑 33 例，总有效率为 100%。取百会、人中，常规取穴、消毒。人中，鼻中隔下，向上斜刺 0.8 寸，用重雀啄手法，至患者眼球湿润或流泪为其量学指标；百会穴，向病灶侧平刺 2 寸，得气后，再快速大幅度捻转 2 分钟。两穴均静留针半小时，然后出针。10 次为 1 个疗程。中医认为阴阳不和，气血逆乱，风动痰阻，脑窍失常则神识当异，哭笑无常，不能自禁。《针灸大成》曰："百会、水沟治喜笑。"《神应经》曰："百会、水沟治喜哭。"人中穴乃督脉与手、足阳明经之交会穴，主醒脑开窍、安神定志；百会，别名"三阳五会"，乃督脉与三阳络之交会穴，《道藏》云："天脑者，一身之宗，百神之会。所谓百神者神识也。"故取百会、人中两穴，可协调阴阳，开窍定志，正中本病之机（孔德清经验）[45]。

经验取穴结合电针治疗中风后痴呆 30 例，总有效率为 86.7%。主穴：四神聪（百会左右前后各旁开 1.5 寸）、智三针（本神、神庭）、水沟。配穴：神门、后溪、足三里、太溪。前两穴均用平刺法，进针 0.8~1 寸，得气后接 G6805-1 型电针仪，连续波，45 次 / 分钟，电流强度以患者耐受为度。留针 45 分钟，15 分钟行针 1 次，施提插捻转手法。1 次 / 日，12 次为 1 个疗程，疗程间隔 3 日（赖新生经验）[46]。

2. 头针康复治疗法

头针结合体针治疗中风后痴呆 93 例，总有效率为 100%。主穴：百会（双）以管舒缩区（双），两穴的针法为百会与眼角之连线上 1/5 处各进针一支、血管行部区为百会前面的平行线，同样在上 1/5 处各进针一支、银针别入皮下 1.5 寸、双侧对称（注意电流强度、时间），两穴交替用。配穴：为风池（双）、神门（双）、风府、内关（双），每次上下各取一对穴位，得气后退针。中医认为本病的康复治疗，要先治疗精神症状（郑宗昌经验）[47]。

3. 穴位注射康复治疗法

用胞磷胆碱穴位注射治疗中风后痴呆 234 例，总有效率为 85%。取百会、风池（双），常规消毒，用 5 毫升针管接 5 号针头，抽取胞磷胆碱 3 毫升，进针后轻微提插，有针感且抽无回血，注入 1 毫升 / 穴。隔日 1 次，10 次为 1 个疗程（赵宝玉经验）[48]。

4. 艾灸康复治疗法

用艾灸涌泉、足三里治疗中风后痴呆 1 例。取穴：涌泉、足三里。用艾条熏灸器，左右穴位交替选用，1 次 / 日，灸 30 分钟 / 次。中医认为中风偏瘫，以上肢为难治；并发脑血管性痴呆，治疗更为棘手。足三里，为足阳明合穴，主行一身之气血；涌泉为足少阴井穴，滋肾水而养肝木，醒脑而开窍。肾为先天之本，脾为后天之源，仅取两穴而脾肾并治，先天后天共养。上病下治，可获佳效（李明智经验）[49]。

（五）其他治疗方法

用"药物内服 + 体针"治疗中风后痴呆之喜哭喜笑 88 例，总有效率为 100%。①药物内服康复治疗法：清呆汤，药用白附子 6 克、半夏 12 克、胆星 10 克、陈皮 12 克、石菖蒲 12 克、远志 9 克、郁金 12 克、当归 12 克、赤芍 12 克、红花 6 克、川芎 9 克。②体针康复治疗法：取穴百会、风府、人中。常规取穴、消毒。百会，向病灶侧平刺 2 寸，得气后，再快速捻转 1 分钟；风府，直刺 0.5 寸，快速捻转 1 分钟；人中、鼻中隔下，向上斜刺 0.7 寸，重用雀啄手法，至患者眼球湿润为其标量学指标。以上 3 穴均 10 分钟捻转 1 分钟，留针半小时，然后出针。10 次为 1 个疗程。中医认为中风是因阴阳不和、气血逆乱、风动阻络、脑窍失常而神识失常、哭笑无常、不能自禁。《针灸大成》曰："气血逆乱，风动阻络，脑窍失常则神识失常，哭笑无常，不能自禁。"又曰："百会、水沟治喜笑。"《神应经》曰："百会、水沟治喜哭。"《当代针灸临证精要》中王东亭教授指出："风府功用醒神开窍。"风府、人中均为督脉，人中穴乃督脉与手、足阳明经之交会穴。古人云："夫脑者，一身之宗，百神之会。所谓百神者神识也。"故取风府、百会、人中三穴，可协调阴阳，开窍定志，诸穴配合，再以中药祛痰化瘀，开窍醒脑。正中本病之机，故疗效佳（董俊峰经验）[50]。

用"药物内服 + 体针"治疗中风后痴呆 20 例，总有效率为 95%。①药物内服康复治疗法：复元汤，药用鹿茸、菟丝子、黄精、枸杞子、北黄芪、益智仁、丹参等。②体针康复治疗法：第 1 组，取穴人中、四神聪、神庭、本神、足三里、太溪、悬钟；第 2 组，取穴百会、大椎、命门、肝俞、肾俞。用 28 号 1.5 寸毫针，捻转提插补法，针灸并用，两组穴位交替使用，1 次 / 日（杨文辉经验）[51]。

用"药物内服 + 药物注射 + 体针"治疗中风后痴呆 160 例，总有效率为 90.6%。①药物内服康复治疗法：用导痰汤加川芎、当归、地龙、石菖蒲、炙远志等。②药物注射康复治疗法：用复方丹参注射液（20 毫升 / 次）、参麦注射液（100 毫升 / 次），分别加入 5% 葡萄糖或生理盐水 200 毫升中，静脉滴注，1 次 / 日。③体针康复治疗法：主穴取百会、神庭、风池、间使、水沟、四神聪。头昏痛，配太阳、合谷、太冲；狂躁，配十宣、太中、阳陵泉；抑郁，配内关、丰隆（均双）、印堂；失眠，配神门、内关（双）。泻法，用 26~28 号毫针。进针后强刺激，得气后留针 15 分钟，每日 1 次，6 次间隔 1 日（王竹行经验）[52]。

（六）注意事项

①中风后痴呆，可以是中风病的主要表现，但常与假性延髓性麻痹等同时存在，因此对于该病的康复治疗，应与"中风后假性延髓性麻痹"相互参照，以提高康复效果。

②中风后痴呆的康复治疗，要重视补肾、活血、化痰，权衡其用药比例，并且注意采用综合的康复治疗措施，以起协同作用。

③虽然中风后痴呆康复治疗的临床效果，早期最佳，晚期最差，但由于其康复疗效与疗程密切相关，因此不要轻易放弃康复治疗。

十、尿失禁

中风病并发尿失禁，指在急性脑血管病的病程之中，因排尿的皮质中枢、上节段的传导路径或排尿反射受到影响，从而导致尿失禁，出现尿液不能控制，自动流出等表现。

（一）诊断要点

①在急性脑血管病的病程之中发病。

②出现压力性小便失禁（指在做打喷嚏、大笑、咳嗽、抬重物等动作时，腹内

压突然升高，虽然逼尿肌并未收缩，但也会出现不自主性漏尿）、急迫性小便失禁（指伴有强烈尿意的不自主性漏尿）、反射性小便失禁（指在无排尿感觉、不增加腹内压的情况下，因逼尿肌反射亢进发生的不自主性漏尿）或充溢性小便失禁（在膀胱过度充盈、无逼尿肌收缩情况下，仅仅由于膀胱压力升高使膀胱内压超过尿道最大压力时发生的不自主漏尿）等表现。

③尿流动力学检查有利于诊断。

（二）基本治疗要点

中风病并发小便失禁，临床上多由中风病灶影响排尿功能所引起，但也可以由于病后护理不当所引起，即留置导尿管时间过长且任其自流所致，因此本病的康复治疗包括预防小便失禁的内容。

①情志康复要点：进行情志康复时，要注意中医证候特点，根据辨证的不同，有针对性地采用相应的情志康复措施。如气虚血滞患者，应强调静养，保持心情舒畅，减少情绪变化，以保证"气"发挥正常生理功能；肝阳上亢患者，宜进行说理开导，避免刺激和产生紧张情绪，以防动肝火；肾精亏虚患者，要多接近他们，多交谈，帮助患者消除恐惧不安、害怕及紧张心理，做到淡泊以养精；对风痰阻络患者，应多开导、解释，减少不必要的思虑，给予精神安慰，鼓起治疗的信心，促进脾之运化功能，使患者心情开朗，精神愉快，积极主动地配合治疗。

②饮食康复要点：要求适当控制进水量。

③功能训练要点：对已留置导尿管的中风病患者，应由护理人员定时控制排尿（每隔 4 小时开放导尿管 1 次），以刺激膀胱壁固有感受器，使膀胱得到充盈，有效防止膀胱挛缩，达到自主排尿的目的；对未留置导尿管的中风病兼发小便失禁患者，应嘱患者每隔 4~6 小时自主排尿 1 次，以加强膀胱的训练，逐渐恢复自主排尿。

（三）药物治疗方法

主要是进行药物内服康复治疗，在原有治疗中风病药物的基础上，酌加金樱子、桑螵蛸、益智仁等具有补肾缩泉作用的药物。

（四）针灸推拿治疗方法

主要是进行体针康复治疗。

以补肾为主治疗中风病并发小便失禁：取关元、中极、三阴交、肾俞、膀胱俞，针 1 次 / 日，留针 30 分钟，2~3 周为 1 个疗程。中医认为关元、肾俞可以充益肾气、固摄下元；中极为膀胱经募穴，俞募相配，可以振奋膀胱功能（王洪忠经验）[53] 317-320。

以膀胱经穴为主治疗中风病并发小便失禁 284 例，总有效率为 100%。主穴：肾俞（双）、关元俞（双）、次髎（双）、白环俞（双）。配穴：三阴交（双）、足三里（双）。每天上下各针三对穴位，用补法，留针 15~20 分钟（郑宗昌经验）[54]。

温针法治疗中风病并发小便失禁 72 例，总有效率为 97.2%。取中极、关元穴，用 3~4 寸不锈钢毫针，常规消毒针具和穴位皮肤后，斜下刺入 2~3 寸，得气后将毫针留在适当的深度，将 1 段长约 1~2 厘米的艾条穿置于针柄后点燃，使热力通过针身传入体内，直到艾条燃尽为止，待热感消失后起针。治疗 1 次 / 日，10 次为 1 个疗程。中医认为小便失禁是人体水液代谢功能异常的一种表现，人体水液代谢的调畅有赖于三焦气化功能的正常，三焦的气化功能又依靠肺脾肾三脏来维持。其中，肾阳的温煦起着关键的作用。肾阳充盛，三焦气化有权，则膀胱贮尿、排尿功能正常。而中老年人的身体日衰，精血亏耗、肾阳不足，由于肾阳不足、命门火衰导致三焦决渎无力，膀胱气化失司，小便失禁。故中风后小便失禁多是由肾阳不足、命门火衰引起的，治疗上应以温肾助阳、扶正固本为主，选取中极、关元二穴，采用温针法治疗。中极穴为膀胱经募穴，为膀胱经经气汇聚之处，关元穴为元气出入之门户，为足三阴、阳明、任脉之会，针刺二穴能补肾气、调膀胱、通利小便，如单纯使用针刺法，效果不甚理想，采用针后加灸的方法，弥补了单纯使用针刺法的不足，借助灸火的温热作用，通过经络的传导，起到温通气血、扶正怯邪、补肾壮阳、培补肾气之功，使膀胱气化功能恢复正常，小便失禁得到控制，从而大大提高了疗效（李兰天经验）[55]。

（五）注意事项

中风病并发小便失禁，出现于急性脑血管病的病程之中，一般要在中风病康复治疗的基础上进行小便失禁的治疗。

十一、便秘

中风病并发便秘，指在急性脑血管病的病程之中，出现粪质干燥坚硬，排便不畅，或由于食物残渣不足、持续卧床等因素，大便正常频率丧失等症状。

（一）诊断要点

①在急性脑血管病病程之中发病。

②出现便质干燥坚硬、排便不畅、排便间隔时间超过自己习惯 1 天以上或间隔 3 天以上者。

（二）基本治疗要点

中风病并发便秘，因在大便解出时用力，颅内压增高，导致中风病加重。因此在中风病的康复治疗之中，必须重视大便秘结的治疗。

①情志康复要点：注意中医证候特点，根据辨证的不同，有针对性地采用相应的情志康复措施。如气虚血滞患者，应强调静养，保持心情舒畅，减少情绪变化，以保证"气"发挥正常生理功能；肝阳上亢患者，宜进行说理开导，避免刺激和产生紧张情绪，以防动肝火；肾精亏虚患者，要多接近他们，多交谈，帮助患者消除恐惧不安、害怕及紧张心理，做到淡泊以养精；对风痰阻络患者，应多开导、解释，减少不必要的思虑，给予精神安慰，鼓起治疗的信心，促进脾之运化功能，使患者心情开朗，精神愉快，积极主动地配合治疗。

②饮食康复要点：根据病情缩短流质饮食的时间，尽量进食含维生素和纤维素较多的食物，多饮水，多食水果，使饮食达到能产生正常稠度粪便的程度。

③功能训练康复要点：当患者有便意时，应嘱其立即排便，不要因怕给护理者增加麻烦而尽量憋忍。当允许坐着排便时，应尽量坐在便器上，让重力来帮助排便。在正常进餐后，即使无便意，也应嘱患者在早餐或晚餐后坐在便器上，以利用胃肠反射促使排便。

（三）药物治疗方法

主要是进行药物内服康复治疗，要根据中风病和便秘的证候选择康复治疗措施。既可在原用于治疗中风病的内服药物中，根据证候加入大黄、决明子、火麻仁、肉苁蓉、郁李仁、桃仁等，又可加入有通便作用的中成药，还可以暂时改用治疗大便秘结的内服汤剂。

1. 辨证论治

（1）痰热腑实

主症：中风病急性期出现大便秘结不通，小便短赤，心烦口干，或喉中痰鸣，舌质红，苔黄腻，脉滑数。

治法：通腑泄热，化痰通络。

方药：三化汤加减。大黄 10 克、枳实 10 克、厚朴 10 克、羌活 6 克、石菖蒲 10 克、瓜蒌 6 克、胆南星 6 克、远志 10 克、竹茹 10 克、地龙 10 克。

加减法：痰声辘辘者，加竹沥、天竺黄；肢体瘫痪者，加丝瓜络、豨莶草；面瘫者，加僵蚕、白附子。

参考方：化痰通腑饮。瓜蒌 30~40 克、胆南星 6~10 克、生大黄 10~15 克、芒硝 10~15 克。治疗中风病并发大便秘结者 158 例，总有效率为 85.6%（王永炎经验）[56]。

三化汤加味：大黄 9 克、枳实 9 克、厚朴 9 克、羌活 9 克、石菖蒲 9 克、安宫牛黄丸 1 粒。治疗中风病并发大便秘结者（印会河经验）[57]。

（2）肝脾气滞

主症：在中风病病程中出现大便秘结，胁腹胀满，嗳气频频，纳食减少，苔薄，脉弦。

治法：顺气导滞。

方药：六磨汤加减。沉香 6 克、木香 10 克、槟榔 10 克、乌药 10 克、枳壳 10 克、大黄 10 克、柴胡 6 克、鸡内金 10 克、丝瓜络 10 克、地龙 10 克。

加减法：药后便通者，去大黄、槟榔；恶心呕吐者，去槟榔，加陈皮、法半夏、赭石。

（3）肺脾气虚

主症：在中风病病程中出现大便不畅，用力方行，便后疲乏，甚至汗出，短气神疲，舌苔淡，脉细弱。

治法：益气润肠。

方药：黄芪汤加减。黄芪 15 克、陈皮 10 克、党参 10 克、火麻仁 10 克、当归 10 克、豨莶草 15 克、地龙 10 克、蜂蜜 15 克、紫菀 10 克。

加减法：兼心悸头晕者，加生地、桃仁。

参考方：补中益气用当归补血汤加味。黄芪 100 克，党参 30 克，白术 10 克，当归 20 克，柴胡 3 克，升麻 3 克，陈皮、生姜、大枣各 6 克，桔梗、黄柏各 3 克，生地 10 克，炙甘草 6 克。治疗中风病并发大便秘结之属肺脾气虚证者（王金桥经验）[58]。

（4）阴血亏虚

主症：中风病病程中出现大便干结，伴头晕心悸，面色无华，舌质红，脉细数。

治法：滋阴养血，润燥通便。

方药：润肠丸加减。当归 20 克、生首乌 30 克、玄参 10 克、生地 15 克、桃仁 10 克、火麻仁 12 克、枳壳 10 克、郁李仁 10 克、豨莶草 12 克、地龙 10 克。

加减法：口干渴者，加麦冬；腹胀明显者，加大腹皮、厚朴。

（5）脾肾阳虚

主症：中风病病程中出现大便秘结，难以解出，小便清长，四肢不温，口不渴，舌质淡，苔薄，脉沉迟。

治法：温肾健脾，润肠通便。

方药：济川煎加减。当归 20 克、怀牛膝 12 克、肉苁蓉 30 克、党参 10 克、熟地 15 克、枳壳 10 克、豨莶草 15 克、全蝎 3 克、炮姜 3 克。

加减法：腹痛者，加肉桂、木香。

2. 中成药

①麻仁润肠丸：6~12克/次，2次/日，温开水送服。

②新清宁片：2片/次，睡前顿服。

③牛黄清胃丸：9克/次，2次/日。用于热秘者。

④通幽润燥丸：9~18克/次，2次/日。用于阴虚有热者。

3. 专方专药

通腑化瘀法：生大黄12~20克（后下），芒硝（冲），枳壳、制南星各10克，石菖蒲10~15克，瓜蒌15~20克，丹参20克，川芎、桃仁、赤芍、当归各12克，生甘草10克。水煎2次，分早晚2次服用（或鼻饲）。出血性中风，加大小蓟、侧柏炭、茅根等；缺血性中风，加红花、益母草、地龙等。治疗中风病急性期并发大便秘结者50例，总有效率为94.0%。中医认为在中风急性期，其本为阴亏内燥，气血逆乱；其标为风火交煽，痰瘀塑滞，腑气不通，虽有一定程度的本虚现象，但风火痰瘀等标实现象更为突出，若不及时釜底抽薪，上病下取，孤其热势，导热下行，通其腑气，又可加重气血逆乱，使中风病情加剧。故通腑化瘀为中风急性期的当务之急。通过通腑化瘀，可使腑气通畅，脾胃气机升降复常，痰热积滞得以降泄，并引火下行，急下存阴，既可防劫阴于内发生变证，又可促进诸症的恢复，与吴又可"窍通而诸窍皆通，大关通而百关尽通"之法颇为契合。若遇年高体弱，证情复杂，或大便燥结不甚者，径投通下，又有峻猛之虑，可酌情选用轻泄药物如杏仁、火麻仁之类，亦可达到通下的目的，否则对于中风患者不详加辨证，无阳明燥热亢盛，腑实内结之证者，皆采用通腑法，容易发生变证而误事。现代研究证实，急性脑血液循环障碍是中风的基本病理改变。通腑化瘀法，可改善血液循环，促进新陈代谢，排除毒性产物。在中风急性期，胃肠蠕动受到抑制，肠内容物积留过久，肠源性内毒素吸收入血，进一步加剧了脑血液循环障碍。此时速取下法，不但排除了肠内毒性物，增加了腹腔脏器血流量，同时通过胃肠功能的恢复，能量来源得以保证，自主神经功能紊乱得以调整，应激能力得以加强。另外，通腑逐瘀后，降低了腹压，也使颅内压和脑水肿得以纠正，这对改善脑细胞的缺血缺氧状态是很有帮助的。因此，在中风急性期应用通腑化瘀法对本病的康复是非常有利的（王静宇经验）[59]。

（四）针灸推拿治疗方法

1. 体针康复治疗要点

用经验取穴治疗中风病并发大便秘结：以肾经、膀胱经为主，取中极、八髎、三阴交 3 穴（李荣华经验）[60]。

用经验取穴治疗中风病并发大便秘结：取背俞穴为主，取大肠俞、天枢、支沟、丰隆。热秘者，加合谷、曲池；气秘者，加中脘、行间；气血虚者，加脾俞、胃俞；寒盛阳虚者，加神阙。实证宜泻，虚证宜补，寒证可加灸，1 次 / 日，留针 20 分钟（王洪忠经验）[53] 321-324。

2. 耳针康复治疗要点

经验取穴治疗中风病并发大便秘结：取大肠、胃、直肠下段。取 1~2 穴 / 次，每 5 天轮换 1 次（王洪忠经验）[53] 321-324。

（五）注意事项

①中风病并发大便秘结，出现于急性脑血管病的病程之中，一般要在中风病康复治疗的基础上进行便秘治疗。

②中风病并发大便秘结的康复治疗，关键是正确的饮食方法和必要的功能训练。若能善于应用，往往可以起到药物难以达到的效果。

十二、中风后抑郁

中风后抑郁是由中风引起气机郁滞，肝失疏泄，脾失健运，心失所养，脏腑阴阳气血失调所致，以心情抑郁、情绪不宁、胸部满闷、胁肋胀痛，或易怒易哭，或咽中如有异物梗阻等为主要临床表现的一类病证。

（一）诊断要点

①以心情抑郁，情绪不宁，胸胁胀满疼痛较为常见，或表现易怒易哭，或咽中如有异物梗死，吞之不下，咯之不出等特殊症状。

②患者大多数有忧愁、焦虑、悲哀、恐惧、愤懑等情志所伤史。常反复发作，时轻时重，并且病情的反复常与上述情志因素密切相关。

③多发于青中年女性。无其他病症的症状及体征。

（二）药物治疗方法

1. 辨证论治

（1）肝气郁结证

主症：情绪不宁，善太息，胸部满闷，胁肋胀痛，痛无定处，脘闷嗳气，不思饮食，大便失常，或女子月经不调，舌苔薄腻，脉弦。

治法：疏肝解郁，理气畅中。

方药：柴胡疏肝散加减。柴胡 8 克、香附 8 克、枳壳 6 克、陈皮 10 克、郁金 10 克、青皮 8 克、苏梗 6 克、合欢皮 8 克、川芎 8 克、芍药 10 克、甘草 6 克。

加减法：肝气犯胃，胃失和降，而见嗳气频作、脘闷不舒者，加旋覆花、代赭石、苏梗、半夏和胃降逆；兼食滞腹胀者，加神曲、麦芽、山楂、鸡内金消食化滞；肝气乘脾而见腹胀、腹痛、腹泻者，加苍术、白豆蔻、厚朴、茯苓健脾化湿，理气止痛；妇女经血瘀滞，经前乳胀腹痛者，加当归、丹参、益母草、红花活血调经。

（2）气郁化火证

主症：性情急躁易怒，胸胁胀满，口苦而干，或头痛、目赤、耳鸣，或嘈杂吞酸，大便秘结，舌质红，苔黄，脉弦数。

治法：疏肝解郁，清肝泻火。

方药：丹栀逍遥散加减。柴胡 15 克、薄荷 8 克、郁金 10 克、香附 10 克、当归 10 克、白芍 12 克、白术 10 克、茯苓 12 克、甘草 6 克、丹皮 8 克、栀子 6 克。

加减法：热势较甚、口苦便结者，加龙胆草、大黄泻热通腑；肝火犯胃而见嘈杂吞酸、嗳气重时者，加黄连、吴茱萸（即左金丸）清肝泻火，降逆止呕；肝火上炎而见头痛目赤口苦者，加菊花、钩藤、刺蒺藜清热平肝；热盛伤阴而见舌红少苔、脉细数者，去原方中当归、白术、生姜之温燥，加生地、麦冬、山药滋阴健脾，或改用滋水清肝饮养阴清火。

（3）痰气郁结证

主症：精神抑郁，胸部闷塞，胁肋胀满，咽中如有物梗死，吞之不下，咯之不出，苔白腻，脉弦滑。

治法：行气开郁，化痰散结。

方药：半夏厚朴汤加减。厚朴 12 克、枳壳 10 克、紫苏 8 克、半夏 10 克、茯苓 12 克、生姜 10 克。

加减法：湿郁气滞而兼胸脘痞闷、嗳气、苔腻者，加香附、佛手、苍术理气除湿；痰郁化热而见烦躁、舌红苔黄者，加竹茹、瓜蒌、黄芩、黄连清化痰热；病久入络而有瘀血征象，胸胁刺痛、舌质紫暗或有瘀点瘀斑、脉涩者，加郁金、丹参、降香、姜黄活血化瘀。

（4）心脾两虚证

主症：多思善疑，心悸胆怯，失眠健忘，头晕神疲，面色不华，食欲不振，舌质淡，苔薄白，脉细弱。

治法：健脾养心，补益气血。

方药：归脾汤加减。党参 15 克、茯苓 12 克、白术 10 克、甘草 6 克、黄芪 15 克、当归 10 克、酸枣仁 15 克、远志 10 克、茯神 10 克、龙眼肉 10 克、木香 8 克、神曲 10 克。

加减法：心胸郁闷、情志不舒者，加合欢花、郁金、佛手理气开郁；阴虚有火，舌红、口干、心烦者，加生地、麦冬、黄连滋阴清热。

（5）心肾阴虚证

主症：情绪不宁，心悸，眩晕，健忘，失眠，多梦，心烦易怒，口燥咽干，或遗精腰酸，妇女则月经不调，舌红少津，脉细数。

治法：滋养心肾。

方药：天王补心丹加减。地黄 10 克、山药 12 克、山茱萸 10 克、人参 10 克、茯苓 15 克、五味子 6 克、当归 10 克、柏子仁 12 克、酸枣仁 15 克、远志 10 克、丹参 12 克、天冬 10 克、麦冬 10 克、玄参 12 克、丹皮 8 克。

加减法：心肾不交而见心烦失眠、多梦遗精者，可合交泰丸（黄连、肉桂）交通心肾；遗精较频者，加芡实、莲须、金樱子补肾固涩。

2. 中成药

①逍遥丸：6~12 克 / 次，2 次 / 日，温开水送服。

②牛黄清胃丸：9 克 / 次，2 次 / 日。用于热秘者。

③丹栀逍遥丸：9~18 克 / 次，2 次 / 日。用于有热者。

（三）情志康复治疗方法

1. 悲观心理

此型患者多性情孤僻，胆小怕事，谨慎消沉，沉默寡言，多愁善感。整日昏睡于床，甚至拒食、拒医，有自杀念头。造成这种病态心理的因素有三：①因病后出现定位症状——肢体瘫痪，患者对疾病的突然打击在心理上一时难以接受，尤其是生活不能自理，甚至大小便遗床，一切都需要人照顾，驱使患者强烈思念健康之躯，从而心理上失衡、扭曲，产生了悲观厌世情绪。②因语言不利，语音不清、口吃、口角流涎，或表情异常，使患者总怕别人取笑，说话时往往下意识地加以纠正，结果情绪越紧张，语言謇涩尤甚，致使患者终日默默无语，内心压抑日重，产生了自卑感。③因肢体不用，活动障碍，久卧病榻，昏昏沉沉，情绪低落，逐渐使自己沉浸于忧思之中，致使气机阻滞，脾运失健，营养吸收不良，消瘦渐至肌肉萎缩，悲观失望之情油然而生。

情志康复措施：因此型患者多忧思、悲观，"忧思伤脾""悲则气消"，故表现为脾胃失健、精神不振等临床症状。根据五行学说"五志过极，以其胜治之""喜可胜悲，以欢乐戏谑之言娱之"的理论，用欢乐美好的言行去影响患者，热情地鼓励，耐心地疏导，尽量满足其合理要求，让患者在精神上得到莫大的安慰，建立有利于治疗和康复的最佳心理状态。例如，脑出血昏迷患者王某（男性），经抢救脱险苏醒，但左侧肢体瘫痪，大小便失禁，生活不能自理。在恢复过程中，患者精神不振，闷闷不乐，情绪低沉，饮食饮水量明显减少。通过耐心细致地开导、询问，患者道明实情。原来他担心自己将会成为废人，世人看不起，活着也受罪，给家庭带来沉重负担，给医护人员带来更大的麻烦，故尽量少饮少食以控制大小便，并逐步达到绝食的目的。针对患者这种悲观失望、一死了之的病态心理，医护人员做了大量的解释说明、安慰劝导工作，晓之以理，动之以情，讲清饮食与肢体功能恢复的内在关系，说明救死扶伤是医护人员的天职，同时让其家人及子女积极配合，精心照顾。终使患者从沉重的精神枷锁中解脱出来，树立了战胜病魔的信心，从而注意加强肢体功能锻炼，积极配合治疗，使病情得以很快好转（葛梅经验）[62]。

2. 恐惧心理

此型患者多心胸狭窄，抑郁不舒，胆小易惊，孤僻多疑，惴惴不安。此型心理障碍者，是由于病后过度紧张，恢复期时间长、治疗用药多，加之对自己病体一知半解，又经常与同病室的患者互相交流病情，因而内心焦虑，唯恐"再中"。只要稍感不适，如头晕目胀、手足麻木等症状明显时，便害怕病情恶化，甚至认为死神来临，惶惶不可终日，有莫可名状的恐惧感。

情志康复措施：心中惕惕然等一系列临床症状，宜根据中医"惊者平之""思能胜恐"之理论，制定行之有效的保护性措施，保持病室安静，减少噪音，减少探视及不必要的会客，严格执行保护性医疗制度，以诚恳、热情、和蔼的服务态度和精湛娴熟的医疗技术，使患者产生安全感和信赖感；并讲授一些防病治病常识，指出本病的发生、发展、治疗和预后，使其正确认识和对待疾病；亦可通过听收音机、听优美雅静的乐曲、读报、看健康向上的书籍，以转移患者的注意力，引导患者对有关问题进行分析，通过思虑而生理智，使其从恐惧性病态心理中解脱出来（葛梅经验）[62]。

3. 急躁心理

此型患者性情急躁，缺乏耐心，容易激动，自制力差，遇事不冷静，甚则完全失去理智，时与人争，求效心切。造成这种病态心理的原因，多为患者事业心较强，或平时身体状况好、用药少，或有患病后用药疗效满意的病史。此次中风后出现瘫痪、失语等后遗症，因瘫痪而久卧病床，因失语而言不达意，因而产生急躁情绪。尤其因中风后遗症康复所需时间较长，更加急躁难耐，以致出现烦躁易怒，骚动不宁，失眠多梦，甚则彻夜不眠，对周围事物常感到厌烦或不满。

情志康复措施：耐心聆听患者的诉说，让其感受到医生在专心致志地倾听他的诉述，而且是十分认真地对待他的问题。运用话术劝告患者正确对待疾病，指导患者了解中风后遗症康复需要一个过程，不是一朝一夕就可痊愈的，让其了解急躁心理对疾病康复的不良影响，不让患者把注意力集中在症状本身，不要对症状进行反复盘问及不必要的检查。向患者进行鼓励、保证，通过鼓励，使患者感到医护人员在关心他、同情他和帮助他；通过医生对健康的保证，唤起患者早日康复的希望和信心。但在保证和安慰时，既要坚定有力，又要以事实为依据，决不能轻加许诺，否则一旦保证不能兑现，必然使患者失去对医生的信心和信任。通过以上措施，让患者克服急躁，产生希望迅速康复的心理，树立长期与疾病作斗争的信心，从而不急不躁、坚持不懈地配合医生进行康复治疗与训练。

4. 疑虑心理

此型患者疑虑重重，对自己的疾病常常进行各种各样的猜疑，或小病疑大，或轻病疑重，或久病疑死，甚至不信任医生。此种病态心理的产生，多因为患者平时感情脆弱，对自己的身体十分注意、小心呵护，故一旦出现中风后遗症，即对病情的康复、预后等疑虑不已，治疗中未出现符合自己理想的效果，则可能对医生的治疗用药产生怀疑。

情志康复措施：针对患者的思想疑虑，通过耐心解释等方法，解除患者不必要的怀疑或猜疑，帮助其去掉思想包袱，恢复健康。医生，特别是青年医生要态度和蔼、举止大方，取得他们的绝对信任。在用药前讲清可能出现的副作用，讲解中风病的有关知识。如有男性患者张某，以脑血栓发病 2 小时入院，入院时自己行走，经用蛇毒抗栓酶治疗后，第三天因病情发展而行走困难。其总认为是"蛇毒"加重了病情，要求转院。医生在耐心解释的同时，找到了有关资料，使其了解了中风的病变发展过程，消除了他的疑虑，稳定了他的情绪（幕廷民经验）[64]。

5. 依赖心理

此型患者依赖性很强，认为自己什么也不能做，把疾病的康复完全寄希望于医生，而不发挥自己的主观能动性去积极配合医生进行康复锻炼；把全部日常生活的料理托付于亲属，且不做自己力所能及的日常活动，以致影响疾病的康复进程。多见于娇气、胆小的患者。

情志康复措施：针对患者娇气、胆小的性情，在关心他们生活的同时，热情帮助患者进行运动训练，有所进步则及时鼓励、经常表扬，使之克服胆怯心理。同时要帮助患者提高自我护理能力，自我护理主要是指为了自己生存、健康及舒适而进行的自我服务活动，对身体康复有着重大意义。在患者不能自理时，家属及护理人员应代行；当患者能逐渐能自理时，家属及护理人员应慢慢减少代行，且要耐心地教会患者自理，使之增强自尊心和自我服务观念。只要帮助患者建立有规律的良好生活秩序，使之逐步提高生活自理的能力，就可减少对他人的依赖性（唐亚苏经验）[65]。如有一女性患者李某，以轻型脑血栓入院，生活基本自理，但不论干什么均须依赖别人，寻找思想根源得知，患者平素娇气、胆小。因此，在做思想工作的同时，在严格的保护下，医生要亲自指导其行走，使患者胆量逐渐增大，最终使患者生活得以自理（幕廷民经验）[64]。

情志康复充分体现身心统一观，对病情的发展转化影响很大，这已被现代医学所证实。注重情志康复，做好患者的思想工作，解除情志和心理上存在的问题，特别对行动不便、生活不能自理、病程长的患者，勿使其产生悲观失望的情绪，都极为重要。

（四）注意事项

①情志康复法适用于中风病的各期，在各病症的各个阶段都要注意运用。

②进行情志康复时，要注意中医证候特点，根据辨证的不同，有针对性地采用相应的情志康复措施。如气虚血滞患者，应强调静养，保持心情舒畅，减少情绪变化，以保证"气"发挥正常生理功能；肝阳上亢患者，宜进行说理开导，避免刺激和产生紧张情绪，以防动肝火；对肾精亏虚患者，要多接近他们，多交谈，帮助患

者消除恐惧不安、害怕及紧张心理，做到淡泊以养精；对风痰阻络患者，应多开导、解释，减少不必要的思虑，给予精神安慰，鼓起治疗的信心，促进脾之运化功能，使患者心情开朗，精神愉快，积极主动地配合治疗（胡桂芬经验）[66]。

③加强情志康复治疗，并不是对患者一味地姑息、迁就，而应以缩短疾病疗程、提高康复疗效为目的。

参考文献

［1］中华神经科学会，中华神经外科学会.各类脑血管病诊断要点［J］.中华神经科杂志，1996，29（6）：379-380.

［2］燕铁斌，窦祖林.实用瘫痪康复［M］.北京：人民卫生出版社，1999：421.

［3］卓大宏.中国康复医学［M］.北京：华夏出版社，1990：637-643.

［4］ADA L，FOONGCHOMCHEAY A.Efficacy of electrical stimulation in preventing or reducing subluxation of the shoulder after stroke：Ameta-analysis［J］.AustJ Physiother，2002，48：257-267.

［5］中华人民共和国卫生部医政司.中国康复医疗诊疗规范（下册）［M］.北京：华夏出版社，1999：82-83.

［6］王笑中，焦守恕.神经系统疾病症候学［M］.北京：人民卫生出版社，1979：234-245.

［7］李新建.筋伤内伤与骨病临床诊疗［M］.北京：科学技术文献出版社，2006：390-399.

［8］胡志俊，王世伟，刘文波，等.骨质疏松的中医辨证分型研究［J］.中国中医骨伤科杂志，2012，20（1）：23-25.

［9］李冀，连建伟.方剂学［M］.3版.北京：中国中医药出版社，2012.

［10］周慎，肖平.现代中西医结合实用神经精神科手册［M］.长沙：湖南科技出版社，1997：19-21.

［11］夏永潮，李妍怡，韩㿈，等.中风病合并假性球麻痹50例的临床观察［J］.中医杂志，1993，34（4）：227-228.

［12］卜平.中风危候辨证论治的体会［J］.中国农村医学，1993，21（1）：42-44.

［13］葛保立，葛彤.地黄饮子治疗假性球麻痹60例疗效观察［J］.浙江中医杂志，1996，31（3）：109.

［14］单既良，刘滋源，程玉晏.中药消栓片治疗脑血栓形成的临床与实验室检查［J］.中药新药与临床药理，1992（3）：15-17.

［15］崔立俊，王文生.辨证论治球麻痹综合征20例［J］.山东中医杂志，1995，14（7）：304-305.

［16］刘国栋，李义梅，孙宝义，等.中药治疗脑卒中假性球麻痹吞咽困难［J］.中医杂志，1992，3（1）：25-53.

［17］张连生.针刺治疗脑血管意外所致假性延髓麻痹152例［J］.中国针灸，1996，8（1）：34.

［18］郑毓英，文淑琴.针刺治疗假性延髓性麻痹临床体会［J］.山西中医，2015，12（1）：40-41.

［19］高权，刘志强，邹德柱，等.华伦夹脊穴为主治疗假性延髓麻痹44例临床分析［J］.针灸临床杂志，1996，12（3）：19-20.

［20］丁兆生，王春河，李华兰，等.针刺治疗球麻痹120例疗效观察［J］.中国针灸，1996，16（3）：13-14.

［21］任艳.针刺治疗假性球麻痹的临床研究［J］.上海针灸杂志，1996，15（2）：3-4.

［22］谭桂兰，赵大振.针刺治疗假性球麻痹64例疗效观察［J］.中国针灸，1992，12（1）：19-20.

［23］崔今才，张清云，李淑萍，等.针刺治疗假性球麻痹48例临床观察［J］.辽宁中医杂志，1984，8（2）：33.

［24］王志华，张建立.针刺治疗中风瘖痱舌强30例小结［J］.湖南中医杂志，1995，11（4）：25-26.

［25］蒋戈利，王国华，王鹤云，等.通关利窍针法治疗脑中风性假性延髓麻痹300例［J］.上海针灸杂志，1997，16（2）：17-18.

［26］程耀辉，程叩，蔡铁锁，等.穴位注射治疗球麻痹30例临床观察［J］.中国针

灸, 1996, 16 (2): 3-4.

[27] 吴义新. 电针治疗假性延髓麻痹 32 例 [J]. 中国针灸, 1984, 4 (1): 10-11.

[28] 张正为. 近红外气功信息仪治疗假性延髓性麻痹 2 例报告 [J]. 气功, 2011, 9 (4): 154.

[29] 钱惠, 郑伟加. 临床症状鉴别诊断学 [M]. 上海: 上海科学技术出版社, 1984: 193-197.

[30] 周慎, 肖平. 现代中西医结合实用神经精神科手册 [M]. 长沙: 湖南科学技术出版社, 1997: 159-168.

[31] 朱进忠. 中医内科证治备要 [M]. 太原: 山西人民出版社, 1983: 444.

[32] 邓振明, 袁应坚. 中风痴呆病 [J]. 中国医药学报, 1991 (3).

[33] 刘祖贻. 神经系统疾病的中医辨治 [M]. 北京: 中国医药科技出版社, 1993: 34-37.

[34] 王立忠. 脑血管病中西医诊疗与康复 [M]. 北京: 中国中医药出版社, 1996: 363-366.

[35] 阎乐法, 王素秀, 高敬宗, 等. 中西医结合治疗血管性痴呆 34 例 [J]. 山东中医杂志, 1996, 15 (1): 25.

[36] 楼晓佳, 胡汝云. 中西医结合治疗脑血管性痴呆 12 例 [J]. 实用医学杂志, 1996, 12 (1): 51.

[37] 李贯彻, 孟祥福, 李光, 等. 中医治疗老年脑血栓形成后痴呆 [J]. 上海中医药杂志, 1994 (4): 9-10.

[38] 靳全友, 高大伟. 中风后痴呆治验 [J]. 河南中医药学刊, 1994, 9 (3): 58.

[39] 徐鸿海, 乔维民. 中风后遗精神障碍症探赜 [J]. 吉林中医药, 2013 (1): 8.

[40] 王兰茹, 徐秋华. 辨证治疗中风性痴呆 32 例 [J]. 长春中医学院学报, 1995, 11 (2): 18.

[41] 张新农, 郭新华. 黄连解毒汤治疗脑血管意外后遗症及多发性梗塞性痴呆 24 例 [J]. 实用中西医结合杂志, 1992, 5 (3): 146.

[42] 李祥舒. 乌鸡白凤丸治疗中风病后痴呆 52 例近期疗效观察 [J]. 北京中医杂志, 1993 (6): 49.

［43］赵伊明，吴效山．脉络宁治疗血管性痴呆36例疗效观察［J］．浙江中医药学院学报，1994，18（6）：20.

［44］崔玉莹，赵继红，黄文川，等．针刺治疗多发性脑梗塞性强哭强笑症的疗效观察［J］．针灸学报，1992（1）：19.

［45］孔德清．针刺治疗中风病后痴呆33例［J］．陕西中医，2012（11）：514.

［46］赖新生．针刺治疗老年性血管性痴呆的疗效观察［J］．中国针灸，1997，17（4）：201-202.

［47］郑宗昌．头针加体针治疗中风后遗症674例［J］．实用医学杂志，1994，10（4）：400-403.

［48］赵宝玉，岳秀兰，付宝珍，等．穴位注射治疗脑血管性痴呆234例［J］．上海针灸杂志，1995，914（5）：202.

［49］李明智．灸治中风偏瘫伴痴呆案［J］．四川中医，1994（7）：56.

［50］董俊峰．针药同用治疗中风病喜笑88例［J］．甘肃中医学院学报，1993，10（4）：35.

［51］杨文辉，李艳慧，庄礼兴，等．针药结合治疗血管性痴呆的临床观察［J］．针灸临床杂志，1996，912（3）：14-15.

［52］王竹行．针刺中药综合治疗脑动脉硬化性痴呆160例临床观察［J］．针灸临床杂志，1995，112（11）：23-24.

［53］王洪忠，许建鹏．实用中西医结合偏瘫康复学［M］．北京：中国医药科技出版社，1997.

［54］郑宗昌．头针加体针治疗中风后遗症674例［J］．实用医学杂志，1994，10（4）：400-403.

［55］李兰天，王旭慧．温针法治疗中风后小便失禁［J］．天津中医，1995，12（4）：35.

［56］王永炎，李秀琴，邓振明，等．化痰通腑法治疗中风病158例疗效观察［J］．中国医药学报，1986（1）：21-23.

［57］印会河．中医内科新论［M］．太原：山西人民出版社，2015：216-223.

［58］王金桥．甘温方在中风病中的临床应用体会［J］．中医药学报，1994（1）：

30-31.

[59] 王静宇，王东芳，张立营，等.通腑化瘀法治疗中风急性期实证50例［J］.辽宁中医杂志，1994，21（4）：221-222.

[60] 李荣华.针刺治疗脑血栓后二便困难［J］.针灸临床杂志，1993（Z1）：76.

[61] 吴勉华，王新月.中医内科学［M］.3版.北京：中国中医药出版社，2012：354-356.

[62] 葛梅.中风后遗症患者病态心理的辨证施护［J］.江苏中医，1993（3）：30-31.

[63] 关芳芳.中风恢复期的护理［J］.天津中医，1993（6）：47.

[64] 幕廷民.浅谈中风的心理治疗、功能锻炼和饮食调养［J］.陕西中医，1992（4）：170-171.

[65] 唐亚苏.中风后遗症患者家庭康复护理的体会［J］.湖南中医杂志，1993（6）：43.

[66] 胡桂芬.脑血栓形成的中医辨证护理［J］.金华医学，2015（1）：65-67.

第七章　中风病复发的预防及康复

一、中风病的复发情况

中风病不但发病时致死率高，而且即使患者逃过"鬼门关"，常常也不免遗留下失语、偏瘫等后遗症。当很多患者还在悲观的情绪中挣扎时，另一个"杀手"已经悄悄地盯上了他们，它就是中风后复发。在大量的病例研究和临床实践中发现，有 25%~40% 的中风患者在第一次患病后 2~5 年会复发中风。中风后是否会复发受到多种因素的影响，除了与脑血管病变的部位和性质有关，还与患者是否进行规范的药物和康复治疗，以及是否得到稳定的血压控制、改善脑血流状况等有非常密切的联系。血压的持续性增高或急剧波动常会引起中风复发。

中风每发作一次，人体神经功能损害就加重一次，随着复发次数增多，一次比一次加重，所以中风发病率、致死率、致残率明显增高。

二、预防中风病复发的重要性

中风具有以下特点。

高发病率：全世界每年新增脑卒中患者 2000 万，我国每年新增脑卒中患者 150 万 ~200 万，其中 10% 为 45 岁以下的青年患者。

高死亡率：全世界每年因脑卒中死亡者达 500 万，我国脑卒中每年死亡人数约 165 万，死亡率达 75%~80%。

高致残率：600 万脑卒中患者中，约有 450 万丧失劳动能力和生活能力，致残率高达 75%，还会导致患者语言困难，甚至吞咽困难。这些致残的问题使患者工作能力下降、生活能力下降、社交能力下降，从而使生活质量明显下降。由此，患者会觉得很痛苦，甚至很多患者宁可死了也不愿意瘫在床上。患者中风后不仅仅是个人问题，还涉及家庭和社会。

现在有很多人还是认为脑卒中是中老年人得的病，这种观点应该转变，我们发现有很多年轻人也得了中风。有资料表明现在 10% 的脑卒中患者是中青年人，这个现状也是非常令人担忧的。

多年来脑血管病的流行病学调查和临床研究证明，很多因素，特别是脑血管病危险因素是可以人为干预的。如部分发达国家防治高血压、调整饮食结构、增加体力劳动等措施的广泛实行，都能使脑血管病的发病率逐年下降。

三、中风病复发的病因病机及复发因素

（一）中风的病因病机

中风的病因，通过现代医家的大量实践，已在传统的基础上有了较为深入的认识。目前比较一致的意见是，中风的发生与下列因素有关。

①体质因素：通过对中风患者体质调查显示，阴盛阳虚者多见。

②年龄因素：以 50 岁以上老年人多见。

③情志因素：心理因素是中风的重要诱因。

④时间气候因素：调查研究发现中风发病多见于春三月，且与气温气压关系密切，表明外风确能引动内风。

⑤饮食劳倦因素。

中风病机则可归纳为痰、风、火、瘀、虚，其中痰、风、火是主因，病变涉及心、肝、脾、肾等脏器。

痰多因嗜食肥甘厚味，酒食无度，湿滞酿痰，或因劳倦、忧思，脾失健运，津液内停，聚湿成痰，痰阻经络而发为半身不遂。

风为素体阴虚，阳亢化风，或因七情过极，极而生风，内风旋转，气血随之上冲，可夹痰夹火，络破血溢，致成中风危候。

火多为内生之火，或因将息失宜，或因喜怒过度，以致心火亢盛，肝阳暴涨，气血上逆，心神昏冒，猝发昏仆。

瘀或因气血上逆于脑，络破血出，淤积不散，或系气滞血不畅行，气虚运血无力，瘀阻经络、清窍，致肢体器官失养而出现半身不遂、失语诸症。痰、风、火、虚、瘀在疾病演变过程中并非是孤立的，而是互相影响，密切关联。临床上常见痰火互结，风火相煽，瘀痰阻滞等。

虚或因年迈力衰，肾元不固，或形体肥胖，气虚于中或思虑烦劳，气血亏损。虚损不足，是导致中风的根本原因，以气虚、阴虚最常见。气虚可生痰，又可因气虚运行无力，而血行阻滞；阴虚则可使肝风内动，心火亢盛，而发生中风之病。

（二）中风的复发因素

中风的复发因素主要包括以下 9 个方面。

①情绪不佳（生气、激动）。

②饮食不节（暴饮暴食、饮酒不当）。

③气候变化、妊娠、大便干结、看电视过久、用脑不当等。

④过度劳累、用力过猛、超量运动、突然坐起和起床等体位改变。

⑤各种疾病因素，如糖尿病、高血压、高血脂、血友病、心脏病、血黏度高、心动过缓、血管硬化。

⑥服药不当，如降压药使用不妥。

⑦高血压是中风最主要、最常见的发病因素，脑出血患者 93% 有高血压病史。

⑧心脏病，如心内膜炎，有可能产生附壁血栓；心动过缓则可能引起脑供血不足。

⑨脑血管先天性异常是蛛网膜下腔出血和脑出血的常见原因。

四、中风病复发的预防手段

中风病复发的预防包括以下 8 个方面。

①高血压是中风复发最危险的因素，也是预防中风的一个中心环节，应有效地控制血压，坚持长期服药，并长期观察血压变化情况，以便及时处理。

②控制并减少短暂性脑血管缺血发作（即一过性偏肢麻木、无力或眩晕、复视、吞咽困难、走路不稳等症状）是预防中风的一个关键环节。一旦小中风发作，须立即抓紧予以系统治疗，就有可能避免发生完全性中风。

③重视中风的先兆，如头晕、头痛、肢体麻木、昏沉嗜睡、性格反常时，就应采取治疗措施，避免中风的发生。

④消除中风的诱发因素，如情绪波动、过度疲劳、用力过猛等，应自我控制和避免。

⑤及时治疗可能引起中风的疾病，如动脉硬化、糖尿病、冠心病、高血脂病、高黏滞血症、肥胖病、颈椎病等。

⑥饮食结构合理，以低盐、低脂肪、低胆固醇为宜，适当多食豆制品、蔬菜和水果。应忌烟，少酒，每日饮酒不应超过 100 毫升（白酒）。定期有针对性地检查血糖和血脂。

⑦坚持体育锻炼和体力活动，能促进胆固醇分解从而降低血脂，降低血小板的凝集性，并能解除精神紧张和疲劳。

⑧要注意心理预防，保持精神愉快，情绪稳定。做到生活规律，劳逸结合，保持大便通畅，避免因用力排便而使血压急剧升高，引发脑血管病。

应做到以下几点。

首先，一定要戒烟、忌酒。即使是症状较轻的"小中风"患者也一定要立即戒烟、忌酒，烟酒及不规律的生活是促使中风发作的重要因素，不但影响康复，还会促使中风再次发作。

其次，要进行饮食控制。高热量、高脂肪食物会加重对血管的伤害，尤其是伴有糖尿病、血脂异常的患者，在控制饮食基础上，还需要进行调脂、降糖处理。

再次，适当参加劳动、体育锻炼。在康复治疗中，中风患者不但需要一些被动的治疗，还应该适当恢复生活自理，并逐步做些家务，进行力所能及的体育锻炼。这样做不但能加速康复，还能恢复患者的信心，避免不良情绪影响血压等而再次发病。需要提醒的是，中风后的康复绝不是一蹴而就的事情，当患者出现情绪低落、兴趣减退、不愿与人交流、不愿做事，整日唉声叹气、闷闷不乐，伴有紧张、焦虑、睡眠障碍、早醒、体重减轻等症状时，患者可能已经有"卒中后抑郁"了。这时除了家属的体贴、关心和鼓励，还可咨询专业的心理医生。

此外，糖尿病、高血压、高血脂是导致中风的高危因素，同时也是中风复发的高危因素。但这三类疾病一般不容易治愈，属于终身性疾病，一旦停药，会使病情反弹，加重损害。如果血糖、血压、血脂达标已有一段时间，可在医生的指导下调整治疗方案，万不可自行停药。此外预防中风复发还要坚持服抗血小板药。有研究指出，在国内各大医院的急性中风患者当中，大约有 40% 的人以前患过中风，或者有所谓的"小中风"，而加拿大的一项资料显示，其国家中风患者曾患过中风的大概仅有 15%，换句话说，我国的中风复发率可能是欧美发达国家的 2~3 倍。

五、中风病的康复训练

（一）基本活动训练

基本活动训练包括各个关节的活动度、坐位和站位的平衡及移动躯体动作的协调，这是患者生活自理的先决条件。

训练方法如下：

①坐位平衡训练：先屈膝依靠背架支持坐在床上，渐去除支架，把双腿放在床边，也可在床侧或床头设上围栏杆、把手或捆上绳索，以助坐起。坐位平衡训练可增强躯干肌（同时收缩）肌力和坐位平衡力等。

②站位平衡训练：训练时要有人扶持，或在特制的双杆中训练，可能的话用手杖协助。站立时两足分开约 3 厘米，先以健肢持重，缓慢试着用患肢，逐渐用两足交替，直至站稳，也可扶着凳子或其他工具，渐渐移步行走。

③行走训练：初由他人扶持，渐渐过渡到独自行走，同时注意纠正行走时的问题，如偏瘫患者画圈步态。训练时主动做屈膝动作和踝关节背伸动作，选择较轻而坚韧的拐杖，长短适宜，一般是腋下 3~5 厘米至脚底的长度，或患者身高减去 40 厘米。也可选用双拐，因人而异，合适为度。

④上下楼梯的训练：上楼时先用健足跨上然后再提起患足与健足在同一台阶，下楼梯则相反。如用拐杖，可先将拐杖支在上级台阶，再跨健足，最后再跨患足，

下楼动作与之相反。下楼有居高不安感时，可试行面向后方下楼法。

⑤使用轮椅训练：初由人扶持及协助，协助人员站在轮椅后面，用两手握住轮椅扶手或背，再用足踏住下面的横轴以固定轮椅。轮椅放在患者健侧，上下时要挂上手闸；上去后训练椅上活动，前后动和左右旋转。

⑥改乘动作训练：病情稳定、身体情况好转后，可做改乘动作训练。方法是除上述动作轮流练习外，再做床→轮椅、轮椅→椅子或便器、手杖→椅子、床→行走等改乘动作。边转动患侧边进行改乘，易做，安全。

（二）日常生活训练

日常生活的训练能够使患者尽快独立生活。训练应由简到繁，由室内到室外，由院内到院外，逐步扩大训练的内容和范围。方法如下。①垫操：让患者在垫子上学习如何来去移动、侧卧和坐起，渐延及起床、上下床等。②拐杖平衡练习：学习和应用拐杖技巧，上下轮椅。③自我护理训练：个人卫生、刷牙、洗脸、洗澡等；个人体表修饰、梳头、修面；上厕所或便器，大小便自我处理；就餐，穿、脱衣服；戴手表，开灯，打电话，戴眼镜，等等。④旅行活动：上下汽车及其他交通工具。

六、中风病的中医疗法

中风病的中医疗法包括以下 4 个方面。

①中药疗法：以滋补肝肾、化痰通络、养筋止痉为法。

②针刺疗法：以调神通络、行气补肾、舒筋活络为治疗原则。采用针刺为主，平补平泻。

③按摩疗法：以舒筋通络止痉、行气活血为原则。缓解肌肉痉挛，促进关节协调，加强集肌群活动控制能力，改善血液循环。手法有按、揉、滚、搓、拿、摇等。

④熏洗疗法：以疏通经络、调和气血、解毒化瘀、扶正祛邪为原则，使得失去

平衡的脏腑阴阳重新调整和改善，促进机体的恢复，达到治病保健的目的。

康复治疗是一个综合的系统工程，需要结合多种疗法。除了现代康复学方法，中医康复治疗的介入对于中风患者各种功能损害的改善和恢复具有独特疗效，对于改善患者的生活质量，降低致残率效果显著。同时，治疗中需要患者家属尤其是患者的积极配合，发挥主观能动性，以促进病情恢复。

第八章 古今名医治疗中风病名论验案摘萃

中风病居"风""痨""臌""膈"四病之首，属临床常见病且诊治棘手，为历代医家所重视。中风病，当今治法可谓纷乱无章，只因仲景未明言治法也，但也各有所长。古人说"熟读王叔和，不如临证多"。古今名医莫不是在临证中推求理论，提高理论，并且善于解决临床疑难问题者，来源于临证、应用于临床的理法方药也才经得起反复验证，所以有必要对历代医家治疗中风病的经验做一系列的梳理。

古今许多名医在长期的临证中不断探索、积累和总结，对中风病的诊断治疗取得了丰富的临床经验和独特的疗效。笔者根据其对中风病的理论和经验，分为古代医家和近现代医家两大部分，呈现于读者。仁者见仁，智者见智，希望不同的读者可以从中品味出不同的真谛。

一、古代名医治疗中风病名论及验案

（一）张仲景（垂法后世，外风为要）

1. 医家简介

张仲景（约150~219），名机，东汉南阳郡涅阳县人，被后世尊为"医圣"。

2. 主要学术思想和主张

张仲景对中风和痹症做了鉴别，根据病情的严重程度将中风分为中络、中经、中脏、中腑四种类型，病因上强调中风为外风所引起，为后世治疗中风提供了理论依据。

3. 名论医话

夫风之为病，当半身不遂，或但臂不遂者，此为痹。脉微而数，中风使然。寸口脉浮而紧，紧则为寒，浮则为虚；寒虚相搏，邪在皮肤；浮者血虚，络脉空虚；贼邪不泻，或左或右；邪气反缓，正气即急，正气引邪，喝僻不遂。邪在于络，肌肤不仁；邪在于经，即重不胜；邪入于腑，即不识人；邪入于脏，舌即难言，口吐涎。寸口脉迟而缓，迟则为寒，缓则为虚；营缓则为亡血，卫缓则为中风。邪气中经，则身痒而瘾麻疹；心气不足，邪气入中，则胸满而短气。

4. 验方效方

（1）侯氏黑散

菊花四十分、白术十分、细辛三分、茯苓三分、牡蛎三分、桔梗八分、防风十分、人参三分、矾石三分、黄芩五分、当归三分、干姜三分、川芎三分、桂枝三分。上十四味，杵为散，酒服方寸匕，日一服，初服二十日，温酒调服，禁一切鱼肉、大蒜，常宜冷食，六十日止，即药积在腹中不下也。热食即下矣，冷食自能助药力。治中风四肢繁重，心中畏寒不足者。

（2）风引汤

大黄、干姜、龙骨各四两，桂枝、甘草、牡蛎各二两，寒水石、滑石、赤石脂、白石脂、紫石英、石膏各六两。上十二味，杵，粗筛，以韦囊盛之，取三指撮，井花水三升，煮三沸，温服一升。除热瘫痫。

（二）叶天士（内风为患，阳气变动）

1. 医家简介

叶天士（1666~1745），名桂，号香岩，别号南阳先生，又号上津老人，江苏吴县（今苏州市）人。清代名医，四大温病学家之一，与薛雪、吴鞠通、王盟英等齐名。

2. 主要学术思想和主张

叶天士明确提出"内风乃体内阳气之变动也"的观点。其认为中风病多从下焦肝肾不足，导致风阳上扰立论，主张以滋补肝肾、平肝熄风、清肺化痰、通络活血之品治疗，后世治疗中风多采撷其观点。

3. 名论医话

风为百病之长。故医书咸以中风列于首门。其论证则有真中、类中，中经络、血脉、脏腑之分。其论治则有攻风劫痰、养血润燥、补气培元之治。盖真中虽风从外来，亦由内虚，而邪得以乘虚而入。北方风气刚劲，南方风气柔和，故真中之病，南少北多，其真中之方，前人已大备，不必赘论。其类中之症，则河间立论：因烦劳则五志过极，动火而卒中，皆因热甚生火。东垣立论：因元气不足，则邪凑之，令人僵仆卒倒如风状，是因乎气虚。而丹溪则又云：东南气温多湿，由湿生痰，痰生热，热生风，故主乎湿。三者皆辨明类中之由也。类者伪也。近代以来，医者不分真伪，每用羌、防、星、半乌、附、细辛，以祛风豁痰，虚证实治，不啻如枘凿之殊矣。今叶氏发明内风，乃身中阳气之变动。肝为风脏，因精血衰耗，水不涵木，木少滋荣，故肝阳偏亢，内风时起。治以滋液熄风，濡养营络，补阴潜阳，如虎潜、固本、复脉之类是也。若阴阳并损，无阴则阳无以化，故以温柔濡润之通补，如地黄饮子还少丹之类是也。更有风木过动，中土受戕，不能御其所胜，如不寐不食、卫疏汗泄、饮食变痰，治以六君、玉屏风、茯苓饮、酸枣仁汤之属。或风阳上僭、痰火阻窍、神识不清，则有至宝丹芳香宣窍，或辛凉清上痰火。法虽未备，实足以补前人之未及。至于审症之法，有身体缓纵不收、耳聋目瞀、口开眼合、撒手遗尿、失音鼾睡，此本实先拨，阴阳枢纽不交，与暴脱无异，并非外中之风，乃纯虚证也。故先生急用大剂参、附以回阳，恐纯刚难受，必佐阴药，以挽回万一。若肢体拘挛、半身不遂、口眼㖞斜、舌强言謇、二便不爽，此本体先虚，风阳夹痰火壅塞，以致营卫脉络失和。治法急则先用开关，继则益气养血，佐以消痰清火，宣通经隧之药。气充血盈，脉络通利，则病可痊愈。至于风痱、风懿、风痹、瘫痪，乃风门之兼症，理亦相同。案中种种治法，余未能尽宣其理，不过略举大纲，分类叙述，以便后人观览，余门仿此。徐评凡风淫所胜之病，自内经以及唐宋名家，皆以辛凉甘寒为本，而佐以祛风益血之药。至河间有地黄饮子之法，此乃治肾虚痱症，有类中风，并非以此方治中风之急症。乃近日诸医遇中风之症，总以人参、附、桂为开手第一方，轻者不起，重者立毙。问所从来，曰本之叶先生，余始亦信其说果从叶氏出，及阅此书，乃知此翁学有渊源，心思灵变，与前人所论，分毫不背。其人参亦于病势已退后，用以培元养气。当病甚时，必于祛风之药同用。其分两亦不过几分至钱，无不中度，乃今之窃附其门墙，盗取其余论者，事事相反。此翁有知，能无痛恨，而以此等邪说诬此翁以害人者，对此书能无愧死。

4. 精选案例

（1）案 1

钱，偏枯在左，血虚不萦筋骨，内风袭络，脉左缓大。

药用制首乌四两（烘）、枸杞子二两（去蒂）、归身二两（用独枝者去梢）、怀牛膝二两（蒸）、明天麻二两（面煨）、三角胡麻二两（打碎水洗十次，烘）、黄甘菊三两（水煎汁）、川石斛四两（水煎汁）、小黑豆皮四两（水煎汁）。

用三汁膏加蜜，丸极细，早服四钱，滚水送。

（2）案 2

胡（五六），阳明脉络已空，厥阴阳气易逆。风胜为肿，热久为燥。面热，喉舌干涸，心中填塞。无非阳化内风，胃受冲侮，不饥不纳矣。有年久延，颇虑痱中。

药用羚羊角、连翘、丹皮、黑山栀、青菊叶、玄参、天花粉、天麻。

（3）案 3

包，老年隆冬暴中，乃阴阳失交本病。脉左大右濡，内风掀越，中阳已虚。第五日已更衣，神惫欲寐。宗王先生议，阳明厥阴主治法以候裁（肝胃同治）。

药用人参、茯苓、白蒺藜、炒半夏、炒枸杞子、甘菊。

（4）案 4

某，阳明虚，内风动。右肢麻痹，痰多眩晕。

药用天麻、钩藤、半夏、茯苓、广陈皮。

（5）案 5

龚（五七），厥症，脉虚数，病在左躯。肾虚液少，肝风内动，为病偏枯，非外来之邪（肾阴虚肝风动）。

药用制首乌、生地、枸杞子、茯神、明天麻、菊花、川石斛。

（6）案 6

陈（五九），中络舌暗不言，痛自足起渐上，麻木瞋胀，已属痼疾。参苓益气，兼养血络，仅堪保久。

药用人参、茯苓、白术、枸杞子、当归、白芍、天麻、桑叶。

（三）徐大椿（善用续命，抨击温补）

1. 医家简介

徐大椿（1693~1771），原名大业，字灵胎，以字行，晚号洄溪老人。清代著名医学家，江苏吴江人。徐大椿治医 50 余年，精研中医经典，经验丰富，临证如神，每起沉疴，在中医学史上是一位颇有影响的医学大家。他勤于笔耕，一生著述颇丰。相关著作有《难经经释》《神农本草经百种录》《医贯砭》《医学源流论》《伤寒类方》《兰台轨范》《慎疾刍言》《洄溪医案》等。

2. 主要学术思想和主张

徐大椿主张应根据有邪无邪来论治中风，有邪则在扶助正气的前提下稍用祛风散寒药物以治之，无邪的情况下，则应紧急救本固正，不能使用散风之品。他的观点提供了辨别外风、内风之争的依据并进一步细化，这种务实的精神值得我们后人学习。

3. 名论医话

中风之有真假，不过以标本而分治也。南北之风既殊，而人之禀质亦异。肥人气居于表，瘦人阴亏于内。肥人多痰，瘦人多火，痰乃火之标。痰火煎熬壅闭气道，痰热生风神明失指亦令僵扑，名曰类中。河间以将息失宜，水不制火。丹溪以东南卑下，湿热生痰。东桓以中气太虚，猝然倒扑。究竟真中者，亦由气血虚弱，营卫失调，然后感于外邪，其因火、因气、因湿、因痰各自为病，又何暇为喝斜瘫痪，暴仆暴瘖之候乎？可知邪气盛，则为实为标，正气夺，则为虚为本也。

非风之症，古皆以气血虚弱，营卫失调，腠理不密，而邪乘虚入。所谓虚之所在，邪必凑之也。但有邪无邪何可不辨，有邪者是中风邪实之类，无邪者即非风衰败之属。有邪者必或为寒热走注，或为肿痛偏枯，而神志或可无恙。无邪者本无痛楚寒热，而肢节忽废，精神言语忽而变常也。有邪者病由乎经，即风邪之外受。无邪者病关乎脏，即景虚则气去，为眩晕猝倒；气去则魂离，为昏愦无知也。有邪者邪固乘虚而入，故当先扶正气，而通经逐邪之品不得不用以为佐。无邪者救本尤恐不暇，尚可妄行耗散以伤正气乎！

4. 精选案例

（1）案1

运使王公叙揆，自长芦罢官归里，每向余言，手足麻木而痰多。余谓公体本丰腴，又善饮啖，痰流经脉，宜撙节为妙。一日忽昏厥遗尿，口噤手拳，痰声如锯，皆属危证。医者进参、附、熟地等药，煎成未服。余诊其脉，洪大有力，面赤气粗，此乃痰火充实，诸窍皆闭，服参、附立毙矣。以小续命汤去桂附，加生大黄一钱，为末，假称他药纳之，恐旁人之疑骇也。戚党莫不哗然，太夫人素信余，力主服余药。三剂而有声，五剂而能言，然后以消痰养血之药调之，一月后步履如初。

（2）案2

葑门金姓，早立门首，卒遇恶风，口眼歪邪，噤不能言。医用人参、桂、附诸品，此近日时医治风证不挑之方也。趣余视之，其形如尸，面赤气粗，目瞪脉大，处以祛风消痰清火之剂。其家许以重资，留数日。余曰：我非行道之人，可货取也。固请，余曰：与其误药以死，莫若服此三剂，醒而能食，不服药可也。后月余，至余家拜谢。问之，果服三剂而起，竟不敢服他药。惟腿膝未健，手臂犹麻，为立膏方而痊愈。此正《黄帝内经》所谓虚邪贼风也，以辛热刚燥治之固非，以补阴滋腻治之亦谬，治以辛凉，佐以甘温，《黄帝内经》有明训也。

（3）案3

张由奄刘松岑，素好饮，后结酒友数人，终年聚饮，余戒之不止。时年才四十，除夕向店沽酒，秤银手振，秤坠而身亦仆地，口噤不知人，急扶归。岁朝遣人邀余，与以至宝丹数粒，嘱其勿服他药，恐医者知其酒客，又新纳宠，必用温补也。初五至其家，竟未服药，诊其脉弦滑洪大，半身不遂，口强流涎，乃湿痰注经传腑之证。余用豁痰祛湿之品，调之月余而起。一手一足，不能如旧，言语始终艰涩。初无子，病愈后，连举子女皆成立，至七十三岁而卒。谁谓中风之人不能永年耶？凡病在经络筋骨，此为形体之病，能延岁月，不能除根。若求痊愈，过用重剂，必至伤生。富贵之人闻此等说，不但不信，且触其怒，于是谄谀之人，群进温补，无不死者，终无一人悔悟也。

（4）案4

西门外汪姓，新正出门，遇友于途，一揖而仆，口噤目闭，四肢瘫痪，舁归不省人事，医亦用人参、熟地等药。其母前年曾抱危疾，余为之治愈，故信余求救。余曰：此所谓虚邪贼风也，以小续命汤加减。医者骇，谓壮年得此，必大虚之证，岂可用猛剂？其母排众议而服之。隔日再往，手揽余衣，两足踏地，欲作叩头势。余曰：欲谢余乎？亟点首，余止之。复作垂涕感恩状，余慰之，且谓其母曰：风毒深入，舌本坚硬，病虽愈，言语不能骤出，毋惊恐而误投温补也。果月余而后能言，百日乃痊。

（5）案5

叔子静，素无疾，一日，余集亲友小酌，叔亦在座，吃饭至第二碗仅半，头忽垂，箸亦落。同座问曰：醉耶？不应。又问：骨鲠耶？亦不应。细视之，目闭而口流涎，群起扶之别座，则颈已歪，脉已绝，痰声起，不知人矣。亟取至宝丹灌之，始不受，再灌而咽下。少顷开目，问扶者曰：此何地也？因告之故。曰：我欲归。扶之坐舆内以归，处以祛风消痰安神之品，明日已能起，惟软弱无力耳。以后亦不复发。此总名卒中，亦有食厥，亦有痰厥，亦有气厥，病因不同，如药不预备，则一时气不能纳，经络闭塞，周时而死。如更以参、附等药助火助痰，则无一生者。及其死也，则以为病本不治，非温补之误，举世皆然也。

（四）王清任（补气活血，亦用风药）

1.医家简介

王清任（1768~1831），字勋臣，直隶玉田（今属河北）人，邑武庠生出身，是清代一位注重实践的医学家。其因颇感于古人对人体解剖结构的描述错漏百出，历经数年考察人体脏器形状、大小、重量等，著成《医林改错》。

2. 主要学术思想和主张

王清任在前人气血理论的基础上，对活血化瘀法的应用进行了重大的拓展。他根据人体不同部位的淤血，创立了各种不同的活血化瘀方药，临床上取得了良好的疗效。同时，他在前人中风的理论基础上，开创性地提出中风源自元气亏损过半，不能充盈全身所致。

3. 名论医话

或曰：君言半身不达，亏损元气，是其本源，何以亏至五成方病？愿闻其说。余曰：夫元气藏于气管之内，分布周身，左右各得其半，人行坐动转，全仗元气。若元气足，则有力；元气衰，则无力；元气绝，则死矣。若十分元气，亏二成剩八成，每半身仍有四成，则无病；若亏五成剩五成，每半身只剩二成半，此时虽未病半身不遂，已有气亏之症，因不疼不痒，人自不觉。若元气一亏，经络自然空虚，有空虚之隙，难免其气向一边归并。如右半身二成半，归并放左，则右半身无气；左半身二成半，归并放右，则左半身无气。无气则不能功，不能动，名曰半身不遂，不遂者，不遂人用也。如睡时气之归并，人不能知觉，不过是醒则不能翻身；惟睡醒时气之归并，自觉受病之半身，向不病之半身流动，比水流波浪之声尤甚；坐时归并，身必喎倒；行走时归并，半身无气，所以跌仆，人便云因跌仆得半身不遂，殊不知非因跌仆得半身不遂，实因气亏得半身下达，以致跌仆。

4. 验方效方

补阳还五汤：黄芪四两、生归尾二钱、赤芍一钱、半地龙一钱（去土）、川芎一钱、桃仁一钱、红花一钱。此方治半身不遂，口眼喎斜，语言謇涩，口角流涎，大便干燥，小便频数，遗尿不禁。

加减法：初得半身不遂，依本方加防风一钱，服四五剂后去之，如患者先有入耳之言，畏惧黄芪，只得迁就人情，用一二两，以后渐加至四两，至微效时，日服两剂，岂不是八两？两剂服五六日，每日仍服一剂。如已病三两个月，前医遵古方用寒凉药过多，加附子四五钱。如用散风药过多，加党参四五钱，若未服，则不必加。

（五）王泰林（治肝卅法，病因内中）

1. 医家简介

王泰林（1798~1862），字旭高，以字行，别号退思居士，又号九龙山人，清代江苏无锡市人。跟从舅父高锦亭学医多年，尽得其传。起初从事外科，后来专攻内科杂病，且对温病尤多关注，临证审症用药甚为精当。相关著作有《退思集类方歌注》《医方证治汇编歌诀》《医方歌括》《薛氏湿热论歌诀》《增订医方歌诀》《西溪书屋夜话录》《医学刍言》《环溪草堂医案》等。

2. 主要学术思想和主张

王泰林注重肝病的研究，认为肝病主要分为肝气、肝风、肝火，列出治肝卅法专门论述，堪称清以前中医治疗肝病方法的总结者。他提出了肝寒肝虚证治方法，是对肝无补法学说的强力补充，有利于中医肝病治法的完善。他认为肝气、肝风、肝火，三者同出异名。其中侮脾乘胃，冲心犯肺，夹寒夹热，本虚标实，种种不同，故肝病最杂而治法最广。

王泰林尊崇叶天士的观点，主张以平肝熄风、补肾柔肝、化痰和中、清心开窍等法治中风。

3. 名论医话

中风一证，多系肝风上逆，猝然昏仆，口㖞流涎，手足不遂。古来方法，治各不同。有言风从外入者，以小续命汤加减；有言风自内生者，宜熄内风；或夹气、夹火、夹痰，前人之论备矣。景岳直指为非风，全由精气内虚，惟进温补，此亦一说，不可不知，不可全恃。余每以羚羊角、天麻、橘红、半夏、钩藤、茯神、天竺黄、竹沥、姜汁等，中于气而不语者，送下苏合香丸；热阻窍闭，舌强神糊者，化下至宝丹；痰多加胆星。至于口开为心绝，手撒为脾绝，眼闭为肝绝，遗尿为肾绝，鼾睡为肺绝，汗出如油，面赤如妆，发直息鼾，目上视，皆不治。近世友回天再造丸，其方补气养血，活血豁痰，清火通络搜风，无所不备，此丹药亦未可专恃也。其他如地黄饮子、三生饮加人参、十味温胆汤，景岳之右归、左归丸皆可采择，随症施之。

4. 精选案例

（1）案 1

钱，类中五年，偏痹在右。元气不足，痰流经络。近今两月，谷食大增，虽为美事，亦属胃火。火能消谷，故善食而易饥也。调治方法，不外补养精血，熄风通络，和胃化痰。

药用制首乌、当归、熟地、刺蒺藜、三角胡麻、桑寄生、茯苓、半夏、神曲、麦冬、肉桂、新会陈皮。

（2）案 2

赵，风中廉泉，痰阻舌本，口角流涎，舌謇而涩，右肢麻木，仆中根萌。拟熄风和阳，化痰泄络。

药用羚羊角、石决明、胆南星、法半夏、茯苓、甘菊炭、远志、煨天麻、橘红。

（3）案 3

某，口喎于左，手废于右，肝风胃湿，互相牵掣。舌强而謇，痰留心脾之络也，类中显然。

药用党参、当归、半夏、茯神、钩藤、石决明、续断、秦艽、胆南星、桑枝。

（4）案 4

王，两手关脉皆见一粒厥厥动摇之象，此脾虚木盛，内风动跃之候也。左半肢体麻木不仁，头眩面麻，此属偏枯，虑延仆中。

药用制首乌、当归、白芍、茯苓、陈皮、煨天麻、秦艽、石决明、刺蒺藜、池菊、钩藤、桑枝。

二诊：两关脉厥厥动摇之象大减，其内风有暗熄之机。左手屈伸稍安，左足麻木未愈。今拟补肾生肝，为治本之计。地黄饮子去桂、附。

（5）案 5

薛，年已六旬，肾肝精血衰微，其内风痰涎走络，右偏手足无力，舌强言謇，类中之根萌也。温补精血，兼化痰涎，冀免偏枯之累。然非易事，耐心调理为宜。

药用苁蓉干、巴戟肉、茯神、木瓜、半夏、枸杞子（盐水炒）、远志（甘草汤制）、海风藤、山茱萸（酒炒）、牛膝、杜仲（盐水炒）。

二诊：肾藏精，而主骨；肝藏血，而主筋。肾肝精血衰微，筋骨自多空隙，湿热痰涎乘虚入络，右偏手足无力，舌根牵强，类中之根。温补精血，宣通经络，兼化痰涎，守服不懈，加以恬养安泰，庶几却病延年。

药用苁蓉干、党参（元米炒）、牛膝、半夏、枸杞子（盐水炒）、陈皮、续断、茯苓、巴戟肉、桑枝。

又丸方：苁蓉干二两（酒煮烂，捣入）、党参三两（元米炒）、熟地四两（砂仁末、陈酒拌，蒸烂捣入）、麦冬二两（去心，元米炒）、枣仁三两（炒、研）、巴戟肉三两（盐水炒）、归身二两（酒炒）、萆薢三两（炒）、制首乌四两（炒）、茯神三两、牛膝三两（盐水炒）、天冬二两（去心，元米炒）、半夏二两、陈皮二两五钱、杜仲三两（盐水炒）、虎骨三两（炙）、石菖蒲一两、枸杞子四两（盐水炒）。

上药各选道地，如法制炒，共研细末。用竹沥四两，姜汁三两，捣入，再将白蜜为丸，如黍米大，用瓷器装好。每朝服五钱，开水送下。

（6）案6

吴，体肥多湿，性燥多火。十年前小产血崩，遂阴亏火亢，肝风暗动，筋络失养，其根已非一日。去秋伏暑而成三疟，疟久营卫偏虚，遂致内风夹痰扰络，右半身麻痹而似偏瘫，调理渐愈。今但右足麻辣热痛，痛自足大趾而起，显系血虚肝经失养。据云，腿膝常冷，足胻常热，并非足胻有火而腿膝有寒也。想因湿火乘虚下注，故痛处则热。上腿之处气血不足，故寒也。至于左胫外廉皮肉之内，结核如棉籽，发作则痛甚，此属筋箭，是风痰瘀血交凝入络而成，与右足之热痛麻辣不同。今且先治其右足，故拟一方请正。

药用生地、萆薢、茯苓、阿胶、天麻、五加皮、归身、牛膝、冬术、独活、丝瓜络、木瓜。

（六）费伯雄（风邪乃本，火气痰标）

1. 医家简介

费伯雄（1800~1879），字晋卿。江苏省武进县（现为常州市武进区）孟河镇人。先以擅长治疗虚劳驰誉江南，道光年间，因治疗皇太后肺痈和道光皇帝失音症效著，故获赐匾额和联幅，称其是"活国手"。相关著作有《医醇賸义》《医方论》。

2. 主要学术思想和主张

费伯雄主张外风学说，反对刘河间、李东垣、朱丹溪等人的学说，认为中风总以风邪为本，而火、气、痰等为标，治疗上中经络总以祛风为主，中脏腑或以清心调脾为主，或以扶正固本为主。

3. 名论医话

经曰：风者，百病之长也。风性轻而善走，无微不入，其中人也易，其发病也速，故为百病之长。人惟卫能捍外，营能固内，腠理秘密，毛窍不开，斯贼风外邪，无能侵犯。否则正气一虚，外风乘间伺隙，由表入里，而病亦由浅入深矣。卫气不能捍外，则风入于肌肉，故手指麻木，而肌肉不仁，若是者名曰中络。营血不能固内，则风入于经脉，故身体重着，步履艰难，若是者名曰中经。由此而深入则为中腑。腑者胃腑也。胃为六腑之长，职司出纳。风入于胃，胃火炽盛，水谷之气，不生津液而化痰涎，痰随火升，阻塞灵窍，故昏不知人也。由此而深入，则是中脏。脏者，心脏也。心体纯阳，风性飙举，风火上扰，神明散乱，故舌不能言，而口流涎沫。此偏枯症中由浅入深之次第也。论治者，河间主火，东垣主气，丹溪主痰，是因火召风，因气召风，因痰召风，反以火气痰为主，而风往从之，标本倒置。诚如喻嘉言之所讥，盖其人有火气痰偏胜之处，因中于风，则有火者为风火，有气者为风气，有痰者为风痰。风为主，而火与气与痰，乃与风合并交作，方为标本分明。惟侯氏黑散，填空窍以堵截外风一节，后人每多误解，以为空窍之处，惟肠与胃，若将肠胃之空窍填塞，则水谷且不得通行，人将何以自立。若有形之水谷，仍能灌输，则无形之邪风，岂反不能直走，蓄此疑者，不知凡几。殊不思邪害空窍，《黄帝内经》已明明言之。所谓空窍者，乃指毛窍及腠理而言。故侯氏黑散中，用牡蛎、矾石等收涩之药，欲令腠理秘密，毛窍固闭，正如暴寇当前，加筑城垣以堵截之，使不得入耳！非欲将肠胃之空窍一并窒塞也。只因误会一填字，遂将空窍二字亦一齐错解，故特为明白剖析，庶几积惑可除。且侯氏黑散中，尚有精义，未经揭出，兹再为表章之。其用牡蛎矾石，为堵截之计，固也。而其尤要者，则在于收涩敛肝，使在内之肝风不动；今先去其内应，而勾结之患除，虽有邪风，孤立无援，亦将自退矣。因思保障灵府之法，无如治脾胃以实中州。脾气旺，则积湿尽去，而痰气不生；

胃气和，则津液上行，而虚火自降。治病大法，无过于斯。至仓猝之时，病势危急；则又当逆而折之，虽峻猛之剂，不得不随症而施矣。

4. 验方效方

（1）加味桂枝汤

桂枝八分、白芍一钱五分、甘草五分、怀牛膝二钱、川牛膝一钱五分、当归二钱、蚕沙四钱、秦艽一钱、防风一钱、红枣五枚、姜三片。中络者，风入肌表，肌肉不仁，或手指足趾麻木，加味桂枝汤主之。

（2）养血祛风汤

生地五钱、当归二钱、牛膝二钱、桂枝六分、茯苓三钱、白芍一钱（酒炒）、虎胫骨一钱五分（炙）、白术一钱、秦艽一钱、续断二钱、独活一钱（酒炒）、木香五分、红枣十枚、姜三片、桑枝一尺。中经者，风入经脉，身体重着，步履艰难，养血祛风汤主之。

（3）加味竹沥汤

麦冬二钱、石斛三钱、羚羊角一钱五分、橘红一钱、胆南星五分、僵蚕一钱五分（炒）、天麻八分、淡竹沥半杯（冲服）、姜汁一滴（冲服）。风火炽盛，胃津不能上行，痰塞灵窍，昏不知人，加味竹沥汤主之。

（4）牛黄清心饮

牛黄五分、琥珀一钱五分、黄连五分、丹参三钱、远志五分（甘草水炒）、石菖蒲八分、橘红一钱、胆南星五分、麦冬一钱五分、淡竹叶二十张。心为一身之主，风火上犯，则神明散乱，舌不能言，口流涎沫，甚或神昏鼾睡，面色油红，此为难治，故拟牛黄清心饮，以备急救之一法。

（5）阴阳两救汤

熟地八钱、附子三钱、人参二钱、菟丝子八钱（盐水炒）、枸杞子四钱、茯神二钱、远志一钱（甘草水炒）、干河车三钱（切）、炮姜炭一钱，煎浓汁，时时饮之。中脏虚证，四肢懈散，昏不知人，遗尿鼾睡，此更难治，故拟阴阳两救汤，以备一法。

（七）王士雄（主张内风，清肺化饮）

1. 医家简介

王士雄（1808~1868），字孟英，小字钱龙，晚号梦隐（一作梦影），别号半痴山人，浙江海宁人。从曾祖起三世均以医名。王氏14岁时，父亲因病谢世，他继承家训，发奋研究医学，善治温病、霍乱、暑温，成为清代温病四大家之一。相关著作有《温热经纬》《随息居重订霍乱论》《随息居饮食谱》《回春录》《仁术志》等。

2. 主要学术思想和主张

王士雄总结了前人的温病成就，并明确提出"新感""伏邪"两大辩证纲领，重视审同察异，灵活施治，充实并发挥了温病的发病机制和辨证施治理论。王士雄主张内风学说，主张早期使用清肺泻肝、化痰开窍、通腑泻下法，后期使用益气养阴法以治疗中风。

3. 精选案例

（1）案1

郑芷塘令岳母，年逾花甲，仲春患右手足不遂，舌謇不语，面赤便秘，医予疏风不效。第四日，延诊于孟英。右洪滑，左弦数，为阳明腑实之候。疏石菖蒲、胆南星、知母、花粉、枳实、蒌仁、秦艽、旋复花、火麻仁、竹沥为方。或虑便泄欲脱，置之不用，而不知古人"中脏宜下"之"脏"字乃"腑"字之伪。柯氏云：读书无眼，患者无命。此之谓也。延至二旬，病势危急，芷塘浼童秋门复恳孟英视之。苔裂舌绛，米饮不沾，腹胀息粗，阴津欲竭，非急下不可也。即以前方加大黄四钱，绞汁服。（急下存阴合法）连下黑屎五次，舌謇顿减，渐啜稀糜，乃去大黄，加西洋参、生地、麦冬、牡丹皮、薄荷。（滋阴生津尤合法）服五剂，复更衣，语言乃清，专用甘凉充津涤热。又旬日，舌色始淡，纳谷如常，改以滋阴，渐收全绩。逾三载，闻以他疾终。

（2）案2

赵秋舲进士，去秋患左半不遂。伊弟迪楼，暨高弟许芷卿茂才，主清热蠲痰，治之未能遽效。邀孟英诊之，脉甚迟缓，苔极黄腻，便秘多言，令于药中和入竹沥一碗，且以龙荟、滚痰二丸（用药固甚合法，何于脉之迟缓处未见照顾），相间而投。二丸各用斤许，证始向愈（如此而已，殊少善后之法）。今春出房，眠食已复，而素嗜厚味，不戒肥甘，孟夏其病陡发。孟英诊之，脉形滑驶如蛇，断其不起，秋初果殁。

（3）案3

赖炳池令堂，年近古稀，患左半不遂。医予再造丸暨补剂，服二旬，病如故。孟英按脉弦缓而滑，颧赤苔黄，音微舌謇，便涩无痰，曰：此痰中也，伏而未化。予犀、羚、茹、贝、菖、夏、天花粉、知母、白薇、豆卷、桑枝、丝瓜络等药。服三剂而苔化，音渐清朗。六七剂腿知痛，痰渐吐，便亦通。既而腿痛难忍，其热如烙，孟英令涂葱蜜以吸其热，痛果渐止。半月后，眠食渐安。二旬外，手能握。月余，可扶掖以行矣。

（八）孙思邈（中风有四，多主续命）

1. 医家简介

孙思邈（581~682），唐朝北京兆华原（今陕西省铜川市耀州区）人，是中国乃至世界史上伟大的医学家和药物学家，后世誉为"药王"。相关著作有《千金要方》《千金翼方》等。

2. 主要学术思想和主张

孙思邈秉承了经方家的一贯思想，认为中风病为外风所引起，治疗上应该以祛风开腠理为主，但同时也应用石膏、羚羊角、竹沥、荆沥等清热化痰药物，与后世治疗中风所用的平肝清热、化痰通络等法有一定的相通之处。

3. 名论医话

岐伯曰：中风大法有四，一曰偏枯，二曰风痱，三曰风懿，四曰风痹。……偏枯者，半身不遂，肌肉偏不用而痛，言不变智不乱，病在分腠之间。温卧取汗，益其不足，损其有余，乃可复也。风痱者，身无痛，四肢不收，智乱不甚。言微可知，则可治；甚则不能言，不可治。风懿者，奄勿不知人，咽中塞窒窒然。舌强不能言，病在脏腑，先入阴后入阳，发其汗，身转软者生；汗不出，身直者，七日死。风痹、湿痹、周痹、筋痹、脉痹、肌痹、皮痹、骨痹、胞痹，各有证候。形如风状，得脉别也，脉微涩，其证身体不仁。

4. 验方效方

（1）大续命汤

麻黄八两，石膏四两，桂心、干姜、川芎各二两，当归、黄芩各一两，杏仁七十枚，荆沥一升。上九味咀，以水一斗，先煮麻黄两沸，掠去沫，下诸药煮取四升，去渣。又下荆沥煮数沸，分四服，能言。未瘥后服小续命汤。旧无荆沥，今增之，效如神。治肝疬风猝然喑哑。根据古法用大小续命二汤通治五脏偏枯贼风方。

（2）小续命汤

麻黄、桂心、甘草各二两，生姜五两，人参、川芎、白术、附子、防己、芍药、黄芩各一两，防风一两半。上十二味咀，以水一斗二升，煮取三升，分三服。

治中风冒昧不知痛处，拘急不得转侧，四肢缓急，遗矢便利。此与大续命汤同，偏宜产后失血并老小人。

论曰：夫风痱者，猝不能语，口噤，手足不遂而强直者是也。治之以伏龙肝五升为末，冷水八升和搅，取汁饮之，能尽为善。自此以下九方皆主此风，用之次第宜细寻之。

论曰：凡欲医此病，当知先后次第，不得漫投汤药以失机宜，非但杀人，因兹遂为痼疾。已既得之，当进三味竹沥，饮少似有胜于常，更进汤也。竹沥饮子，患热风者，必先用此制其热毒。

（3）竹沥汤

主四肢不收、心神恍惚、不知人不能言方。竹沥二升、生葛汁一升、生姜汁三合。上三味相和，温暖，分三服。平旦、日晡、夜各一服，服讫觉四体有异似好，次进后改方。

竹沥一升，生葛汁五合，川芎、防己、附子、人参、芍药、黄芩、甘草、桂心各一两，生姜四两，羚羊角二两，石膏六两，杏仁四十枚，麻黄、防风各一两半。上十六味咀，以水七升煮减半，纳沥煮取二升五合，分三服，取汗，间五日更服一剂，频与三剂，渐觉少减，仍进后方。

竹沥三升，防风、升麻、羚羊角、防己、桂心、川芎各二两，麻黄三两。上八味咀，以水四升合竹沥煮取二升半，分三服，两日服一剂。常用加独活三两最佳，此方神良，频进三剂。若手足冷者加生姜五两、白术二两。若未除，更进后方。

竹沥一升，甘草或葛根二两，人参、川芎、独活、升麻各一两，防风、麻黄各一两半。上十七味咀，以水八升煮减半，纳沥煮取二升半，分三服，相去如人行十里久，更服。若有气者，加橘皮、牛膝、五加皮各一两。

凡风痱服前汤得瘥，讫可常服此除风方。

防风、防己、独活、秦艽、黄芪、芍药、人参、白术、茯神、川芎、远志、升麻、石斛、牛膝、羚羊角、丹参、甘草、厚朴、天门冬、五加皮、地骨皮、黄芩、桂心各一两，干地黄、橘皮、生姜、麻黄各三两，槟榔、藁本、杜仲、乌犀角各二两，薏苡仁一升，石膏六两。上三十三味捣筛为粗散，和搅令匀，每服以水三升、药三两煮取一升，绵滤去渣，顿服之，取汗，日一服。若觉心中热烦、以竹沥代水煮之。

凡患风人多热，常宜服此方。

荆沥、竹沥、生姜汁各三合。上三味相合，温暖为一服，每日旦服煮散，午后进此，平复好瘥乃止。

（4）独活煮散

治诸风痱方。独活八两，川芎、芍药、茯苓、防风、防己、葛根各一两，羚羊角、当归、人参、桂心、麦门冬、石膏各四两，磁石十两，甘草三两，白术三两。上十六味各切如豆，分为二十四份，每份入生姜、生地黄各一升、杏仁二十七枚，以水二升，煮取七合。或日晚、或夜中、或日一服，或间日服，无所忌。

凡风服汤药多患虚热翕翕然，五补丸除热方。

防风、人参、肉苁蓉、干地黄、羚羊角、麦门冬、天门冬各一两半，芍药、独活、干姜、白术、丹参、山茱萸、甘草、茯神、升麻、黄芪、甘菊、地骨皮、石斛、牛膝、五加皮、薯蓣各三十铢，秦艽、川芎、桂心、防己、生姜屑、黄芩各一两，附子十八铢，石膏三两，寒水石三两。上三十二味为末，蜜和丸如梧子大，生姜蜜汤服二十丸，日三，稍加至三十丸，忌油面蒜生冷酢滑及猪羊鸡鱼等肉。

论曰：古人立方，皆准病根冷热制之。今人临急造次，搜索即用，故多不验。所以欲用方者，先定其冷热，乃可检方，用无不效，汤酒既尔，丸散亦然。凡此风之发也，必由热盛，故有竹沥、葛汁等诸冷药焉。后学之人，不能仔细识其方意，故有兹论具而述之。其人无密室者，不可与疗风。强人居室不密尚中风，况服药人。

（九）刘完素（心火暴甚，外风为标）

1. 医家简介

刘完素（1110~1200），字守真，自号通元处士，是金时的河间人，因此后人又称他为"刘河间"。他是当时名声显赫的医家，是中医历史上著名的"金元四大家"之一的"寒凉派"的创始人。在理法上，他十分强调"火热"之邪致病的重大危害，因此，后世称其学说为"火热论"；在治疗上，他主张用清凉解毒的方剂，故后世也称他作"寒凉派"。相关著作有《黄帝素问宣明论方》《素问玄机原病式》《三消论》《素问药注》《河间刘先生十八剂》《保童秘要》《治病心印》《刘河间医案》等。

2. 主要学术思想和主张

刘完素认为中风主要由"将息失宜，而心火暴甚，肾水虚衰，不能制之"所引起，此为本，而风为标，治疗上仍主张应用小续命汤等经典方剂为主，与后世张景岳等人的观点具有天壤之别。

3. 名论医话

俗云风者，言末而忘其本也。所以中风有瘫痪者，非谓肝木之风实甚，而卒中风也，亦非外中于风，良由将息失宜，而心火暴甚，肾水虚衰，不能治之，则阴虚阳实而热气怫郁，心神昏冒，筋骨不用，而卒倒无知也。

所谓肥人多中风者，肥则腠理致密，而多郁滞，气血难以通利，若阳热又甚而郁结甚，故多卒中也。其瘦者腠理疏通而多汗泄，血液衰少而为燥热，故多有劳嗽之疾也。然肥人反劳者，由暴然亡液，损血过极故也。瘦人反中风者，由暴然阳热太甚而郁结不通故也。经云：人之气，以天地之疾风名之。故中风者，非外来风邪，乃本气病也。凡人年逾五旬，气衰者多有此疾，壮岁之际无有也。若肥盛则间有之，亦形盛气衰如此。治法宜和脏腑，通经络，便是治风。

论曰，经云：风者，百病之始，善行而数变。行者，动也，风本为热，热胜则风动,宜以静胜其躁,养血是也,治须少汗,亦宜少下。多汗则虚其卫,多下则损其荣,汗下各得其宜,然后宜治在经。

中风之人,不宜用龙、麝、犀、珠。譬之提铃巡于街,使盗者伏而不出,益使风邪入于骨髓,如油入面,莫能出也,此之类焉。若痰潮不省,昏愦不知事,宜用药下其痰涎。故风者乃百病之长,庸可忽诸。

4.验方效方

（1）小续命汤

麻黄（去节）、人参、黄芩、芍药、防己、桂枝、川芎、甘草各一两,防风一两半,附子半两,杏仁一两。上除附子、杏仁外,捣为粗末,后入二味令匀,每服五七钱,水一盏半。生姜五片,煎至一盏,去滓,稍热服。食前。

凡中风,不审六经之加减,虽治之不能去其邪也。《黄帝内经》云:"开则淅然寒,闭则热而闷。"知暴中风邪,宜先以加减续命汤,随证治之。

中风无汗恶寒,麻黄续命汤主之:麻黄、防风、杏仁,根据本方添加一倍。中风无汗身热,不恶寒,白虎续命汤主之:石膏、知母一料中各加二两,甘草（根据本方加一倍）。

中风外无六经之形证,内无便溺之阻隔,治血弱不能养筋,故手足不能运动,舌强不能言语,宜养血而筋自荣,大秦艽汤主之。

中风外无六经之形证,先以加减续命汤,随证治之;内有变溺之阻隔,复以三化汤主之。

（2）愈风汤

中风症内邪已除,外邪已尽,当服此药,以行导诸经,久服大风悉去。纵有微邪,只从此药加减治之。然治病之法,不可失其通塞,或一气之微汗,或一旬之通利,如此为常治之法也。久则清浊自分,荣卫自和,如初觉风动,服此不致倒仆。

（3）三化汤

中风外有六经之形证,先以加减续命汤,随证治之;内有便溺之阻格,复以三化汤主之。厚朴、大黄、枳实、羌活各等分。上如麻豆大,每服三两,水三升,煎至一升半,终日服之,以微利为度,无时。

（十）张从正（风痹痿厥，汗吐下法）

1. 医家简介

张从正（1156~1228）字子和，号戴人，金代睢州考城（今河南兰考县）人，是金元四大家之一，攻下派的创始人。

2. 主要学术思想和主张

张从正重视风、痹、痿、厥四证的鉴别，治疗中风反对使用灵宝、至宝、清心、续命等药，而主张使用刘河间自制防风通圣散、搜风丸之类等，若患者不省人事、牙关紧闭，则主张煎三圣散灌之，吐之后，再使用防风通圣散等药物。而对于面神经麻痹的患者则主张取承泣、地仓等穴施以灸法治疗。

3. 名论医话

风、痹、痿、厥四论，《黄帝内经》言之详矣。今余又为之说，不亦赘乎！曰非赘也。为近世不读《黄帝内经》者，指其差玄也。夫风、痹痹、痿、厥四证，本自不同，而近世不能辨，一概作风冷治之、下虚补之，此所以旷日弥年而不愈者也。夫四末之疾，动而或劲者为风，不仁或痛者为痹，弱而不用者为痿，逆而寒热者为厥。此其状未尝同也。故其本源又复大异。风者，必风热相兼；痹者，必风湿寒相合；痿者，必火乘金；厥者，或寒或热，皆从下起。今之治者，不察其源，见其手足弹曳，便谓之风。然《左传》谓风淫末疾。岂不知风、暑、燥、湿、火、寒六气，皆能为四末之疾也哉！敢详条于下，有意于救物者，试择焉可也。

夫风之为状，善行而数变。《黄帝内经》曰：诸风掉眩，皆属肝木。掉摇眩晕，非风木之象乎？纤曲劲直，非风木之象乎？手足掣颤，斜目㖞口，筋急挛搐，瘛疭惊痫，发作无时，角弓反张，甚则吐沫，或泣或歌，喜怒失常，顿僵暴仆，昏不知人，兹又非风木之象乎？故善行而数变者，皆是厥阴肝之用也。夫肝木所以自甚而至此者，非独风为然。盖肺金为心火所制，不能胜木故也。此病之作，多发于每年十二月，大寒中气之后，及三四月之交，九十月之交。何以言之？大寒中气之后，厥阴为主气，己亥之月，亦属厥阴用事之月，皆风主之时也。故三四月之交，多疾风豪雨，振拉摧拔，其化为冰雹。九十月之交，多落木发屋之变。故风木郁极甚者，必待此三时而作。凡风病之人，其脉状如弓弦而有力，岂敢以热药投之，更增其势哉！

今人论方者，偶得一方，间曾获效，执以为能。着灸施针，岂由病者！巧说患者，使从己法，不问品味刚柔，君臣轻重，何脏何经，何部何气，凡见风证偏枯，口眼喎斜，涎潮昏愦，便服灵宝、至宝、清心、续命等药。岂知清心之杂以姜、桂，灵宝之乱以起石、硫黄，小续命汤藏以附子！惟夫至宝，其性尚温。经曰：风淫于内，治以辛凉。如之何以金石大热之药，以治风耶？有以热治热者，一之为甚，其可再乎！故今之刘河间自制防风通圣散、搜风丸之类，程参政祛风丸、换骨丹，用之者获效者多矣。而谤议百出，以诬其实。余尝见《黄帝内经·气交变论》中言五郁之法，郁极则为病。况风病之作，仓卒之变生。尝治惊风痫病，屡用汗、下、吐三法，随治随愈。《黄帝内经》中明有此法。五郁中木郁达之者，吐之令其条达也。汗者是风随汗出也，下者是推陈致新也。此为汗、下、吐三法也。愈此风病，莫知其数。如之何废而不用也？余恐来者侮此法，故表而出之。昔项开完颜氏风病，搐，先右臂并右足，约搐六七十数。良久，左臂并左足亦搐六七十数，不瘛，两目直视，昏愦不识人。几月余，求治于余。先逐其寒痰三四升；次用导水禹功丸、散，泄二十余行；次服通圣散辛凉之剂，不数日而瘥，故书此以证之。

口眼喎斜者，俗工多与中风掉眩证一概治之，其药则灵宝、至宝、续命、清心、一字急风乌犀铁弹丸，其方非不言治此病也，然而不愈者，何也？盖知窍而不知经，知经而不知气故也。何谓知窍而不知经？盖人之首有七窍，如日月、五星、七政之在天也。故肝窍目，目为肝之外候；肺窍鼻，鼻为肺之外候；心窍舌，舌无窍，心与肾合而寄窍于耳。故耳与舌，俱为心之外候。俗工止知目病归之肝，口病归之脾，耳病归之肾，舌病归之心，更无改张。岂知目之内眦，上下二网，足太阳及足阳明起于此；目之锐眦，足少阳起于此，手少阳至于此；鼻之左右，足阳明、手阳明侠乎此；口之左右，亦此两经还乎此。故七窍有病，不可独归之五脏，当归之六阳经也。余曰：俗工知窍而不知经者，此也。

何谓知经而不知气？盖世之谈方药者，不啻千万人，只不过坚执《本草》性味，其知十二经所出所入，所循所环，所交所合，所过所注，所起所会，所属所络，所上所下，所侠所贯，所布所散，所结所绕，所抵所连，所系所约，所同所别，千万人中，或见一二名明，可谓难其人矣！然而不过执此十二经，便为病本，将阳经为热，阴经为寒，向《本草》中寻药，药架上检方而已矣。病之不愈，又何讶焉？岂知《灵枢经》曰：足之阳明，手之太阳，筋急则口目为僻。此十二经及受病之处也，非为病者也。及为病者，天之六气也。六气者何？风、暑、燥、湿、火、寒是也。故曰：俗工知经而不知气者，此也。

然则口目㖞斜者，此何经也？何气也？足之太阳，足之阳明，左目有之，右目亦有之；足之阳明，手之阳明，口左有之，口右亦有之。此两道也。《灵枢》又言：足阳明之筋，其病颊筋。有寒则急引颊移口，热则筋弛纵，缓不胜收，故僻。是左寒右热，则左急而右缓；右寒左热，则右急而左缓。故偏于左者，左寒而右热；偏于右者，右寒而左热也。夫寒不可径用辛热之剂，盖左中寒则逼热于右，右中寒则逼热于左，阳气不得宣行故也。而况风者，甲乙木也。口、眼、阳明，皆为胃土。风偏贼之，此口目之所以僻也，是则然矣。

七窍惟口目㖞斜，而耳鼻独无此病者，何也？盖动则风生，静者风熄，天地之常理也。考之《易》象，有足相符者。震、巽主动，坤、艮主静。动者皆属木，静者皆属土。观卦者，视之理也。视者，目之用也。目之上网则眨，下网则不眨。故观卦上巽而下坤。颐卦者，养之理也。养者，口之用也。口之下颔则嚼，上颔则不嚼。故颐卦上艮而下震。口目常动，故风生焉；耳鼻常静，故风熄焉。当思目虽斜，而目之眦眶未尝斜；口之，而口之辅车未尝㖞，此经之受病，非窍之受病明矣！而况目有风轮，唇有飞门者耶！

夫中风，失声、闷乱、口眼㖞斜。《黄帝内经》曰：风之为病，善行而数变。故百病皆生于风也。可用三圣散吐之。如不省人事，牙关紧闭，粥菜不能下者，煎三圣散，鼻内灌之，吐出涎，口自开也。次服通圣散、凉膈散、大人参半夏丸、桂苓甘露散等。大忌鸡、猪、鱼、兔、酒、醋、荞面动风引痰之物。吐痰之法，在方论中。

4. 精选案例

（1）案1

高评事中风，稍缓，张令涌之，后服铁弹丸。在《普济》加减方中，或问张曰："君常笑人中风服铁弹丸，今以用之，何也？"张曰："此收后之药也，今人用之于大势方来之时，正犹蚍蜉撼大树，不识次第故也。"

（2）案2

余尝治此证，未尝用世俗之药。非故与世参商，方凿圆枘，自然龃龉者。过颖，一长吏病此，命予疗之。目之斜，灸以承泣；口之祸，灸以地仓，俱效。苟不效者，当灸人迎。夫气虚风入而为偏，上不得出，下不得泄，真气为风邪所陷，故宜灸。《黄帝内经》曰："陷下则灸之。正谓此也，所以立愈。"

（3）案3

又尝过东杞，一夫亦患此，予脉其两手，急数如弦之张，甚力而实，其人齿壮气充，与长吏不同，盖风火交胜。予调承气汤六两，以水四升，煎作三升，分四服，令稍热啜之，前后约泻四五十行，去一二盆；次以苦剂投之解毒，数服，以升降水火，不旬日而愈。

（十一）李杲（本气自病，外风为治）

1. 医家简介

李杲（1180~1251），字明之，真定（今河北省正定）人，晚年自号东垣老人。他是中国医学史上"金元四大家"之一，是中医"脾胃学说"的创始人。他十分强调脾胃在人体内的重要作用，因为在五行当中，脾胃属于中央土，因此他的学说也被称作"补土派"。

2. 主要学术思想和主张

李杲认为"中风者，非外来风邪，乃本气病也"，主张中风为气衰所致。治疗上仍主张使用小续命汤、大秦艽汤等经典方剂为主，并反对中血脉、中腑等类型中风病中使用龙脑、麝香、牛黄等药物。与后世王清任主张大补元气、活血化瘀有本质的区别。

3. 名论医话

《黄帝内经》曰：人之气，以天地之疾风名之。故中风者，非外来风邪，乃本气病也。凡人年逾四旬，气衰者，多有此疾。壮岁之际，无有也。若肥盛，则间有之，亦形盛气衰如此。治法和脏腑，通经络，便是治风。然轻重有三：中血脉，则口眼㖞斜，亦有贼风袭虚伤之者也；中腑，则肢废；中脏，则性命危急。此三者，治各不同。如中血脉，外有六经之形证，则从小续命汤加减及疏风汤治之。中腑，内有便溺之阻隔，宜三化汤或《局方》中麻仁丸通利。外无六经之形证，内无便溺之阻隔，宜养血通气，大秦艽汤、羌活愈风汤治之。中脏，痰涎昏冒，宜至宝丹之类镇坠。若中血脉、中腑之病，初不宜用龙、麝、牛黄。为麝香治脾入肉，牛黄入肝治筋，龙脑入肾治骨。恐引风深入骨髓，如油入面，莫之能出。又不可一概用大戟、芫花、甘遂泻大便，损其阴血，真气愈虚。

（十二）严用和（先当调气，随治外感）

1. 医家简介

严用和（1200~1268），字子礼，南宋庐陵（今江西吉安）人。相关著作有《严氏济生方》等。

2. 主要学术思想和主张

严用和认为中风为真气先虚，外邪乘虚而入所引起，治疗上应该审查其病因的根本，以调气为先，然后根据所感六气的不同而使用小续命汤等治风药，并推崇稀涎散的运用。

3. 名论医话

医经云：夫风者，百病之长也。由是观之，中风在伤寒之上，为病急促。岐伯所谓大法有四：一曰偏枯，二曰风痱，三曰风懿，四曰风痹，言其最重者也。外有五脏诸风，皆载之于《千金》矣，兹不复述。

大抵人之有生，以元气为根，营卫为本，根气强壮，营卫和平，腠理致密，外邪客气，焉能为害？或因喜怒，或因忧思，或因惊恐，或饮食不节，或劳役过伤，遂致真气先虚，荣卫失度，腠理空疏，邪气乘虚而入。及其感也，为半身不遂，肌肉疼痛，为痰壅塞，口眼㖞斜，偏废不仁，神智昏乱，为舌强不语，顽痹不知，精神恍惚，惊惕恐怖，或自汗恶风，筋脉挛急，变证多端。

治疗之法，当推其所自。若内因七情而得之者，法当调气，不当治风；外因六淫而得之者，亦当先调气，然后依所感六气，随证治之，此良法也。但发直吐沫，摇头上撺，面赤如妆，或头面青黑，汗缀如珠，眼闭口开，声如鼾睡，遗尿不知人者，皆不可治。

《续方》风评治：夫中风者，风气中于人也。猝然中风，神昏如醉，四肢不收，涎潮于上，声如牵锯，牙关紧急，汤药不能下咽，命在须臾。但眼闭口开，声如斯睡，遗尿者，皆所不治。

当此之时，先宜用搐鼻法，俟其喷嚏，即以稀涎散灌之，若气苏神省，却按前方，施以治法。

前贤方论中风无吐法，或为有吐法，考之二者，终不可吐。大率一时气闭不行，痰涎蓄聚，所以昏愦。盖痰涎者，乃养关节之物，岂可吐乎？痰涎既出，关节无所滋助，虽曰苏省，多为偏废之人矣。如稀涎散，不犯银粉药，又不犯藜芦、瓜蒂药，不特不坏脾胃，其效尤著，岂不美欤！

4.验方效方

（1）八味顺气散

白术、白茯苓（去皮）、青皮、香白芷、陈皮（去白）、天台乌药、人参各一两，甘草半两（炙）。上为细末，每服三钱，水一大盏，煎至七分，温服，不拘时候。仍以酒化苏合香丸间服，有风之人，先宜服此，次进治风药。

（2）稀涎散

生半夏(大者十四枚，切片)、猪牙皂角（一条，炙）。上作一服，水二盏，煎一盏，去滓，入姜汁少许，温服。不能咽，徐徐灌之。治风涎不下，喉中作声，状如牵锯。

（十三）朱震亨（重视痰瘀，亦用风药）

1.医家简介

朱震亨（1281~1358），别名朱丹溪，字彦修，元代婺州义务（今浙江义乌市）人，世居丹溪，学者尊之为丹溪翁。他是我国医学史上滋阴降火法的倡导者，其理论和实践对后世医学的发展影响很大，与刘河间、张子和、李东垣合称金元四大家，朱震亨为"养阴派"。相关著作有《格致余论》《局方发挥》《本草衍义补遗》《金匮钩玄》《丹溪心法》《丹溪手镜》《脉因证治》《丹溪治法心要》等。

2. 主要学术思想和主张

朱震亨吸取了前代刘、张、李三位医家之长，致力于对内伤火热证候及治疗的探讨。创"相火论""阳有余阴不足论"，提出火证的三大治则：实火可泻、虚火可补、火郁当发。确立"滋阴降火"的治则，倡导滋阴学说，对杂病创气、血、痰、瘀的辨证，提出"百病皆有兼痰者"的论述。

朱震亨主张内风学说，认为中风多为湿生痰，痰生热，热生风所致，但治疗所谓的"类中风"却仍然使用羌活、防风、秦艽等祛风药物，只是特别强调中风的内在病理、病机，这与后世完全抛弃祛风药物也是不同的。

3. 名论医话

案《黄帝内经》已下，皆谓外中风邪，然地有南北之殊，不可一途而论。惟刘守真作将息失宜，水不能制火，极是。由今言之，西北二方，亦有真为风所中者，但极少尔。东南之人，多是湿土生痰，痰生热，热生风也。

大率主血虚。有痰以治痰为先。或虚夹火与湿，亦有死血留滞者，外中于风者、亦有中气者；当从痰治，顺气化痰。若口开手撒，眼合遗尿，吐沫直视，喉如鼾睡，肉脱筋痛者，皆不治。

半身不遂，大率多痰，在左属死血、无血，在右属痰、有热、气虚。

病若在左者，四物汤等加桃仁、红花、竹沥、姜汁；若在右者，二陈汤、四君子汤等加竹沥、姜汁。痰壅盛者、口眼㖞斜者、不能言者，皆当吐。

吐法：轻用瓜蒂、鰕汁、皂角；重用藜芦半钱或三分，加麝香，灌入鼻内或口中，吐痰出。一吐不已，再吐之。亦有虚而不可吐者。

气虚猝倒，参、芪补之；气虚有痰，浓参汤合竹沥、姜汁；血虚宜四物汤，俱用姜汁炒；恐泥痰，再加竹沥、姜汁入内服；能食者，去竹沥、加荆沥。又法：以猪牙皂角、白矾等份为末，姜汤调下，名稀涎散；血虚者，四物汤补之。夹痰者，亦用姜汁、竹沥。

《脉诀》内言诸不治证，见则不可治，筋枯者不治。举动则筋痛者是筋枯，以其无血滋润故也。

治痰，气实能食，用荆沥；气虚少食，用竹沥。此二味，用开经络，行血气。入四物汤中，必用姜汁助之。

肥白人多湿，少用附子、乌头行经。

初昏倒，急掐人中至醒，然后用祛痰药、二陈汤、四物汤、四君子汤等加减用。

4. 精选案例

（1）案1

肥人中风，口㖞，手足麻木，左右俱废，作痰治。

药用贝母、瓜蒌、天南星、荆芥、防风、羌活、黄柏、黄芩、黄连、白术、陈皮、半夏、薄桂、甘草、威灵仙、天花粉。

多食湿面加附子、竹沥、姜汁，酒一匙，行经。

（2）案2

一妇手足左瘫，口不能语，健啖。

药用防风、荆芥、羌活、天南星、没药、乳香、木通、茯苓、厚朴、桔梗、麻黄、甘草、全蝎。

上为末，汤酒调下，不效。时春脉伏，渐以淡盐汤、齑汁每早一碗，吐五日，仍以白术、陈皮、茯苓、甘草、厚朴、石菖蒲，日二剂，后以川芎、山栀、豆豉、瓜蒂、绿豆粉、齑汁、盐汤吐之，吐甚快，不食，后以四君子汤服之，以当归、酒芩、红花、木通、黏子、苍术、姜南星、牛膝、茯苓为末，酒糊丸。服十日后，夜间微汗，手足动而能言。

（3）案3

一人瘫左。

药用酒连、酒芩、酒柏、防风、羌活、川芎、当归各半两，天南星、苍术、人参各一两，麻黄、甘草各三钱，附子三片。上丸如弹子大，酒化服。

（4）案4

一人体肥中风，先吐，后以药。

药用苍术、天南星、酒芩、酒柏、木通、茯苓、牛膝、红花、升麻、厚朴、甘草。

（十四）王履（创类中风，不弃外风）

1. 医家简介

王履（1332~1391），字安道，号畸叟，又号抱独老人、奋翁。元末江苏昆山县（今昆山市）人，明初画家、医学家。学医于朱丹溪，是其门人，尽得朱氏之学。相关著作有《医经溯洄集》等。

2. 主要学术思想和主张

王履继承朱丹溪的学术思想，并明确地提出"类中风"概念，指出有真中风和类中风之别，为明清内风学说的兴起开了先河，但仍然也没有完全摒弃外风导致中风的学说。

3. 名论医话

人有卒暴僵仆，或偏枯，或四肢不举，或不知人，或死，或不死者，世以中风呼之，而方书亦以中风治之。余尝考诸内经，则曰风者，百病之始也；又曰风者，百病之长也，至其变化，乃为他病，无常方；又曰风者，善行而数变；又曰风之伤人也，或为寒热，或为热中，或为寒中，或为疠风，或为偏枯，或为风也。其卒暴僵仆、不知人、四肢不举者，并无所论，只有偏枯一语而已。及观《千金方》，则引岐伯曰：中风大法有四，一曰偏枯，二曰风痱，三曰风懿，四曰风痹。解之者曰：偏枯者，半身不遂；风痱者，身无痛，四肢不收；风懿者，奄忽不知人；风痹者，诸痹类风状。《金匮要略·中风》篇曰：寸口脉浮而紧，紧则为寒，浮则为虚，寒虚相搏，邪在皮肤，浮者血虚，络脉空虚，贼邪不泻，或左或右，邪气反缓，正气即急，正气引邪，喎僻不遂。邪在于络，肌肤不仁；邪在于经，即重不胜；邪入于腑，即不识人；邪入于脏，舌即难言，口吐涎沫。由是观之，知卒暴僵仆、不知人、偏枯、四肢不举等症，固为因风而致者矣，故用大小续命、西州续命、排风、八风等诸汤散治之。及近代刘河间、李东垣、朱彦修三子者出，所论始与昔人异矣。河间曰：中风瘫痪者，非谓肝木之风实甚，而卒中之，亦非外中于风。由乎将息失宜，心火暴甚，肾水虚衰不能制之，则阴虚阳实，而热气怫郁，心神昏冒，筋骨不用，而猝倒无所知也。多因喜、怒、思、悲、恐五志有所过极而卒中者，由五志过极，皆为热甚故也。俗云风者，言末而忘其本也。东垣曰：中风者，非外来风邪，乃本气病也。凡人年逾四旬气衰之际，或因忧喜忿怒伤其气者，多有此疾，壮岁之时无有也。若肥盛则间有之，亦是形盛气衰而如此。彦修曰：西北气寒为风所中，诚有之矣。东南气温而地多湿，有风病者非风也。皆湿土生痰，痰生热，热生风也。三子之论，河间主乎火，东垣主乎气，彦修主于湿，反以风为虚象，而大异于昔人矣。吁，昔人也，三子也，果孰是欤，果孰非欤？以三子为是，昔人为非，则三子未出之前，固有从昔人而治愈者矣。以昔人为是，三子为非，则三子已出之后，亦有从三子而治愈者矣。故不善读其书者，往往致乱。以予观之，昔人三子之论，皆不可偏废。但三子以相类中风之病，视为中风而立论，故使后人狐疑而不能决。殊不知因于风者，真中风也。因于火、因于气、因于湿者，类中风，而非中风也。三子所论者，自是因火、因气、因湿而为暴病、暴死之证，与风何相干哉？如内经所谓，三阴三阳发病为偏枯痿易，四肢不举，亦未尝必因于风而后能也。夫风火气湿之殊，望闻问切之异，岂无所辨乎？辨之为风，则从昔人以治，辨之为火气湿，则从三子以治。

如此，庶乎析理明，而用法当矣。唯其以因火、因气、因湿之证，强因风而合论之。所以真伪不分，而名实相紊。若以因火、因气、因湿证分出之，则真中风病彰矣。所谓西北有中风东南无中风者，其然欤，否欤？

（十五）张景岳（首论非风，积损所致）

1. 医家简介

张景岳（1563~1640），又名张介宾，字会卿，别号通一子，明末会稽（今浙江绍兴）人，是明代杰出的医学家，为温补学派的代表人物。相关著作有《类经》《类经图翼》《类经附翼》《质疑录》《景岳全书》等。

2. 主要学术思想和主张

张景岳在继承刘河间、李东垣、朱丹溪、王安道等医家的学术思想的同时，完全摒弃了外风的观点，认为外风可以导致伤寒表虚证、痹证、风厥、风痉、酒风等，但中风病绝非外风引起，而为内风所引起，所谓"属风"者是也。他是从内风治疗中风病的第一人。

3. 名论医话

风有真风、类风，不可不辨。凡风寒之中于外者，乃为风邪。如《九宫八风》篇之风占病候，《岁露论》之虚风实风，《金匮真言论》之四时风证，《风论》之脏腑中风，《玉机真脏论》之风痹、风瘅、痹论，《贼风》篇之风邪为痹，《疟论》《岁露论》之疟生于风，《评热病论》之风厥、劳风，《骨空论》之大风，《热病》篇之风痉，《病能论》之酒风，《咳论》之感寒咳嗽，是皆外感风邪之病也。其有不由外感而亦各为风者，如病机所云：诸暴强直，皆属于风；诸风掉眩，皆属于肝之类。是皆属风而实非外中之风也。

何以见之？盖有所中者谓之中，无所中者谓之属。夫既无所中，何谓之属？此以五运之气，各有所主。如诸湿肿满，皆属于脾；诸寒收引，皆属于肾，是皆以所属为言，而风之属于肝者，即此谓也。盖肝为东方之脏，其藏血，其主风，肝病则血病而筋失所养，筋病则掉眩强直之类无所不至，而属风之证百出，此所谓皆属于肝，亦皆属于风也。夫中于风者，即真风也；属于风者，即木邪也。真风者，外感之表证也；属风者，内伤之里证也，即厥逆内夺之属也。

夫曰中曰属，此在《黄帝内经》固已显然，各有所谓。即如年辰之属鼠属牛，岂即为牛为鼠乎？而后世不能明辨，遂致方论混传，表里误治。千古之弊，莫此为甚。第在《黄帝内经》则原无真中、类中之分，而王安道始有此论，予甚善之。第惜其辨有未尽，故复述之，以详其说。凡欲明此义者，但当于中风、属风、表证、里证四者之间。默而思之，当自见其真矣。

据东垣、河间之说，若有同者，若有异者。如云中腑中脏，本皆同也。而东垣又云中血脉，则稍异矣。又如续命汤，在河间则以治腑病，东垣则以治血脉；三化汤在河间用以治中脏，而东垣用以治中腑，则又异矣。此或因证施治，各有所宜，姑无论也。再如河间曰：此非肝木之风，亦非外中于风。东垣亦曰：非外来风邪，乃本气自病也。夫皆曰非风，而又皆曰中腑中脏，不知所中者为何物，则分明又指为风矣。夫既曰将息失宜，又曰气衰所致，本皆言其虚也。而治法皆用汗下，则分明又作实邪矣。此等名目混乱，泾渭不分，若曰是，若曰非，而含糊于可否之间，因致后学茫然莫知所宗。正以议论日多，不得其要，反滋千古疑窦，深可慨也。至若续命、三化等汤，恐亦非神衰形坏之人所能堪者。故凡读书稽古之士，宜加精究。勿谓古人之法如此，便可执而混用。

按历代相传治中风之方，皆以续命等汤为主。考其所自，则始于《金匮要略》附方中有《古今录验》续命汤，然此必宋时校正之所增，而非仲景本方也。此自隋唐以来，则孙氏《千金方》乃有小续命、大续命、西州续命、排风等汤，故后世宗之，无不以此为中风主治矣。夫续命汤以麻黄为君，而以姜、桂并用，本发散外邪之佳方也。至小续命、大续命、西州续命等汤，则复加黄芩以兼桂、附，虽曰相制，而水火冰炭，道本不同，即有神妙，终非余之心亡服者。其他无论，独怪乎河间、东垣、丹溪三子者，既于中风门皆言此病非风矣，而何于本门皆首列小续命汤，而附以加减之法。曰：无汗畏寒，麻黄续命汤；有汗恶风无热，桂枝续命汤；有汗身热不畏寒，白虎续命汤；有汗身热不恶风，葛根续命汤；无汗身凉，附子续命汤。若此诸法，但用治外感则可，用治内伤则不可。而三子之卷卷不舍者，皆此数方，又何前后之言不相应耶？再如大秦艽等汤，在《机要》《发明》俱云：治中风外无六经之形证，内无便溺之阻隔。如是血弱不能养筋，宜养血而筋自荣，以大秦艽汤，羌活愈风汤主之。夫秦艽汤虽有补血之药，而寒散之剂居其半。夫既无六经之外邪，而用散何为也？既无阻隔之火邪，而用寒何为也？寒散既多，又果能养血气而壮筋骨乎？秦艽汤且不可，愈风汤则尤其不可者也。吾不知用此法者，果出何意？

非风一证，实时人所谓中风症也。此证多见猝倒，猝倒多由昏愦。本皆内伤积损颓败而然，原非外感风寒所致。而古今相传，咸以中风名之，其误甚矣。故余欲易去中风二字，而拟名类风，又欲拟名属风。然类风、属风，仍与风字相近，恐后人不解，仍尔模糊，故单用河间、东垣之意，竟以非风名之。庶乎使人易晓，而知其本非风证矣。

凡非风猝倒等症，无非气脱而然。何也？盖人之生死，全由乎气，气聚则生，气散则死。凡病此者，多以素不能慎，或七情内伤，或酒色过度，先伤五脏之真阴，此致病之本也。

再或内外劳伤，复有所触，以损一时之元气，或以年力衰迈，气血将离，则积损为颓，此发病之因也。盖其阴亏于前，而阳伤于后，阴陷于下，而阳乏于上，以致阴阳相失，精气不交，所以忽而昏愦，猝然仆倒，此非阳气暴脱之候乎。故其为病而忽为汗出者，营卫之气脱也。或为遗尿者，命门之气脱也。或口开不合者，阳明经气之脱也。或口角流涎者，太阴脏气之脱也。或四肢瘫软者，肝脾之气败也。或昏倦无知、语言不出者，神败于心，精败于肾也。凡此皆冲任气脱，形神俱败而然，故必于中年之后，乃有此证。

何今人见此，无不指为风痰而治从消散。不知风中于外，痰郁于中，皆实邪也。而实邪为病，何遽令人暴绝若此？且既绝如此，尚堪几多消散？而人不能悟，良可哀也。观东垣云：气衰者多有此疾，诚知要之言也。奈后人不明其说，但以东垣为主气。又岂知气之为义乎？故凡治猝倒、昏沉等症，若无痰气阻塞，必须以大剂参、附峻补元气。以先其急，随用地黄、当归、甘杞之类，填补真阴，以培其本。盖精即气之根，气生于下，即向生之气也。经曰：精化为气，即此之谓。舍是之外，他无实济之术矣。虽然，夫以养生失道而病令至此，败坏可知，犹望复全，诚非易也。第治得其法，犹可望其来复，若误治之，则何堪再误哉。

凡非风证未有不因表里俱虚而病者也，外病者病在经，内病者病在脏。治此之法，只当以培补元气为主。若无兼证，亦不宜攻补兼施，徒致无益。盖其形体之坏，神志之乱，皆根本伤败之病，何邪之有？能复其元，则庶乎可望其愈。

初病猝倒，危急不醒，但察其有无死证。如无死证，而形气不脱，又无痰气，但扶定掐其人中，自当渐醒，或以白汤、姜汤徐徐灌之，亦可待其苏醒，然后查证治之。若无痰无气，而息微色白，脉弱暴脱者，急以独参汤或淡姜汤灌之俱可。若其有痰甚者，以前治痰法吐之；其痰不甚者，或以白汤调抱龙丸一丸，以暂开其痰，无痰声者不可用。若因气厥昏沉而气壅喘满，气闭不醒者，则用淡姜汤调苏合丸一丸，以暂开其气。若气不壅满者不可用。

其有久之不醒，或牙关不能开者，则以半夏或牙皂、细辛之类为末，少许吹入鼻中。有嚏者可治，无嚏者不可治；或以皂荚为末，捻纸烧烟冲入鼻中亦可。

人于中年之后，多有此证，其衰可知。经云：人年四十而阴气自半，正以阴虚为言也。夫人生于阳而根于阴，根本衰则人必病，根本败则人必危矣。所谓根本者，即真阴也。

人知阴虚唯一，而不知阴虚有二。如阴中之水虚，则多热多燥，而病在精血；阴中之火虚，则多寒多滞，而病在神气。若水火俱伤，则形神俱弊，难为力矣。火虚者，宜大补元煎、右归饮、右归丸、八味地黄丸之类主之，庶可以益火之源；水虚者，宜左归饮、左归丸、六味地黄丸之类主之，庶可以壮水之主；若气血俱虚，速宜以大补元煎之类，悉力挽回，庶可疗也。凡多热多火者忌辛温，及参、术、姜、桂之类，皆不宜轻用；多寒多湿者忌清凉，如生地、芍药、麦冬、石斛之类，皆非所宜。若气虚猝倒，别无痰火气实等证，而或者妄言中风，遂用牛黄丸、苏合丸之类再散其气，则不可救矣。

非风有火盛而病者，即阳证也。火甚者，宜专治其火，以徙薪饮、抽薪饮、白虎汤之类酌而用之；火微者，宜兼补其阴，以一阴煎、二阴煎或加减一阴煎之类主之。凡治火之法，但使火去六七，即当调治其本。然阳盛者阴必病，故治热必从血分。甚者用苦寒，微者用甘凉，欲其从乎阴也。

非风有寒盛而病者，即阴证也，专宜益火。寒微者，宜温胃饮、八味地黄丸之类主之；寒甚者，宜右归饮、回阳饮、理中汤、四逆汤之类主之。然寒胜者阳必病，故治寒之法，必从气分而从乎阳也。如阳脱寒甚者，仍宜灸关元、气海、神阙以回其阳气。

非风眩晕，掉摇惑乱者，总由气虚于上而然。经曰：上气不足，脑为之不满，头为之苦倾，目为之苦眩。又曰：上虚则眩，此明训也。凡微觉此证，即当以五福饮之类培其中气；虚甚者，即宜用大补元煎，或十全大补汤之类治之。否则，猝倒之渐所由至也。丹溪曰：无痰不作运。岂眩晕者必皆痰证耶？此言最为不妥，别有详义，见眩晕门。

非风麻木不仁等症，因其血气不至，所以不知痛痒。盖气虚则麻，血虚则木，麻木不已，则偏枯痿废渐渐至日增，此魄虚之候也。经曰：痱之为病，身无痛者，四肢不收，智乱不甚。其言微知，可治；甚则不能言，不可治也。此即其类，而但有微甚之辨耳。又经曰：营气虚则不仁，卫气虚则不用，营卫俱虚，则不仁且不用，肉如故也。人身与志不相有曰死，亦此类也。故凡遇此证，只宜培养血气，勿得误认为痰。

夏月猝倒，忽患非风抽搐等症，此火克金，热伤气而然，即今人之所谓暑风也。气虚者宜用参，或十味香薷饮亦可。若水不制火而多烦渴者，宜生脉散，或人参竹叶石膏汤。若火独盛者，宜瓜水绿豆饮，或用芩连之属，暂解其热。若单由伤气而无火者，宜独参汤，或四君子汤。若伏阴在内，而阳虚气脱者，必用附子理中汤，或六味回阳饮之类，放胆用之。勿谓夏月忌温热，此不达之言也。

肥人多有非风之证，以肥人多气虚也。何以肥人反多气虚？盖人之形体，骨为君也，肉为臣也。肥人者，柔胜于刚，阴胜于阳者也。且肉以血成，总皆阴类，故肥人多有气虚之证。然肥人多湿多滞，故气道多有不利。若果痰气壅滞，则不得不先为清利，宜于前治痰之法随宜暂用。若无痰而气脱猝倒者，必宜四君、六君，或十全大补汤、大补元煎之类主之。

非风烦热自汗，小水不利者，不可以药利之。盖津液外泄，小水必少，若再用渗利，则阴水愈竭，无以制火，而躁烦益甚，但使热退汗止，则小水自利也。况自汗者多属阳明之证，亦忌利小便。宜生脉散、一阴煎之类主之，火甚者，宜加减一阴煎。

非风遗尿者，由肾气之虚脱也，最为危症。宜参、归、术之类补之是矣。然必命门火衰，所以不能收摄，其有甚者，非加桂、附，终无济也。

尸厥、酒厥、痰厥、气厥、血厥之属，今人皆谓之中风，而不知总属非风也，俱详后厥逆本门。

二、近现代名医治疗中风病名论及验案

（一）张锡纯（镇肝熄风，多为头痛）

1.医家简介

张锡纯（1860~1933），字寿甫，祖籍山东诸城，河北省盐山县人。中西医汇通学派的代表人物之一，近现代中国中医学界的医学泰斗，被誉为"医学实验派大师"。相关著作有《医学衷中参西录》。

2. 主要学术思想和主张

张锡纯是中西医汇通派的主要人物之一，他主张衷中参西，以中为主，且勇于创新，自创方剂甚多。对药物、方证注重反复实验，反对空谈。

张锡纯不排除有真中风的可能，并主张类中风当分为脑充血与脑贫血两种类型，治疗上主张用镇肝熄风、补气活血两大法为主，为后世治疗类中风，尤其是脑充血引起的头痛奠定了基础。

3. 名论医话

脑充血病之说倡自西人，而浅见者流恒讥中医不知此病，其人盖生平未见《黄帝内经》者也。尝读《黄帝内经》至调经论，有谓"血之与气，并走于上，则为大厥，厥则暴死，气反则生，不反则死"云云，非即西人所谓脑充血之证乎？所有异者，西人但言充血，《黄帝内经》则谓血之与气并走于上。盖血必随气上升，此为一定之理。而西人论病皆得之剖解之余，是以但见血充脑中，而不知辅以理想以深究病源，故但名为脑充血也。至《黄帝内经》所谓"气反则生，不反则死"者，盖谓此证幸有转机，其气上行之极，复反而下行，脑中所充之血应亦随之下行，故其人可生；若其气上行不反，升而愈升，血亦随之充而愈充，脑中血管可至破裂，所以其人死也。又《黄帝内经》厥论篇谓"巨阳之厥则肿首，头重不能行，发为眩仆""阳明之厥，面赤而热，妄言妄见""少阳之厥，则暴聋颊肿而热"，诸现象皆脑充血证也。推之秦越人治虢太子尸厥，谓"上有绝阳之络，下有破阴之纽"者，亦脑充血证也。特是古人立言简括，恒但详究病源，而不细论治法。然既洞悉致病之由，即自拟治法不难也。愚生平所治此证甚多，其治愈者，大抵皆脑充血之轻者，不至血管破裂也。

脑贫血者，其脑中血液不足，与脑充血之病正相反也。其人常觉头重目眩，精神昏愦，或面黄唇白，或呼吸短气，或心中怔忡。其头与目或间有作疼之时，然不若脑充血者之胀疼，似因有收缩之感觉而作疼。其剧者亦可猝然昏仆，肢体颓废或偏枯。其脉象微弱，或至数兼迟。西人但谓脑中血少，不能荣养脑筋，以致脑失其司知觉、司运动之功能。然此证但用补血之品，必不能愈。《黄帝内经》则谓"上气不足，脑为之不满"，此二语实能发明脑贫血之原因，并已发明脑贫血之治法。盖血生于心，上输于脑（心有四血脉管通脑），然血不能自输于脑也。《黄帝内经》之论宗气也，谓宗气积于胸中，以贯心脉，而行呼吸，由此知胸中宗气，不但为呼吸之中枢，而由心输脑之血脉管亦以之为中枢。今合《黄帝内经》两处之文参之，知所谓上气者，即宗气上升之气也。所谓上气不足脑为之不满者，即宗气不能贯心脉以助之上升，则脑中气血皆不足也。然血有形而气无形，西人论病皆从实验而得，故言血而不言气也。因此知脑贫血治法固当滋补其血，尤当峻补其胸中宗气，以助其血上行。持此以论古方，则补血汤重用黄芪以补气，少用当归以补血者，可为治脑贫血之方矣。

4. 验方效方

（1）搜风汤

防风六钱、真辽人参四钱（另炖同服，贫者可用野台参七钱代之，高丽参不宜用）、清半夏三钱、生石膏八钱、僵蚕二钱、霜饼五钱（冲服）、麝香一分（药汁送服）。治中风。

（2）熄风汤

人参五钱、代赭石五钱（煅研）、大熟地一两、山茱萸六钱（去净核）、生杭芍四钱、乌附子一钱、龙骨五钱（生捣）、牡蛎五钱（生捣）。治类中风。

（3）镇肝熄风汤

怀牛膝一两、生赭石一两（轧细）、生龙骨五钱（捣碎）、生牡蛎五钱（捣碎）、生龟板五钱（捣碎）、生杭芍五钱、玄参五钱、天冬五钱、川楝子二钱（捣碎）、生麦芽二钱、茵陈二钱、甘草一钱半。心中热甚者，加生石膏一两；痰多者，加胆南星二钱；尺脉重按虚者，加熟地黄八钱、净茱萸五钱；大便不实者，去龟板、代赭石，加赤石脂（喻嘉言谓石脂可代赭石）一两。

治内中风症（亦名类中风，即西人所谓脑充血症），其脉弦长有力（即西医所谓血压过高），或上盛下虚，头目时常眩晕，或脑中时常作疼发热，或目胀耳鸣，或心中烦热，或时常噫气，或肢体渐觉不利，或口眼渐形㖞斜，或面色如醉，甚或眩晕，至于颠仆，昏不知人，移时始醒，或醒后不能复原，精神短少，或肢体萎废，或成偏枯。

（4）加味补血汤

生黄芪一两、当归五钱、龙眼肉五钱、真鹿角胶三钱（另炖同服）、丹参三钱、明乳香三钱、明没药三钱、甘松二钱。服之觉热者，酌加天花粉、天冬各数钱。觉发闷者，加生鸡内金一钱半或二钱。服数剂后，若不甚见效，可用所煎药汤送服麝香二厘（取其香能通窍），或真冰片斗半分亦可。若服后仍无甚效，可用药汤送制好马钱子二分。

治身形软弱，肢体渐觉不遂，或头重目眩，或神昏健忘，或觉脑际紧缩作疼。甚或昏仆移时苏醒致成偏枯，或全身萎废，脉象迟弱，内中风症之偏虚寒者（肝过盛生风，肝极亦可生风），此即西人所谓脑贫血病也。久服此汤当愈。

（5）建瓴汤

生怀山药一两、怀牛膝一两、生代赭石八钱（轧细）、生龙骨六钱（捣细）、生牡蛎六钱（捣细）、生怀地黄六钱、生杭芍四钱、柏子仁四钱。磨取铁锈浓水以之煎药。

方中代赭石必一面点点有凸，一面点点有凹，生轧细用之方效。若大便不实者去代赭石，加建莲子三钱（去心）。若畏凉者，以熟地易生地。治脑充血。

（6）干颓汤

生黄芪五两、当归一两、枸杞子一两、净杭山萸萸一两、生明乳香三钱、生明没药三钱、真鹿角胶六钱（捣碎）。先将黄芪煎十余沸，去渣；再将当归、枸杞子、山萸萸、乳香、没药入汤同煎十余沸，去渣，入鹿角胶末融化，取汤两大盅，分两次温饮下。治肢体痿废，或偏枯，脉象极微细无力者。

（7）补脑振萎汤

生地黄二两、当归八钱、龙眼肉八钱、杭山萸萸五钱、胡桃肉五钱、䗪虫三枚（大者）、地龙三钱（去净土）、生乳香三钱、生没药三钱、鹿角胶六钱、制马钱子三分（末）。上药十一味，用前九味煎汤两盅半，去渣，将鹿角胶入汤内融化，分两次送服制马钱子末一分五厘。治肢体痿废偏枯，脉象极微细无力，服药久不愈者。

5. 精选案例

（1）案 1

孙聘卿，年四十六岁，业商，得脑充血症遂至偏枯。

病因：禀性褊急，又兼处境不顺，恒触动肝火致得斯症。

证候：未病之先恒觉头疼，时常眩晕。一日又遇事有拂意，遂忽然昏倒，移时醒后，左手足皆不能动，并其半身皆麻木，言语謇涩。延医服药十余月，手略能动，其五指则握而不伸，足可任地而不能行步，言语仍然謇涩，又服药数月病仍如故。诊其脉左右皆弦硬，右部似尤甚，知虽服药年余，脑充血之病犹未除也。问其心中发热乎？脑中有时觉疼乎？答曰：心中有时觉有热上冲过胃口，其热再上升则脑中可作疼，然不若病初得时脑疼之剧也。问其大便两三日一行，症脉相参，其脑中犹病充血无疑。

诊断：按此证初得，不但脑充血实兼脑出血也。其溢出之血，着于左边司运动之神经，则右半身痿废；着于右边司运动之神经，则左半身痿废，此乃交叉神经以互司其身之左右也。想其得病之初，脉象之弦硬，此时犹剧，是以头疼眩晕由充血之极而至于溢血，因溢血而至于残废也。即现时之症脉详参，其脑中溢血之病想早就愈，而脑充血之病根确未除也。宜注意治其脑充血，而以通经活络之药辅之。

处方：生怀山药一两、生怀生地一两、生赭石八钱（轧细）、怀牛膝八钱、生杭芍六钱、柏子仁四钱（炒，捣）、白术三钱（炒）、滴乳香三钱、茵陈一钱。共煎汤一大盅，调服。

二诊：将药连服七剂，脑中已不作疼，心中间有微热之时，其左半身自觉肌肉松活，不若从前之麻木，言语之謇涩稍愈，大便较前通顺，脉之弦硬已愈十之七八，拟再注意治其左手足之痿废。

处方：生黄芪五钱、天花粉八钱、生赭石六钱（轧细）、怀牛膝五钱、滴乳香四钱、明没药四钱、当归三钱、丝瓜络三钱、土鳖虫四大个（捣）、地龙二钱（去土）。共煎汤一大盅，温服。

三诊：将药连服三十余剂（随时略有加减），其左手之不伸者已能伸，左足之不能迈步者今已举足能行矣。患者问从此再多多服药可能复原否？答曰：此病若初得即治，服药四十余即能脱然，今已迟延年余，虽服数百剂亦不能保痊愈，因关节经络之间瘀滞已久也。然再多服数十剂，仍可见愈，遂即原方略为加减，再设法以动其神经，补助其神经当更有效。

处方：生黄芪六钱、天花粉八钱、生赭石六钱（轧细）、怀牛膝五钱、滴乳香四钱、明没药四钱、当归三钱、土鳖虫四大个（捣）、地龙二钱（去土）、真鹿角胶二钱（轧细）、广三七二钱（轧细）、制马钱子三分（末）。药共十二味，先将前九味共煎汤一大盅，送服后三味各一半，至煎渣再服时，仍送服其余一半。

效果：将药又连服三十余剂，手足之举动较前便利，言语之謇涩亦大见愈，可勉强出门做事矣。遂俾停服汤药，日用生怀山药细末煮作茶汤，调以白糖令其适口，送服黄色生鸡内金细末三分许，当点心用之，以善其后。此欲用山药以补益气血，少加鸡内金以化瘀滞也。

（2）案2

又尝治一媪，年过七旬，陡然左半身痿废。其左脉弦硬而大，有外越欲散之势，投以镇肝熄风汤（西法左半痿废，当右脉有力，然间有脉有力与痿废皆在一边者），又加净山茱萸一两，一剂而愈。

（3）案3

又在奉天曾治一妇人，年近三旬，因夏令夜寝当窗，为风所袭，遂觉半身麻木，其麻木之边，肌肤消瘦，浸至其一边手足不遂，将成偏枯。其脉左部如常，右部则微弱无力，而麻木之边适在右。此因风袭经络，致其经络闭塞不相贯通也。不早祛其风，久将致痿废。为疏方：生黄芪二两（用黄芪者为其能去大风，《本经》有明文也），当归八钱（用当归者取其血活风自去也），羌活、知母、乳香、没药各四钱，全蝎二钱，全蜈蚣三条。煎服一剂即见轻，又服数剂痊愈。此中风能成痿废之明证也。

（4）案4

又在本邑治一媪，年五旬，于仲冬之时忽然昏倒不知人，其胸中似有痰涎，大碍呼吸。诊其脉，微细欲无，且甚迟缓。其家人谓其平素常觉心中发凉，咳吐黏涎。知其胸中素有寒饮，又感冬日严寒之气，其寒饮愈凝结堵塞也。急用胡椒三钱捣碎，煎两三沸，取浓汁多半杯灌下，呼吸顿形顺利。继用干姜六钱，桂枝尖、当归各三钱，连服三剂，可作呻吟，肢体渐能运动，而左手足仍不能动。继治以助气消痰活络之剂，左手足亦渐复旧。此痰瘀能成痿废之明证也。

（5）案5

于氏妇，年二十二岁，得脑充血头疼证。

病因：其月信素日短少不调，大便燥结，非服降药不下行，浸至脏腑气化有升无降，因成斯证。

证候：头疼甚剧，恒至夜不能眠，心中常觉发热，偶动肝火即发眩晕，胃中饮食恒停滞不消，大便六七日不行，必须服通下药始行。其脉弦细有力而长，左右皆然，每分钟八十至，延医历久无效。

诊断：此因阴分亏损，下焦气化不能固摄，冲气遂挟胃气上逆，而肝脏亦因阴分亏损水不滋木，致所寄之相火妄动，恒助肝气上冲。由斯脏腑之气化有升无降，而自心注脑之血为上升之气化所迫，遂至充塞于脑中血管而作疼作晕也。其饮食不消大便不行者，因冲胃之气皆逆也；其月信不调且短少者，因冲为血海，肝为冲任行气，脾胃又为生血之源，诸经皆失其常司，是以月信不调且少也。《黄帝内经》谓"血菀（同郁）于上，使人薄厥"，言为上升之气血逼薄而厥也。此证不急治则薄厥将成，宜急治以降胃、镇冲、平肝之剂，再以滋补真阴之药辅之，庶可转上升之气血下行不成薄厥也。

处方：生赭石一两（轧细）、怀牛膝一两、生怀地黄一两、大枸杞子八钱、生怀山药六钱、生杭芍五钱、生龙齿五钱（捣碎）、生石决明五钱（捣碎）、天冬五钱、生鸡内金二钱（捣碎）、苏子二钱（炒，捣）、茵陈一钱半、甘草一钱半。共煎汤一大盅，温服。

二诊：将药连服四剂，诸病皆见轻，脉象亦稍见柔和。惟大便六日仍未通行，因思此证必先使其大便如常，则病始可愈，拟将赭石加重，再将余药略为加减以通其大便。

处方：生赭石一两半（轧细）、怀牛膝一两、天冬一两、黑芝麻八钱（炒捣）、大枸杞子八钱、生杭芍五钱、生龙齿五钱（捣碎）、生石决明五钱（捣碎）、苏子三钱（炒捣）、生鸡内金一钱半（捣碎）、甘草一钱半、净柿霜五钱。药共十二味，将前十一味煎汤一大盅，入柿霜融化温服。

三诊：将药连服五剂，大便间日一行，诸症皆愈十之八九，月信适来，仍不甚多，脉象仍有弦硬之意，知其真阴犹未充足也。当即原方略为加减，再加滋阴生血之品。

处方：生赭石一两（轧细）、怀牛膝八钱、大枸杞子八钱、龙眼肉六钱、生怀地黄六钱、当归五钱、玄参四钱、沙参四钱、生怀山药四钱、生杭芍四钱、生鸡内金一钱（捣碎）、甘草二钱、生姜三钱、大枣三枚（掰开）。共煎汤一大盅，温服。

效果：将药连服四剂后，心中已分毫不觉热，脉象亦大见和平，大便日行一次，遂去方中玄参、沙参，生赭石改用八钱，生怀山药改用六钱，俾多服数剂。以善其后。

（6）案6

李氏妇，年过三旬，得脑充血头疼证。

病因：禀性褊急，家务劳心，常起暗火，因得斯证。

证候：其头疼或左或右，或左右皆疼，剧时至作呻吟。心中常常发热，时或烦躁，间有眩晕之时，其大便燥结非服通下药不行。其脉左右皆弦硬而长，重诊甚实，经中西医诊治二年，毫无功效。

诊断：其左脉弦硬而长者，肝胆之火上升也；其右脉弦硬而长者，胃气不降而逆行，又兼冲气上冲也。究之，左右脉皆弦硬，实亦阴分有亏损也。因其脏腑之气化有升无降，则血随气升者过多，遂至充塞于脑部，排挤其脑中之血管而作疼，此《黄帝内经》所谓血之与气，并走于上之厥证也。亦即西人所谓脑充血之证也。其大便燥结不行者，因胃气不降，失其传送之职也。其心中发烦躁者，因肝胃之火上升也。其头部间或眩晕者，因脑部充血过甚，有碍于神经也。此宜清其脏腑之热，滋其脏腑之阴，更降其脏腑之气，以引脑部所充之血下行，方能治愈。

处方：生赭石一两半（轧细）、怀牛膝一两、生怀山药六钱、生怀地黄六钱、天冬六钱、玄参五钱、生杭芍五钱、生龙齿五钱（捣碎）、生石决明五钱（捣碎）、茵陈一钱半、甘草一钱半。共煎汤一大盅，温服。

方解：赭石为铁氧化合，其质重坠下行，能降胃平肝镇安冲气；其下行之力，又善通大便燥结而毫无开破之弊。方中重用两半者，因此证大便燥结过甚，非服药不能通下也。盖大便不通，是以胃气不下降，而肝火之上升，冲气之上冲，又多因胃气不降而增剧。是治此证者，当以通其大便为要务，迨服药至大便自然通顺时，则病愈过半矣。牛膝为治腿疾要药，以其能引气血下行也。而《名医别录》及《千金翼方》，皆谓其除脑中痛，盖以其能引气血下行，即可轻减脑中之充血也。愚生平治此等证必此二药并用，而又皆重用之。用玄参、天冬、芍药者，取其既善退热兼能滋阴也。用生龙齿、生石决明者，以其皆为肝家之药，其性皆能敛戢肝火，镇熄肝风，以缓其上升之势也。用生山药、甘草者，以二药皆善和胃，能调和金石之药与胃相宜，犹白虎汤用甘草、粳米之义，而生山药且善滋阴，甘草亦善缓肝也。用茵陈者，因肝为将军之官，其性刚果，且中寄相火，若但用药平之镇之，恒至起反动之力，茵陈为青蒿之嫩者，禀少阳初生之气（春日发生最早），与肝木同气相求，最能将顺肝木之性，且又善泻肝热，李氏《本草纲目》谓善治头痛，是不但将顺肝木之性使不至反动，且又为清凉脑部之要药也。请药汇集为方，久服之自有殊效。

二诊：将药连服二十余剂（其中随时略有加减），头已不疼，惟夜失眠时则仍疼，心中发热、烦躁皆无，亦不复作眩晕，大便届时自行，无须再服通药，脉象较前平和而仍有弦硬之意，此宜注意滋其真阴以除病根。

处方：生赭石一两（轧细）、怀牛膝八钱、生怀山药八钱、生怀地黄八钱、玄参六钱、大枸杞子六钱、净萸肉五钱、生杭芍四钱、柏子仁四钱、生麦芽三钱、甘草二钱。共煎汤一大盅，温服。方中用麦芽者，借以宣通诸药之滞腻也。且麦芽生用原善调和肝气，亦犹前方用茵陈之义也。

效果：将药又连服二十余剂（亦随日时略有加减），病遂痊愈，脉象亦平和如常矣。

（二）丁甘仁（或内或外，用药轻灵）

1. 医家简介

丁甘仁（1866~1926），名泽周。江苏省（今常州市武进区）孟河镇人，家世业医。丁甘仁初拜圩塘马清文为师，又从业于名医马培之，兼收并蓄马培之内科、外科（包括喉科）之长。丁氏行医之时烂喉丹痧流行猖獗，其亲身诊治万余人，积累了丰富的经验。相关著作有《丁甘仁医案》《喉痧证治概要》等。

2. 主要学术思想和主张

其治法融汇伤寒、温病学说之长，用药轻灵，以轻去实。丁氏兼通内、外喉科，医疗风格以"和""缓"为特色。丁氏学派在江南医界颇有影响。

丁甘仁分真中风与类中风来论治中风病，真中风主张使用小续命汤等祛风散寒经典方剂论治，类中风则认同叶天士等前人的观点，以平肝潜阳、补肾柔肝、化痰开窍等法论治，值得后人效法。

3. 精选案例

（1）案 1

罗左，年甫半百，阳气早亏，贼风入中经腧，营卫闭塞不行，陡然跌仆成中，舌强不语，神识似明似昧，嗜卧不醒，右手足不用。风性上升，痰湿随之，阻于廉泉，堵塞神明也。脉象尺部沉细，寸关弦紧而滑，苔白腻，阴霾弥漫，阳不用事，幸小溲未遗，肾气尚固，未至骤见脱象，亦云幸矣。急拟仲景小续命汤加减，助阳祛风，开其痹塞，运中涤痰，而通络道，冀望应手，始有转机。

处方：净麻黄四分、熟附片一钱、川桂枝八分、生甘草六分、全当归三钱、川芎八分、姜半夏三钱、光杏仁三钱、生姜汁一钱（冲服）、淡竹沥一两（冲服）。另再造丸（去壳研细末化服，一粒）。

二诊：两进小续命汤，神识稍清，嗜寐渐减，佳兆也。而舌强不能言语，右手足不用，脉息尺部沉细，寸关弦紧稍和，苔薄腻。阳气本虚，藩篱不固，贼风中经，经腧闭塞，痰湿稽留，宗气不得分布，故右手足不用也。肾脉络舌本，脾脉络舌旁，痰阻心脾之络，故舌强不能言，灵机堵塞也。虽见小效，尚不敢有恃无恐，再拟维阳气以祛邪风，涤痰浊而通络道，务力前进，以观后效。

处方：熟附片一钱、云茯苓三钱、川桂枝八分、姜半夏二钱、生甘草六分、枳实炭一钱、全当归二钱、光杏仁三钱、大川芎八分、炙僵蚕二钱、生姜汁一钱（冲）、淡竹沥一两（冲）。

三诊：又服三剂，神识较清，嗜寐大减，略能言语，阳气有流行之机，浊痰有克化之渐，是应手也。惟右手足依然不用，腑气六七日不行。苔腻，脉弦紧渐和，尺部沉细，肾阳早亏，宗气不得分布，腑中之浊垢，须阳气通，而后能下达，经腑之邪风，必正气旺，始托之外出。仍拟助阳益气，以祛邪风，通胃涤痰，而下浊垢，腑气以下行为顺，通腑亦不可缓也。

处方：生黄芪三钱、桂枝八分、附子一钱、生甘草五分、当归三钱、川芎八分、云茯苓三钱、风化硝五分、全瓜蒌三钱、枳实炭一钱、淡苁蓉三钱、半硫丸一钱五分（吞服）。

四诊：腑气已通，浊垢得以下行，神识已清，舌强，言语未能自如，右手足依然不用，脉弦紧转和，尺部沉细，阳气衰弱之体，风为百病之长，阴虚之邪风，即寒中之动气，阳气旺一分，邪风去一分。湿痰盘踞，亦藉阳气充足，始能克化。经所谓阳气者，若天与日，失其所则折寿而不彰，理有信然。仍助阳气以祛邪风，化湿痰而通络道，循序渐进，自获效果。

处方：生黄芪五钱、生白术二钱、生甘草五分、熟附子一钱、桂枝八分、全当归三钱、川芎八分、姜半夏三钱、西秦艽二钱、怀牛膝二钱、嫩桑枝三钱、指迷茯苓丸五钱（包煎）。

服前方，诸恙见轻，仍守原法扩充。

生黄芪用至八钱，间日用鹿茸二分，研细末，饭为丸，陈酒吞服，大活络丹，每五日服一粒，去壳研末，陈酒化服，共服六十余剂，舌能言，手能握，足能履。接服膏滋方，药味与煎药仿佛，以善其后。

（2）案2

沈左，年逾古稀，气阴早衰于未病之先，旧有头痛目疾，今日陡然跌仆成中，舌强不语，人事不省，左手足不用。舌质灰红，脉象尺部沉弱，寸关弦滑而数，按之而劲。良由水亏不能涵木，内风上旋，挟素蕴之痰热，蒙蔽清窍，堵塞神明出入之路，致不省人事，痰热阻于廉泉，为舌强不语，风邪横蹿经腧，则左手足不用。《金匮》云：风中于经，举重不胜，风中于腑，即不识人，此中经兼中腑之重症也。急拟育阴熄风，开窍涤痰，冀望转机为幸。

处方：大麦冬三钱、玄参二钱、羚羊角片八分（先煎汁冲）、仙半夏二钱、川贝母二钱、天竺黄一钱五分、明天麻八分、陈胆星八分、竹茹一钱五分、枳实一钱、全瓜蒌四钱（切）、嫩钩藤三钱（后下）、淡竹沥一两（冲）、生姜汁二滴（冲）、至宝丹一粒（去壳末化服）。

二诊：两投育阴熄风、开窍涤痰之剂，人事渐知，舌强不能言语，左手足不用，脉尺部细弱，寸关弦滑而数，舌灰红。高年营阴亏耗，风自内起，风扰于胃，胃为水谷之海，津液变为痰涎，上阻清窍，横蹿经腧，论恙所由来也，本症阴虚，风烛堪虑！今仿河间地黄饮子加味，滋阴血以熄内风，化痰热而清神明，风平浪静，始可转危为安。

处方：大生地四钱、大麦冬二钱、川石斛三钱、羚羊角片四分（先煎汁冲）、仙半夏二钱、明天麻一钱、左牡蛎四钱（先煎）、川贝母三钱、陈胆星八分、炙远志一钱、九节菖蒲八分、全瓜蒌四钱（切）、嫩钩藤三钱（后下）、淡竹沥一两（冲服）。

三诊：迭进育阴熄风，清热化痰之剂，人事已清，舌能言语謇涩，左手足依然不用。苔色灰红，脉象弦数较静，尺部细弱，内风渐平，阴血难复。津液被火炼而为痰，痰为火之标，火为痰之本，火不清，则痰不化，阴不充，则火不清。经腧枯涩，犹沟渠无水以贯通也。前地黄饮子能获效机，仍守原意进步。然草木功能，非易骤生有情之精血也。

处方：西洋参一钱五分、大麦冬三钱、大生地三钱、川石斛三钱、生左牡蛎四钱（先煎）、煨天麻八分、竹沥半夏二钱、川贝三钱、炙远志一钱、全瓜蒌四钱（切）、鲜竹茹二钱、嫩钩藤三钱（后下）、黑芝麻三钱（研包）。

四诊：神识清，舌强，言语未能自如，腑气行而甚畅，痰热已有下行之势。左手足依然不用，脉弦小而数，津液亏耗，筋无血养，犹树木之偏枯，无滋液以灌溉也。仍议滋下焦之阴，清上焦之热，化中焦之痰，活经腧之血，复方图治，尚可延年。

处方：西洋参一钱五分、大麦冬二钱、大生地三钱、川石斛三钱、生牡蛎四钱（先煎）、仙半夏二钱、川贝母三钱、全瓜蒌四钱（切）、厚杜仲二钱、怀牛膝二钱、西秦艽二钱、嫩桑枝三钱、黑芝麻三钱（研包）。

（3）案3

祁妪，中风延今一载，左手不能招举，左足不能步履，舌根似强，言语謇涩，脉象尺部沉细，寸关濡滑，舌边光、苔薄腻，年逾七旬，气血两亏，邪风入中经腧，营卫闭塞不行，痰阻舌根，故言语謇涩也。书云：气主煦之，血主濡之。今宜益气养血，助阳化痰，兼通络道。冀望阳生阴长，气旺血行，则邪风可去，而湿自化也。

处方：潞党参三钱、生黄芪五钱、生于术二钱、生甘草六分、熟附片八分、川桂枝五分、全当归三钱、大白芍二钱、川芎八分、怀牛膝二钱、杜仲三钱、嫩桑枝四钱、红枣十枚、指迷茯苓丸四钱（包）。

此方服三十剂，诸恙均减，后服膏滋，得以收效。

（4）案4

严左右手足素患麻木，昨日陡然舌强，不能言语，诊脉左细弱，右弦滑，苔前光后腻，此乃气阴本亏，虚风内动，风者善行而数变，故其发病也速。挟痰浊上阻廉泉，横躏络道，营卫闭塞不通，类中根苗显著。经云：邪之所凑，其气必虚。又云：虚处受邪，其病则实。拟益气熄风，化痰通络。

处方：吉林参须一钱（另煎汁冲服）、云茯苓三钱、炙僵蚕三钱、广陈皮一钱、生白术一钱五分、竹节白附子一钱、炙远志肉一钱、黑稆豆衣三钱、竹沥半夏二钱、陈胆南星八分、九节菖蒲八分、姜水炒竹茹一钱五分、嫩钩藤三钱（后下）。

二诊：舌强謇于语言，肢麻难于举动，口干不多饮，舌光绛中后干腻，脉象右细弱，左弦滑，如昨诊状。心开窍于舌，肾脉络舌本，脾脉络舌旁，心肾阴亏，虚风内动，挟痰浊上阻廉泉。先哲云：舌废不能言，足痿不良行，即是暗痱重症。再仿地黄饮子意出入。

处方：大生地三钱，云茯苓三钱，陈胆星八分，九节菖蒲一钱，川石斛三钱，竹沥半夏二钱，川贝、象贝各二钱，炙远志一钱，南沙参三钱，煨天麻八分，炙僵蚕三钱，嫩钩藤三钱（后下）。

三诊：昨投地黄饮子加减，脉症依然，并无进退。昔人云：麻属气虚，木属湿痰。舌强言謇，亦是痰阻舌根之故。肾阴不足是其本，虚风痰热乃是标，标急于本，先治其标，标由本生，缓图其本。以养阴之剂，多能助湿生痰，而化痰之方，又每伤阴劫液，顾此失彼，煞费踌躇，再宜涤痰通络为主，而以养正育阴佐之，为急标缓本之图，作寓守于攻之策，能否有效，再商别途。

处方：南沙参三钱，云茯苓三钱，川贝、象贝各二钱，西秦艽一钱五分，竹沥半夏二钱，炙远志一钱，炙僵蚕三钱，枳实炭一钱，煨天麻八分，广陈皮一钱，陈胆南星八分，嫩钩藤三钱（后下），九节菖蒲一钱，淡竹沥一两（生姜汁两滴同冲服）。

四诊：脉左细滑，右濡数，舌中剥，苔薄腻。诸恙均觉平和，养正涤痰，通利节络，尚属获效，仍宗原法再进一等。

处方：前方去秦艽、枳实，加焦谷芽四钱、指迷茯苓丸四钱（包）。

五诊：舌强言语謇，已见轻减，左手足麻木依然，脉象细滑，舌苔薄腻，投剂合度，仍拟涤痰通络为法。

处方：照前方去煨天麻、焦谷芽、指迷茯苓丸，加生白术二钱、云茯苓三钱、竹节白附子八分。

（5）案5

钟左，类中舌强，不能言语，神识时明时昧。苔薄腻，脉弦小而滑，尺部无神。体丰者，气本虚，湿胜者，痰必盛。气阴两耗，虚风鼓其湿痰，上阻廉泉之窍，症势颇殆，舍熄风潜阳清神涤痰不为功。

处方：生白芍三钱，云茯苓三钱，陈胆星八分，九节菖蒲一钱，滁菊花三钱，煨天麻八分，川贝、象贝各二钱，蛇胆陈皮三分，生石决明一两，竹沥半夏三钱，炙远志一钱，嫩钩藤三钱（后下），淡竹沥一两五钱（生姜汁两滴同冲服）。

（6）案6

钱左，类中风偏左，半体不用，神识虽清，舌强言謇，咬牙嚼齿，牙缝渗血，呃逆频作，舌绛，脉弦小而数。诸风掉眩，皆属于肝，阴分大伤，肝阳化风上扰，肝风鼓火内扇，痰热阻于廉泉之窍，肺胃肃降之令不行，恙势正在险关。勉拟地黄饮子合竹沥饮化裁，挽堕拯危，在此一举。

处方：鲜生地四钱、川石斛三钱、瓜蒌皮二钱、柿蒂十枚、大麦冬二钱、抱茯神三钱、生蛤壳六钱、老枇杷叶四张（去毛包煎）、西洋参一钱五分、川贝母二钱、鲜竹茹三钱、嫩钩藤三钱（后下）、活芦根一尺（去节）、淡竹沥一两（冲）、真珍珠粉一分（另服）、真猴枣粉一分（另服）。

（三）祝积德（中风脱证，温潜为善）

1. 医家简介

祝积德（1884~1951），字味菊，浙江山阴人。祝积德先生是20世纪初著名的中医学家。他学兼中西，善用附子，屡起沉疴，名噪一时，时人誉为"祝附子"。相关著作有《伤寒新义》《伤寒新解》《病理发挥》《诊断纲要》《伤寒质难》等。

2. 主要学术思想和主张

祝积德概括提出了以"八纲"辩杂病，以五段论伤寒的辨证方法，实属一大创举。

治疗中风脱证善用"温潜法"，取得了良好的疗效。

祝积德治疗中风，主张以内风论治，其多使用温阳、化痰、通络等法，其中尤其以温潜法为重要一法，该法尤适用于中风脱证的论治，为后世扶阳派治疗中风脱证提供了依据。

3. 精选案例

（1）案 1

张先生，1 月 14 日初诊。

症状：耳鸣目花，肢麻言謇，口喎气逆，溲频短，苔白腻，脉沉弦。

病理：下虚上盛，血压过高，气血上并，中湿复盛，经络壅滞，心肾亦衰。

病名：阳虚感寒，类中。

治法：当与潜阳化湿，兼益心肾。

处方：磁石 60 克、茅术 15 克（先煎）、牡蛎 15 克、朱茯神 18 克（先煎）、姜半夏 24 克、枣仁 24 克、附片 15 克、菊花 6 克（先煎）、明天麻 9 克、桑枝 15 克、大腹皮 12 克、黑锡丹 9 克、生姜汁半茶匙。

二诊：1 月 16 日。

治法：再予潜阳、淡化。

处方：灵磁石 60 克、茅术 18 克（先煎）、生牡蛎 45 克、茯神 18 克（先煎）、补骨脂 15 克、葫芦巴 15 克、附片 18 克、酸枣仁 24 克（先煎）、姜汁炒川连 2.4 克、淫羊藿 12 克、明天麻 9 克、大腹皮 12 克。

三诊：诸恙如前，脉仍弦细。

治法：再与前法损益。

处方：灵磁石 60 克、茅术 18 克（先煎）、生牡蛎 45 克、云茯神 18 克（先煎）、酒连 1.8 克、姜半夏 30 克、黄附片 18 克、官桂 4.5 克（先煎）、明天麻 6 克（后下）、大腹皮 12 克、黑锡丹 12 克、生姜 9 克（先煎）。

（2）案 2

葛先生，3 月 2 日初诊。

症状：类中经年，近增气逆，痰鸣自汗，苔腻神衰，脉弦大而扎。

病理：高年真阳已衰，气血上升，湿痰中阻，新为暴寒外干，阳气外越，已成脱亡之象。

病名：类中，阳脱。

治法：急与回阳，镇逆为法。

处方：灵磁石 45 克、酸枣仁 30 克（先煎）、黑锡丹 18 克（先煎）、生龙齿 45 克（先煎）、别直参 9 克（先煎）、远志 18 克（先煎）、朱茯神 18 克、姜半夏 18 克、黄附片 24 克、淫羊藿 12 克（先煎）、橘红 4.5 克。

（四）孔伯华（不拘一格，达络开窍）

1. 医家简介

孔伯华（1885~1955），谱名繁埭，山东曲阜人。与汪逢春、萧龙友、施今墨并称北京四大名医。孔老在北京西单北白庙胡同创建了"北京国医学院"，任院长，办学 15 年，为祖国培养了数百位杰出的中医骨干。以善治温病著名，更以善用石膏一药为医林所景仰。相关著作有《时斋医话》《传染病八种证治析疑》《孔伯华医集》等。

2. 主要学术思想和主张

孔伯华认为中风有内风、外风之分，各有适应证。治疗上闭证主张使用芳香开窍法；半身不遂者在治疗上多根据脉象、病势等辨别内外之分，使用祛风或者熄风等法，熄风而不避祛风；中风后遗症主张益气通络为法，主张使用补阳还五汤治疗。治疗上总以通络为大法。

3. 精选案例

（1）案 1

赵男，除夕，年逾六旬，素患肝阳偏盛而多痰，头晕目眩，手大指、次指麻木。今晚在进餐之时，猝然昏仆于地，不省人事，痰涎壅盛，醒后即见口目㖞斜，音暗不语，善哭笑，左半身不遂，舌苔垢，舌心黑，大便秘结，小溲短少，脉象弦大而浮数，此为风湿中络，邪闭心包所致，亟宜豁痰开窍，熄风通络。

处方：麻黄 0.3 克（先煎，去沫）、生石膏 24 克（先煎，去沫）、犀角 0.6 克（分冲）、羚羊角 0.6 克（分冲）、鲜石斛 30 克（先煎）、鲜荷叶 1 个（带梗尺许）、川郁金 12 克、桑枝 30 克、竹沥水 30 克、苏子霜 4.5 克（分冲）、天竺黄 15 克、辛夷 6 克、青竹茹 18 克、桃仁 3 克、杏仁 3 克、莲子心 6 克、龙胆草 9 克、全瓜蒌 30 克、鲜芦根 30 克、鲜苇根 30 克、金银花 18 克、鲜九节菖蒲根 30 克，洗净兑凉开水捣汁，兑入安宫牛黄丸 1 粒、苏合香丸 1 粒，每次各半粒。

二诊：进前方药后，症象略减，闭者渐开，肌腠略和，痰出颇多，㖞斜减轻，欲言而舌强语涩，吐字不清；善烦躁而哭，内风夹痰上犯清窍，肝阳未戢所致，舌脉同前。经曰："风淫于内，治以甘寒。"

处方：仍服原方药加石决明 30 克（生研先煎）、黛蛤粉 30 克（布包同煎），1 剂。

三诊：进服攻风祛痰之剂，邪势顿开，络脉渐和，舌㖞言謇均转，左肢虽能稍动，但仍不遂，饮水易呛，痰涎仍盛，烦躁渐平息，悲泣已渐少，舌苔仍黑垢，较前稍润，小溲短赤，大便 7 日未行矣，再依前方稍事变通，佐润下之品，以存阴液。

处方：天竺黄 30 克、桃仁泥 9 克、麻黄 0.6 克（先煎，去沫）、杏仁 9 克、连翘 9 克、苏子霜 4.5 克、胆南星 3 克、白蒺藜 9 克、桑寄生 30 克、威灵仙 12 克、火麻仁 9 克、鲜石斛 30 克、龙胆草 9 克（先煎）、全瓜蒌 30 克、石决明 45 克、川牛膝 9 克（生研，先煎）、滑石块 12 克、旋覆花 12 克、代赭石 12 克（布包）、独活 1.5 克、鲜九节菖蒲根 9 克、清宁片 9 克，开水泡兑局方至宝丹 1 粒（分化）、苏合香丸 1 粒（分化）。

四诊：口目已正，舌强渐转，遂能语，唇音较正，舌音尚迟，大便下黄褐色球状燥屎，小溲较前通利，臂能举，腿渐能伸屈，精神颇佳，舌上黑苔已少，第包络热邪阻窍之象已退，而络脉犹未和也，脉浮数，左寸关较盛，亟宜柔润通络之品。

处方：川郁金 9 克、麻黄 0.6 克（先煎，去沫）、生石膏 24 克（先煎，去沫）、代赭石 9 克、海风藤 12 克、石决明 30 克（生研，先煎）、威灵仙 12 克、生知母 9 克、生黄连 9 克、生山甲 9 克、天仙藤 12 克、秦艽 6 克、川牛膝 9 克、桑寄生 30 克、苏地龙 12 克、独活 1.5 克、清半夏 9 克、全瓜蒌 30 克、火麻仁 9 克、广陈皮 6 克、车前子 9 克（布包）、小木通 3 克、灯芯草 3 克、旋覆花 9 克（布包），局方至宝丹 1 粒（分化）、苏合香丸 1 粒（分化），2 剂。

五诊：连进前方药，症已大转，左肢已渐恢复，腿部仍不良，二便已畅，纳物较佳，舌黑垢苔退变滑薄，语言仍较缓涩，肝阳渐平，脾家尚困，前进滑凉，然柔润之功尚须偏重，免致劫烁津液，此外切忌劳倦、食伤等。

处方：鲜石斛45克、生龙齿15克、威灵仙15克、络石藤12克、鲜地黄15克、生山甲9克、苏地龙9克、海风藤12克、珍珠母45克、桑寄生30克、桃仁泥6克、旋覆花9克（布包）、郁金9克、生芪皮15克（生白矾水浸）、化橘红4.5克、火麻仁6克、肥玉竹9克、秦艽3克、牛黄清心丸1粒（分化），3剂。

六诊：进服前方药，诸症均好转，㖞僻、语言皆正，湿痰得宣化之后，目下卧蚕已收，惟臂不能高举，行路无力，神疲欲寐，脉较平匀而缓，邪势已去，元气未复，再予清滋益气，通经达络之品。

处方：生牡蛎18克、北沙参9克、桂枝尖15克、稆豆衣15克、珍珠母30克、生山甲9克、合欢皮12克、生黄芪9克、生海蛤30克、桑寄生30克、火麻仁15克、秦艽1.5克、淡苁蓉15克、苏地龙9克、川牛膝18克、玳瑁3克、大活络丹1粒（分化）、虎潜丸3克（分化），4剂。

（2）案2

某男，7月20日初诊。素患手指麻木，卒为风邪所中。经云："厥气走喉而不言。"陡然舌强，语暗，右手不用，足软无力，咳而痰壅，舌中苔垢、边缘赤，脉浮面弦，先予芳香辛凉开窍，以祛风邪。

处方：麻黄0.45克、天竺黄9克、生石膏24克、广藿梗9克（先煎，去沫）、桃仁6克、杏仁6克、桑寄生24克、竹茹18克、滑石块12克、莲子心6克、鲜菖蒲根12克、磁朱粉9克（先煎）、威灵仙9克、蝉蜕9克、苏合香丸1粒（分化），2剂。

二诊（7月23日）：前方药进服2剂，诸恙渐轻，痰咳均少，声音渐出而仍不成语，手已渐用，寝食二便如常，舌赤苔腻。风中心脾，舌络仍强，脉象同前，脉浮面弦，先予芳香辛凉开窍，以祛上用，亟宜解语汤加减之。

处方：桂枝尖1.5克、连翘9克、生石膏18克（先煎）、羌活2.1克、鲜石斛18克、防风9克、蝉蜕6克、橘红4.5克、明天麻2.1克、桑寄生24克、生甘草1.5克、石菖蒲9克、天竺黄9克、威灵仙12克、竹沥水9克、羚羊角0.3克、牛黄清心丸1粒（分化），3剂。

三诊：风邪已渐平进，言语已恢复，第阴分本属不足，肝脾更是虚馁，足肢仍是困疲，不良于行，脉细弦，再依培气固本之法。

处方：生石决明 30 克（研，先煎）、熟地黄 9 克（拌砂仁 1.5 克）、干百合 15 克、附片 1.5 克、淡苁蓉 45 克、龟板 9 克、桂枝尖 2.1 克、独活 1.5 克、全当归 9 克、桑寄生 30 克、伸筋草 15 克、茯苓 1.5 克、生黄芪 30 克、杜仲炭 9 克、鸡血藤 15 克、土炒杭芍 6 克、吉林清水人参 6 克（另煎兑入），3 剂。

（3）案 3

马某，男，6 月 8 日初诊。去岁痰中，今春身体始渐恢复，近日左半身又逼不遂，周身发赤疹，舌苔白腻，脉滑大而数，寸关盛于尺脉，盖湿热又为贼风闭，亟宜开窍逐风，化湿达络。

处方：麻黄 0.09 克、川芎 1.5 克、生石膏 12 克（先煎，去沫）、茯苓皮 9 克、广陈皮 4.5 克、桃仁 4.5 克、杏仁 4.5 克、桑寄生 15 克、法半夏 9 克、莲子心 4.5 克、全当归 3 克、威灵仙 9 克、广藿梗 9 克、知母 9 克、天竺黄 9 克、川牛膝 6 克、苏子霜 4.5 克、生滑石块 12 克、竹沥水 9 克，分冲苏合香丸 1 粒（分化）、牛黄清心丸 1 粒（分化），1 剂。

二诊（6 月 10 日）：进前方药后，风象较减，伤风亦解，湿痰过盛，舌苔退未及半，尺脉已复，左脉大于右，肝家之热较盛，再依前方加减之。

处方：淡苁蓉 12 克、朱拌莲心 4.5 克、旋覆花 6 克、麻黄 0.09 克、桃仁 6 克、生石膏 12 克、杏仁 6 克（先煎，去沫）、天竺黄 9 克、川芎 1.8 克、代赭石 6 克、全当归 4.5 克、桑寄生 15 克、法半夏 9 克、威灵仙 9 克、生山甲 4.5 克、豨莶草 12 克、知母 9 克、神曲 9 克、滑石块 12 克、苏子霜 4.5 克、牛膝 9 克、竹沥水 12 克，和入苏合香丸 1 粒（分化）、牛黄清心丸 1 粒（分化），1 剂。

三诊（6 月 11 日）：风象较减，痰涕渐浓，咳嗽头脑震痛，舌苔白腻较薄，第经络痛楚，左半身仍不能动，脉象已较平缓，再变通前方。

处方：麻黄 0.09 克、生鳖甲 4.5 克、生石膏 12 克（先煎，去沫）、生山甲 4.5 克、当归 4.5 克、豨莶草 9 克、天竺黄 9 克、川芎 1.8 克、威灵仙 9 克、桃仁 6 克、杏仁 6 克、辛夷 4.5 克、生海蛤 18 克、桑寄生 9 克、代赭石 6 克、木瓜 9 克、焦神曲 9 克、法半夏 9 克、台乌药 9 克、川牛膝 9 克、藕节 30 克、苏子霜 4.5 克、竹沥水 9 克（分冲）、牛黄清心丸 1 粒（分化）、大活络丹 1 粒（分化），1 剂。

四诊（6 月 12 日）：病象均减，左半身尚无动机，筋络痛楚减，气仍未达，湿痰之象尚实，气不能行亦难望复，再予清透渗化之品，试以益气之品消息之。

处方：麻黄 0.09 克、当归 4.5 克、生石膏 12 克（先煎，去沫）、桑寄生 15 克、杜仲炭 4.5 克、石决明 18 克、川芎 1.8 克、淡苁蓉 12 克、威灵仙 12 克、川牛膝 9 克、生鳖甲 6 克、生山甲 6 克、桃仁 4.5 克、台乌药 9 克、生海蛤 9 克、首乌藤 18 克、莲子心 6 克、旋覆花 6 克、生黄芪 3 克（布包）、稻芽 9 克、麦芽 9 克、代赭石 6 克、法半夏 9 克、竹沥水 9 克、藕节 30 克、牛黄清心丸 1 粒、大活络丹 1 粒，各服半粒。

五诊（6 月 13 日）：睡眠渐安，经络仍阻，助气之品服后，左手肿痒发赤，风湿遏于皮肤，不能畅达于表，舌苔仍薄而白，脉息左大于右，再为疏化豁痰达络。

处方：麻黄 0.09 克、当归 4.5 克、生石膏 12 克、威灵仙 9 克（先煎，去沫）、淡苁蓉 24 克、生鳖甲 9 克、生山甲 9 克、川芎 0.9 克、桃仁 6 克、杏仁 6 克、首乌藤 18 克、石决明 18 克、莲子心 6 克、生黄芪 9 克、地肤子 9 克、生海蛤 6 克、杜仲 4.5 克、桑寄生 30 克、盐知母 9 克、盐黄柏 9 克、代赭石 6 克、稻芽 9 克、麦芽 9 克、旋覆花 6 克、滑石 9 克（布包）、竹沥水 12 克、藕节 30 克、苏合香丸 1 粒（分化）、大活络丹 1 粒（分化）。

六诊（6 月 14 日）：左臂稍有动机，尚未通畅，风邪遏于皮肤者渐解，大便亦下，脉息大而有力，舌苔薄白，再重用通络化湿法。

处方：麻黄 0.06 克、桑寄生 30 克、生石膏 12 克（先煎，去沫）、杜仲 9 克，淡苁蓉 24 克、石决明 18 克、威灵仙 9 克、地龙 9 克、盐知母 9 克、盐黄柏 9 克、生鳖甲 9 克、生山甲 9 克、桃仁 6 克、杏仁 6 克、木通 9 克、地肤子 9 克、滑石块 12 克、莲子心 6 克、焦稻芽 9 克、焦麦芽 9 克、首乌藤 15 克、生黄芪 24 克、代赭石 6 克、旋覆花 6 克（布包）、竹沥水 9 克、藕节 30 克、苏合香丸 1 粒（分化）、活络丹 1 粒（分化）。

七诊（6 月 16 日）：原方加伸筋草 12 克、炒枳壳 4.5 克。

八诊（6 月 17 日）：左半身稍有动机，大便微燥，风象渐熄，热象亦平，舌微黄，胃气尚燥，脉息颇平，再增减前方。

处方：麻黄 0.06 克、桃仁 6 克、生石膏 15 克（先煎，去沫）、杏仁 6 克、淡苁蓉 30 克、杜仲 9 克、石决明 18 克、桑寄生 30 克、地龙 9 克、木通 9 克、生鳖甲 9 克、生山甲 9 克、威灵仙 9 克、伸筋草 9 克、知母 9 克、黄柏 9 克、炒枳壳 6 克、莲子心 6 克、火麻仁 6 克、生黄芪 36 克、首乌藤 30 克、代赭石 6 克、藕节 30 克、旋覆花 6 克（布包）、滑石块 12 克、竹沥水 12 克（分冲），苏合香丸 1 粒、大活络丹 1 粒，各服半粒。

九诊（6 月 18 日）：左半身动机尚迟，大便已畅下，心包络痰热未清，舌强未减，舌苔尚属黄糙，阳明仍热，脉象如前，再为变通前方。

处方：麻黄 0.06 克、桑寄生 30 克、生石膏 15 克（先煎，去沫）、威灵仙 9 克、豨莶草 12 克、石决明 18 克、台党参 6 克、大茯苓 30 克、伸筋草 9 克、生山甲 9 克、生鳖甲 12 克、生黄芪 4.2 克、杜仲 9 克、苏地龙 9 克、旋覆花 6 克（布包）、代赭石 6 克、竹沥水 9 克、藕节 30 克、首乌藤 30 克、苏合香丸 1 粒（分化）、活络丹 1 粒（分化）。

十诊（6 月 19 日）：原方加焦神曲 9 克、竹茹 18 克、牛黄清心丸 1 粒（分化）。

十一诊（6 月 20 日）：补剂有效，病家自觉筋络迟滞，进步未速，大便仍未下而神厥；舌苔均好，脉息无变化，再增益气之品，以冀速效。

处方：麻黄 0.06 克、生黄芪 66 克、生石膏 15 克（先煎，去沫）、桑寄生 30 克、宣木瓜 9 克、石决明 18 克、党参 9 克、威灵仙 9 克、苏地龙 9 克、生山甲 9 克、生鳖甲 12 克、杜仲 9 克、淡苁蓉 30 克、盐知母 9 克、盐黄柏 9 克、炒枳壳 6 克、莲子心 6 克、竹茹 24 克、首乌 30 克、山萸肉 9 克、神曲 9 克、代赭石 6 克、藕节 30 克、旋覆花 6 克（布包）、竹沥水 9 克，牛黄清心丸 1 粒、活络丹 1 粒，各服半粒。

十二诊（6 月 22 日）：原方党参改 12 克，生黄芪改 90 克，加当归 4.5 克、南红花 7.5 克，再造丸 1 粒（分化）。

十三诊（6 月 24 日）：病象均逐渐减，左半身动机较强，但胃家热未清，牙龈无力，脉象左大于右，舌苔薄黄，再依前方加减。

处方：麻黄 0.06 克、杜仲炭 9 克、生石膏 15 克（先煎，去沫）、苏地龙 9 克、神曲 9 克、石决明 18 克、南红花 9 克、盐知母 9 克、盐黄柏 9 克、莲子心 6 克、生山甲 9 克、生鳖甲 15 克、首乌藤 30 克、醋竹茹 6 克、枳壳 6 克、当归身 9 克、生黄芪 120 克、党参 12 克、桑寄生 30 克、淡苁蓉 30 克、代赭石 6 克、威灵仙 9 克、竹沥水 12 克、旋覆花 6 克（布包），牛黄清心丸 1 粒、再造丸 1 粒，各服半粒。

十四诊（6 月 25 日）：原方加鲜石斛 12 克，桃仁、杏仁各 6 克

十五诊（6 月 26 日）：连进前方药，症象均好转，经络较通，左半身上肢能抬举。但晨间目仍糊，脾湿肝热蒸腾于上也，大便 2 日未下，大肠稍有燥意，脉象弦滑，舌苔薄黄，再依前方变通之。

处方：嫩麻黄 0.06 克、生黄芪 120 克、生石膏 15 克（先煎，去沫）、淡苁蓉 30 克、知母 6 克、黄柏 6 克、石决明 24 克、台党参 15 克、桑寄生 30 克、莲子心 6 克、生山甲 6 克、生鳖甲 15 克、山萸肉 6 克、威灵仙 6 克、杜仲 6 克、伸筋草 12 克、全当归 6 克、南红花 6 克、神曲 6 克、桃仁 6 克、杏仁 6 克、火麻仁 6 克、首乌藤 30 克、稻芽 6 克、竹沥水 12 克、藕节 30 克，牛黄清心丸 1 粒、苏合香丸 1 粒，各服半粒。

十六诊（6 月 29 日）：原方加鹿角胶 3 克、桂枝尖 0.3 克。

（4）案 4

李某，男，7 月 9 日初诊。土虚木胜，痰困于中，风火在内旋动已久。仆中之后，猝然神昏，舌卷不语，左半身不遂，面红，舌苔垢腻，脉左寸关位弦大而数，右手脉伏，大便秘结，小溲不自禁而黄，亟宜清宣芳化。

处方：麻黄 0.9 克、忍冬花 15 克、生石膏 30 克（先煎，去沫）、胆南星 1.5 克、海浮石 1.5 克、川郁金 12 克、藿香梗 9 克、竹茹 18 克、滑石块 12 克、莲子心 6 克、鲜芦根 45 克、鲜苇根 45 克、炒栀子 9 克、鲜菖蒲根 30 克、灵磁石 6 克、辰砂 2.1 克、鲜荷叶 1 克、竹沥水 15 克（冲），局方至宝丹 1 粒（分化）、苏合香丸 1 粒（分化）。

二诊（7 月 12 日）：昏睡已苏，神识未清，时明时昧，舌謇语声含混，口眼㖞斜，痰涎壅重，脉左寸关位仍盛，余详前方，毋庸赘叙，再依前方加减。

处方：原方减连翘心、白蒺藜、滑石块，加石决明 30 克、双钩藤 12 克、全瓜蒌 30 克（拌玄明粉 2.1 克）、礞石滚痰丸 4.5 克。

三诊（7 月 15 日）：进服前方药后，风邪渐熄，痰热之象亦随之减轻，大便下物质黏而腐臭，小溲已转为清利，㖞僻、舌謇皆有好转，脉弦而滑，两关较大，肝胃两阳尚盛，气机虽有略和，经络仍未调达，再予平肝通络，柔润和中。

处方：麻黄 0.6 克、石决明 30 克、旋覆花 12 克（布包）、威灵仙 12 克、滑石块

12 克、生石膏 24 克（先煎，去沫）、代赭石 12 克、川牛膝 12 克、生知母 9 克、生黄柏 9 克、桑寄生 30 克、清半夏 9 克、鲜菖蒲 15 克、青竹茹 24 克、全瓜蒌 30 克、陈皮 6 克、火麻仁 5 克、龙胆草 9 克、独活 1.5 克、玳瑁 6 克、牛黄清心丸 1 粒（分化）、苏合香丸 1 粒（分化）。

四诊（7 月 18 日）：经络渐和，右臂已能举，口目仍不甚正，喜笑之时显而易见，神识已恢复如常，阳明热邪尚未清肃；欲食厚味，纳量已安，脉弦而数，两关未平，再依清胃、通络、化痰之法。

处方：麻黄 0.6 克、桑寄生 24 克、生石膏 30 克（先煎，去沫）、莱菔子 12 克、代赭石 12 克、旋覆花 12 克（布包）、生山甲 6 克、威灵仙 9 克、天竺黄 9 克、白蒺藜 9 克、甜葶苈 9 克、川郁金 15 克、川厚朴 6 克、枳实 6 克、瓜蒌 60 克、龙胆草 9 克、络石藤 12 克、犀角 0.3 克、猴枣 0.3 克（研）、牛黄 0.3 克（研）、羚羊角 0.3 克（研）、活络丹 1 粒（分化）。

五诊（7 月 21 日）：诸象大转，手足渐能屈伸，但仍腿软无力，不良于行，久坐感麻木不仁，寝食二便皆已正常，脉弦而滑，舌苔薄白，再以活血通络法。

处方：生海蛤 30 克、明天麻 1.5 克、旋覆花 9 克（布包）、桑寄生 24 克、桃仁泥 6 克、石决明 45 克（生研，先煎）、代赭石 9 克、威灵仙 12 克、生山甲 9 克、地龙 9 克、枳实 9 克、天仙藤 12 克、合欢皮 12 克、焦栀子 12 克、苏木 4.5 克、川牛膝 12 克、宣木瓜 12 克、火麻仁 12 克、独活 3 克、白花蛇 1 具、活络丹 1 粒（分化），3 剂。

（5）案 5

常某，女，9 月 17 日初诊。仆中之后，经医误治，迁延半载，已成痿痹，下肢不能用，左腿肌肉渐脱，左手亦拘挛不能伸屈，饮纳皆差，大便燥结，舌络亦不甚和，语謇不清。经云："虚则痿躄，坐不能起。"脉细而带弦象，故予滋养荣通络和脉，以培土益肝而强肾。

处方：当归尾 15 克、生黄芪 24 克、熟地黄 30 克、砂仁 1.5 克、金毛狗脊 9 克（拌）、淡苁蓉 30 克、火麻仁 15 克、生牡蛎 30 克、北细辛 3 克、败龟板 9 克、地龙 9 克、鸡血藤 30 克、杜仲炭 15 克、阿胶珠 9 克（盐水炒）、枸杞子 9 克、山萸肉 9 克、金沸草 4.5 克、白花蛇 1 具、川牛膝 12 克（酒浸）、再造丸 1 粒、黄酒 1 盏，温化分服，

3剂。

（6）案6

葛某，男，5月4日初诊。肝郁湿痰，风邪中络，左半身麻木不利，舌苔黑，脉弦滑数，宜清透豁痰达络。

处方：嫩麻黄0.3克、生石膏18克、威灵仙9克、络石藤9克、川牛膝9克、石决明24克、清半夏6克、生知母9克、生黄柏9克、桑寄生24克、豨莶草9克、苏地龙9克、苏合香丸1粒（分化）。

二诊（5月7日）：加天麻9克、生山甲9克、首乌藤30克。

三诊（5月10日）：头仍发胀，加朱莲心6克、牛黄清心丸1粒（分化）。

四诊（5月12日）：连进前方药，症象好转，唯有痰湿尚盛，语言不清，数尚未尽畅，左半身麻木，脉象滑数，舌赤苔白，再依前方加减之。

处方：原方加天竺黄9克、甜葶苈9克、秦艽9克、牛黄清心丸1粒（分化）、大活络丹1粒（分化）。

五诊（5月16日）：进前方药后，经络较畅，上肢能举，语言清晰，脉弦滑而数，舌赤苔腻，再依清透、豁痰、达络之法。

处方：生石膏24克、桑寄生24克、天竺黄9克、知母9克、嫩麻黄0.3克、威灵仙9克、防风9克、川黄柏9克、桃仁4.5克、杏仁4.5克、天仙藤9克、苏地龙9克、牛膝9克、竹沥水9克（分冲）、活络丹1粒（分化）。

参考文献

［1］张仲景. 伤寒杂病论［M］. 刘理想，潘秋平，整理. 北京：中国中医药出版社，2014.

［2］叶天士. 临证医案指南［M］. 吴少祯，主编. 北京：中国医药科技出版社，2011.

［3］徐灵胎. 徐大椿医书全集［M］. 刘洋，主编. 北京：中国中医药出版社，2015.

［4］徐灵胎. 洄溪医案［M］. 刘洋，主编. 北京：中国中医药出版社，2015.

［5］王清任. 医林改错［M］. 李天德，张学文，整理. 北京：人民卫生出版社，2005.

［6］王旭高. 医学刍言［M］. 北京中医学院诊断教研组，整理. 北京：人民卫生出版社，1960.

［7］王旭高. 环溪草堂医案［M］. 成都：成都市中医师公会医友出版社，1943.

［8］费伯雄. 医醇賸义［M］. 柳长华，吴少祯，主编. 北京：中国医药科技出版社，1982.

［9］王士雄. 王孟英医案［M］. 陆士谔，辑. 北京：中国中医药出版社，2008.

［10］孙思邈. 备急千金要方［M］. 吴少祯，主编. 北京：中国医药科技出版社，2011.

［11］刘完素. 素问玄机原病式［M］. 孙洽熙，孙峰，整理. 北京：人民卫生出版社，2005.

［12］刘完素. 素问病机气宜保命集［M］. 孙洽熙，孙峰，整理. 北京：人民卫生出版社，2005.

［13］张子和. 字和医集［M］. 邓铁涛，赖畴，整理. 北京：人民卫生出版社，2015.

［14］李东垣. 医学发明［M］. 胡国臣，主编. 北京：中国中医药出版社，2015.

［15］严用和. 重辑严氏济生方［M］. 刘阳，校注. 北京：中国中医药出版社，2007.

［16］朱震亨. 丹溪心法［M］. 王英，竹剑平，江凌圳，整理. 北京：人民卫生出版社，2005.

［17］朱震亨. 金匮钩玄［M］. 胡国臣，主编. 北京：中国中医药出版社，2015.

［18］王履. 医经溯洄集［M］. 邢玉瑞，阎咏梅，注释. 上海：上海浦江教育出版社，2011.

［19］张介宾. 景岳全书［M］. 李继明，王大淳，整理. 太原：山西科学技术出版社，2010.

［20］张锡纯. 医学衷中参西录［M］. 柳西河，等，重订. 北京：人民卫生出版社，2006.

［21］丁甘仁. 丁甘仁临证医集［M］. 苏礼，王怡，谢晓丽，整理. 北京：人民卫生出版社，2007.

［22］招萼华. 祝味菊医案经验集［M］. 上海：上海科学技术出版社，2007.

［23］孔伯华医集整理小组. 孔伯华医集［M］. 北京：北京出版社，1988.

第九章 古代治疗中风名药名方及现代中成药制剂精选

中国传统医学对中风病的认识源远流长，因中风病起病急暴、变化迅速、见证多端，犹如自然界风性之善行数变。中风病死亡率高、病后多有后遗症等临床特点，严重危害着人类健康，古代医家将其列为风、痨、臌、膈之首，故对于中风病的治疗及预防，历代医家都极其重视。历经几千年，经过无数医家的实践钻研和积累，在理论上深入探讨，在临床中不断摸索，逐步形成了中国传统医学对中风病独特的理论体系和医疗优势。无数医家在长期的临床实践中不断摸索研究，诸家学说内容极为丰富，创制方剂不胜枚举。许多方剂经过临床实践反复验证，疗效显著，为医家惯用，流传至今，堪称名方。本章精选一些具有良好现实临床价值的名药名方以供读者辨证使用。

一、古代治疗中风名药名方精选

（一）安宫牛黄丸

1. 方源

该方源自《温病条辨》。据史料记载，吴瑭经过十年潜心钻研，在改良牛黄清心丸的基础上制成了安宫牛黄丸，但不敢轻易给患者服用。直到乾隆五十八年（1793），京城爆发大规模瘟疫，患者伴有高热、神昏、谵语、抽搐等症状，死在庸医手上的患者不可胜数。在朋友劝说下，吴瑭这才让患者服用安宫牛黄丸，救活了上百条人命。安宫牛黄丸从此名声大振，也逐渐为世人所熟知。

2. 释名

宫，宫殿，宫城，是古代君王的居住场所。在人体，中医把心的功能比喻作君，心包为心脏外面的包膜，像君王所住的宫殿、宫城，具有代君受过，防范邪气攻心的功能。服用该药丸后，能使心"安居其宫"，本方又以牛黄为主药，故名"安宫牛黄丸"。

3. 组成

牛黄一两、郁金一两、犀角（用水牛角代替）一两、黄连一两、朱砂一两、冰片二钱五分、麝香二钱五分、珍珠五钱、栀子一两、雄黄一两、金箔衣、黄芩一两[3]。

4. 用法

以上十一味，珍珠水飞或粉碎成极细粉，朱砂、雄黄分别水飞成极细粉，黄连、黄芩、栀子、郁金粉碎成细粉，将牛黄、水牛角浓缩粉、麝香或人工麝香、冰片研细，与上述粉末配研，过筛，混匀，加适量炼蜜制成大蜜丸600丸或1200丸[8]，或包金衣，即得。

5. 主治

《温病条辨》卷一方之安宫牛黄丸具有清热开窍、豁痰解毒之功效。治温热病，热邪内陷心包，症见高热烦躁，神昏谵语，舌红或绛，脉数；并治小儿由于瘀热内闭而致之惊厥；也用于流行性脑脊髓膜炎、中毒性痢疾、尿毒症、脑血管病、中毒性肺炎等病属痰热内闭的昏厥者。

6. 功用

清热解毒，豁痰开窍。

7. 病机

本方所治各种病症皆为邪热亢盛，内闭心包所致。

8. 方解

君药：牛黄、麝香、水牛角浓缩粉。牛黄清热解毒，豁痰开窍，熄风止痉；麝香芳香，通经达络，开窍醒神；水牛角浓缩粉咸寒，清热凉血，安神定惊，共为主药。

臣药：黄连、黄芩、栀子。黄连、黄芩、栀子苦寒泄降，泻火解毒以助牛黄、水牛角浓缩粉清泄心包之热。

佐药：朱砂、珍珠、郁金、雄黄、冰片、金箔。雄黄解毒豁痰；冰片、郁金通窍醒神，化痰开郁；朱砂、珍珠、金箔清心镇静安神，熄风止痉定惊。

使药：蜂蜜。蜂蜜与诸药合用，清热解毒，豁痰开窍，用于热病、邪入心包、高热惊厥、神昏谵语、中风昏迷及脑炎、脑膜炎、中毒性脑病、脑出血、败血症见上述证候者。

9. 运用

安宫牛黄丸为清热开窍的常用代表方剂。凡神昏谵语属温（暑）热之邪内陷心包或痰热闭阻者，均可应用。以神昏谵语，伴高热烦躁，舌红绛，脉数为证治要点。

加减法：若邪陷心包，兼有腑实，见神昏舌短、大便秘结、饮不解渴者，用安宫牛黄丸 2 粒化开，调大黄末 9 克内服，可先服一半，无效再服。

总之，该方为救治中风阳闭危证名方，出自清代吴鞠通的《温病条辨》。吴鞠通创制本方，原为救治温病热邪内陷心包之神昏谵语危证，近代医家用于中风闭证亦屡收显效。其药物组成为牛黄、郁金、黄连、黄芩、栀子、朱砂、雄黄、冰片、麝香、珍珠、金箔衣。清热开窍、豁痰解毒，主治中风昏迷属阳闭者。在临床中，本方与至宝丹功效相近，均为凉开法中的代表方剂。不同的是，本方最凉，长于清热解毒；至宝则次之，长于芳香开窍，可辨证施用。

10. 文献摘要

《温病条辨·卷一·上焦篇·温疟》曰："热多昏狂，谵语烦渴，舌赤中黄，脉弱而数……兼秽，舌浊口气重者，安宫牛黄丸主之……其受之重其，邪闭心包之窍，则有闭脱之危，故以牛黄丸，清宫城而安君主也。《重订通俗伤寒论》中述邪陷包络。挟痰瘀互结清窍。症必痉厥并发，终日昏睡不醒，或错语呻吟，或独语如见鬼，目白多现红丝。舌虽纯红，兼罩粘涎，最为危急之重证……或吴氏安宫牛黄丸等。"

（二）至宝丹

1. 方源

该方源自《局方·治诸风》。疗卒中急风不语，中恶气绝，中诸物毒暗风，中热疫毒，阴阳二毒，山岚瘴气毒，蛊毒，水毒；产后血晕，口鼻出血，恶血攻心；烦躁气喘吐逆；难产闷乱，死胎不下。

2. 释名

《太平惠民和剂局方》曰："方中犀角、牛黄皆秉清灵之气，有凉解之功；玳瑁、金箔之出于水；朱砂、雄黄之出于山，皆得宝气，而可以解毒镇邪。拯逆济危，故得谓之至宝也。"

3. 组成

水牛角浓缩粉、朱砂（研飞）、雄黄（研飞）、生玳瑁屑（研）、琥珀（研）各一两，麝香（研）、龙脑（研）各一分，金箔（半入药，半为衣）、银箔（研）各五十片，牛黄（研）半两、安息香一两半，为末，以无灰酒搅澄飞过，滤去沙土，约得净数一两，慢火熬成膏。

4. 用法

将水牛角、玳瑁为细末，入余药研匀，将安息香膏重汤煮，凝成后，入诸药中和搜成剂，盛不津器中，并旋圆如桐子大，用人参汤化下三丸至五丸。每两岁儿服二丸，人参汤化下。

5. 主治

痰热内闭心包证。用于神昏谵语，身热烦躁，痰盛气粗，舌红苔黄垢腻，脉滑数，以及中风、中暑、小儿惊厥属于痰热内闭者。

6. 功用

清热开窍，化浊解毒。

7. 病机

本方所治各种病症皆为邪热亢盛，痰浊内闭心包所致。小儿惊厥用此，机理亦同。《绛雪园古方选注》曰："热入心包络，舌绛神昏者，以此丹入寒凉汤药中用之，能祛阴起阳，立展神明，有非他药之可及。"

8. 方解

君药：水牛角、麝香清热开窍。

臣药：冰片（龙脑）、安息香芳香开窍，辟秽化浊，与麝香合用，开窍之力尤为显著；牛黄、玳瑁清热解毒，且牛黄豁痰开窍，熄风定惊，与水牛角同用，可增强清热凉血解毒之效。

佐药：朱砂、琥珀镇心安神，雄黄豁痰解毒。使金箔、银箔与朱砂、琥珀同用，加强重镇安神之力。

9. 运用

至宝丹亦是凉开方剂的常用代表方。以神昏谵语，身热烦躁，痰盛气粗为证治要点。"流脑"、"乙脑"、中毒性痢疾、尿毒症、脑血管病、肝昏迷等属痰热内闭心包证，均可用之。

10. 文献摘要

《绛雪园古方选注》曰："至宝丹，治心脏神昏，从表透里之方也。犀角、牛黄、玳瑁、琥珀，以有灵之品内通心窍；朱砂、雄黄、金银箔，以重坠之药安镇心神；佐以龙脑、麝香、安息香，搜剔幽隐诸窍。……故热入心包络，舌绛神昏者，以此丹入寒凉汤药中用之，能祛阴起阳，立展神明，有非他药之可及。若病起头痛而后神昏不语者，此肝虚魂升于顶，当以牡蛎救逆以降之，又非至宝丹之所能苏也。"

总之，此方为救治中风阳闭危证之名方，出自北宋官方药局编辑的《太平惠民和剂局方》。其药物组成为生乌犀屑、朱砂、雄黄、生玳瑁屑、琥珀、麝香、龙脑、金箔、银箔、牛黄、安息香。清热祛痰、芳香开窍，主治风阳暴盛之中风闭证，此乃肝肾阴亏、风阳暴张、气血上逆、痰火壅塞所致。以猝然昏仆、不省人事、两手握固、牙关紧闭、面赤气粗、舌苔黄腻、脉弦滑而数为主证。

（三）苏合香丸

1. 方源

该方源自《太平惠民和剂局方》。自宋代以来，苏合香丸一直是"芳香温通"的代表药物。但苏合香丸到底是古代哪位医家所创，至今无从查证。最早见于哪本医籍，也有争议。据沈括《梦溪笔谈》记载，苏合香丸最早见于唐玄宗开元年间的《广济方》，但是在《广济方》里名为"吃力迦丸"。"吃力迦"属于外来语言，所以名字听起来很奇怪。后来又被编入《千金方》和《外台秘要》。到了宋徽宗赵佶时，裴宗元等医官奉召将官药局所收药方校订后编成《太平惠民和剂局方》，并作为官药局的制药规范。新添诸局经验秘方"吃力迦丸"，被统一更名为苏合香丸，不但改了名，连药量也翻了一番。虽然苏合香丸的药物组成、功效主治与《广济方》中的"吃力迦丸"完全相同，但在《太平惠民和剂局方》中第一次被命名为苏合香丸，且药量也改了，可以说是此药已非彼药，所以，目前公认苏合香丸最早见于900年前的《太平惠民和剂局方》。

2. 组成

苏合香、龙脑各一两（约30克），麝香、安息香用无灰酒一升熬膏，青木香、香附、白檀香、丁香、沉香、荜茇各二两（约60克），熏陆香（制）、白术一两（约30克），诃黎勒、煨朱砂各二两（约60克），乌犀屑二两（水牛角代，约60克）。

3. 用法

以上十五味，除苏合香、麝香、龙脑、水牛角浓缩粉外，朱砂水飞成极细粉；其余安息香等十味粉碎成细粉；将麝香、龙脑、水牛角浓缩粉研细，与上述粉末配研，过筛，混匀。再将苏合香炖化，加适量炼蜜与水制成水蜜丸960丸，低温干燥；或加适量炼蜜制成大蜜丸960丸，即得。

4. 主治

寒闭证。猝然昏仆，牙关紧闭，不省人事，面白肢冷，苔白脉迟；或心腹疼痛，甚则昏厥；亦治中风、中气及感受时行瘴疠之气，属于寒闭者。

5. 功用

芳香开窍，行气止痛。

6. 病机

本方所致诸证多由寒湿痰浊或秽浊之气闭塞气机，蒙蔽清窍所致。寒痰秽浊，上蒙神明，致猝然昏仆，牙关紧闭，不省人事；面白、肢冷、苔白、脉迟均属寒象；若感受时疫秽恶之气，致气机壅滞，则心腹疼痛，进而气机逆乱，扰及神明，可致神昏。治宜芳香开窍、辟秽化浊药与温中散寒、辛香行气药配合，以化痰、辟秽、开窍。

7. 方解

方中苏合香、安息香善透窍逐秽化浊，开闭醒神；麝香、龙脑开窍通闭，辟秽化浊，善通全身诸窍，共为君药。香附、丁香、青木香、沉香、白檀香辛香行气，调畅气血，温通降逆，宣窍开郁，使气降则痰降，气顺则痰消；熏陆香（乳香）行气兼活血，使气血运行通畅，则疼痛可止，共为臣药。本方集 10 种香药为一方，开窍启闭，为方之主体。荜茇温中散寒，增强诸香药止痛行气开郁之功；心为火脏，不受辛热之气，故配水牛角清心解毒，以防热药上扰神明，其性虽凉，但其气清香透发，寒而不遏；朱砂镇心安神；白术健脾和中，燥湿化浊；诃黎勒（诃子）温涩敛气，以防辛香走窜耗散太过，共为佐药。诸药合用，既可加强芳香开窍与行气止痛之效，又可防止香散耗气伤正之弊，配伍极为得当。

总之，该方为救治中风阴闭危证之名方，与至宝丹均出自《太平惠民和剂局方》。其药物组成为白术、青木香、乌犀屑、香附子、朱砂、诃黎勒、白檀香、安息香、沉香、麝香、丁香、荜茇、龙脑、苏合香油、熏陆香（乳香）。功能辛温开窍，主治痰壅气闭、阳气不运、阴气暴盛之阴闭。以静而不烦，面白唇紫，痰涎壅盛，四肢不温，苔白滑腻，脉象沉滑为主证。临床中应中病即止，一旦神清，便当他图。

8. 运用

苏合香丸是温开剂的代表方，既是治疗寒闭的常用方，又是适用于心腹疼痛属气滞寒凝的有效方剂。以突然昏倒、不省人事、牙关紧闭、苔白、脉迟为证治要点。

9. 文献摘要

《古方选注》曰："苏合香能通十二经络、三百六十五窍，故君之以名其方，与安息香相须，能内通脏腑。龙脑辛散轻浮，走窜经络，与麝香相须，能内入骨髓。犀角入心，沉香入肾，木香入脾，香附入肝，熏陆香入肺，复以丁香入胃者，以胃亦为一脏也。用白术健脾者，欲令诸香留顿于脾，使脾转输于各脏也。诸脏皆用辛香阳药以通之，独心经用朱砂寒以通之者，以心为火脏，不受辛热散气之品，当反佐之，以治其寒阻关窍，乃寒因寒用也。"

（四）参附汤

1. 方源

该方源自《叶氏女科诊治秘方》卷三，原为转厥安产汤。

2. 组成

人参 15 克、附子（炮，去皮、脐）30 克。

3. 用法

上药哎咀。

4. 主治

主元气大亏，阳气暴脱，汗出黏冷，四肢不温，呼吸微弱，或上气喘急，或大便自利，或脐腹疼痛，面色苍白，脉微欲绝。

5. 功用

回阳，益气，固脱。主元气大亏，阳气暴脱，汗出黏冷，四肢不温，呼吸微弱，或上气喘急，或大便自利，或脐腹疼痛，面色苍白，脉微欲绝。现用于心力衰竭见有上述症状者。

6. 病机

本方所治中风阴阳虚甚、阴血大亏、元阳虚绝之脱证：猝然昏仆，不省人事，目合口开，鼻鼾息微，手撒遗尿，脉细弱或细微欲绝。

7. 方解

方中人参甘温大补元气；附子大辛大热，温壮元阳。二药相配，共奏回阳固脱之功。《名医方论》曰："补后天之气，无如人参；补先天之气，无如附子，此参附汤之所由立也……二药相须，用之得当，则能瞬息化气于乌有之乡，顷刻生阳于命门之内，方之最神捷者也。"

总之，本方使用广泛，也是救治中风脱证危候之名方，其药物组成仅人参、炮附子二味，功能回阳救脱，适宜中风阴阳虚甚、阴血大亏、元阳虚绝之脱证：猝然昏仆，不省人事，目合口开，鼻鼾息微，手撒遗尿，脉细弱或细微欲绝。临床应用时，人参用量宜重，常倍于附子。

8. 运用

参附汤是治疗阳衰至极、阳气暴脱证的代表方剂。凡临床上出现以四肢厥冷、汗出喘促、脉微欲绝等为主要表现者，即可使用本方治疗。

9. 文献摘要

《医略六书》曰："附子补真阳之虚，人参扶元气之弱，姜、枣调和营卫，领参、附以补真阳之不足而卫外为固也。水煎温服，使真阳内充，则卫气自密而津液无漏泄之虞，何致厥冷不暖，自汗不止哉？"《医宗金鉴》曰："起居不慎则伤肾，肾伤则先天气虚矣。饮食不节则伤脾，脾伤则后天气虚矣。补后天之气无如人参，补先天之气无如附子，此参附汤之所由立也。二脏虚之微甚，参附量为君主。二药相须，用之得当，则能瞬息化气于乌有之乡，顷刻生阳于命门之内，方之最神捷者也。"《古今医彻》曰："夹阴伤寒，内外皆阴，阳气顿衰，必须急用人参健脉以益其元，佐以附子温经散寒。舍此不用，将何以救之？"《血证论》曰："人之元气，生于肾而出于肺，肺阴不能制节，肾阳不能归根，则为喘脱之证，用附子入肾以补阳气之根，用人参入肺以济出气之主，二药相济，大补元气，气为水之阳，水即气之阴，人参是补气之阴，附子是补水之阳，知此，则知一切补气之法。"

（五）镇肝熄风汤

1. 方源

该方源自《医学衷中参西录》。《医学衷中参西录》卷 7 有云："治内中风症（亦名类中风，即西人所谓脑充血证），其脉弦长有力（即西医所谓血压过高），或上盛下虚，头目时常眩晕，或脑中时常作疼发热，或目胀耳鸣，或心中烦热，或时常噫气；或肢体渐觉不利，或口眼渐形㖞斜，或面色如醉；甚或眩晕，至于颠仆，昏不知人，移时始醒，或醒后不能复元，精神短少，或肢体痿废，或成偏枯。"

2. 释名

《医学衷中参西录》曰："所谓'气反则生，不反则死'者，盖谓此症幸有转机，其气上行之极，复反而下行，脑中所充之血应亦随之下行，故其人可生。若其气上行不反，升而愈升，血亦随之充而愈充，脑中血管可至破裂，所以其人必死也。其症必舌强，其脉弦硬而长，或寸盛尺虚，或大于常脉数倍，而毫无缓和之意，言语不利，或口眼㖞斜，或半身麻木不遂，或头重足轻，时欲眩仆。"故名以镇肝熄风汤。

3. 组成

怀牛膝一两、生赭石一两（轧细）、生龙骨五钱（捣碎）、生牡蛎五钱（捣碎）、生龟板五钱（捣碎）、生杭芍五钱、玄参五钱、天冬五钱、川楝子二钱（捣碎）、生麦芽二钱、茵陈二钱、甘草钱半。

4. 用法

水煎服。

5. 主治

类中风。症见头目眩晕，目胀耳鸣，脑部热痛，面色如醉，心中烦热，或时常噫气，或肢体渐觉不利，口眼渐形㖞斜；甚或眩晕颠仆，昏不知人，移时始醒，或醒后不能复元，脉弦长有力。

6. 功用

镇肝熄风，滋阴潜阳。

7. 病机

本方所治之类中风，张氏称之为内中风。其病机为肝肾阴虚，肝阳化风所致。肝为风木之脏，体阴而用阳，肝肾阴虚，肝阳偏亢，阳亢化风，风阳上扰，故见头目眩晕、目胀耳鸣、脑部热痛、面红如醉；肾水不能上济心火，心肝火盛，则心中烦热；肝阳偏亢，气血随之逆乱，遂致卒中。轻则风中经络，肢体渐觉不利，口眼渐形㖞斜；重则风中脏腑，眩晕颠仆，不知人事等，即《素问·调经论》所谓"血之与气，并走于上，则为大厥，厥则暴死。气复反则生，不反则死"。本证以肝肾阴虚为本，肝阳上亢，气血逆乱为标，但以标实为主。治以镇肝熄风为主，佐以滋养肝肾。

8. 方解

方中怀牛膝归肝肾经，入血分，性善下行，故重用以引血下行，并有补益肝肾之效，为君药。代赭石之质重沉降，镇肝降逆，合牛膝以引气血下行，急治其标；龙骨、牡蛎、龟板、白芍益阴潜阳，镇肝熄风，共为臣药。玄参、天冬下走肾经，滋阴清热，合龟板、白芍滋水以涵木，滋阴以柔肝；肝为刚脏，性喜条达而恶抑郁，过用重镇之品，势必影响其条达之性，故又以茵陈、川楝子、生麦芽清泄肝热，疏肝理气，以遂其性，以上俱为佐药。甘草调和诸药，合生麦芽能和胃安中，以防金石、介类药物碍胃为使。心中烦热甚者，加石膏、栀子以清热除烦；痰多者，加胆南星、竹沥水以清热化痰；尺脉重按虚者，加熟地黄、山萸萸以补肝肾；中风后遗有半身不遂、口眼㖞斜等不能复元者，可加桃仁、红花、丹参、地龙等活血通络。

9. 运用

本方是治疗类中风之常用方。无论是中风之前，还是中风之时，抑或中风之后，皆可运用。临床应用以头目眩晕，脑部热痛，面色如醉，脉弦长有力为辨证要点。

10. 文献摘要

方论选录自《医学衷中参西录》卷7，云："是以方中重用牛膝以引血下行，此为治标之主药。而复深究病之本源，用龙骨、牡蛎、龟板、芍药以镇熄肝风，赭石以降胃降冲，玄参、天冬以清肺气，肺中清肃之气下行，自能镇制肝木，从前所拟之方，原只此数味，后因用此方效者固多，间有初次将药服下，转觉气血上攻而病加剧者，于是加生麦芽、茵陈、川楝子即无此弊。盖肝为将军之官，其性刚直，若用药强制，或转激发其反动之力。茵陈为青蒿之嫩者，得初春少阳生发之气，与肝木同气相求，泻肝热兼舒肝郁，实能将顺肝木之性。麦芽为谷之萌芽，生用之亦善将顺肝木之性，使不抑郁。川楝子善引肝气下达，又有折其反动之力。方中加此三味，而后用此方者，自无他虞也。"

总之，该方为滋阴潜镇之名方，由清末民初著名医家张锡纯创制。其药物组成为怀牛膝、生赭石、生龙骨、生牡蛎、生龟板、生杭芍、玄参、天冬、川楝子、生麦芽、茵陈、甘草。本方滋养肝肾以治本，潜阳镇熄以治标，共奏滋阴潜阳、标本兼治之功。其肝肾阴虚乃因精血衰耗所致，阴虚不能制阳，临床表现为中风兼见头晕头痛、目蒙耳鸣，或少寐多梦，脉细弦，舌质红；甚则肝阳暴动、内风鸱张、气血上逆、痰火壅塞而发为阳闭，除急投辛凉开闭之外，多以此法重用潜镇。临床应用时，可根据证情，酌加菊花、珍珠母或牡蛎、龟板、地龙等潜镇、通络，以及豁痰开窍之菖蒲、远志，清火化痰之竹沥、竹茹，天竺黄、川贝等药；亦可选《杂病证治新义》天麻钩藤饮，与本方合并加减应用。若内风鸱张而见惊厥抽搐者，增羚羊角（可以水牛角代之），或合清代俞根初所创羚角钩藤汤。若肝火炽盛者，即加龙胆草。又因阳亢风动最多挟痰，故选用养阴之药宜滋而不腻，如何首乌、桑椹、白芍等。

（六）加减复脉汤

1. 方源

该方源自《温病条辨》卷三。

2. 组成

炙甘草、干地黄、白芍各六钱，麦门冬五钱，阿胶、火麻仁各三钱。

3. 用法

水煎。用水 800 毫升，煮取 400 毫升，分三次服。

4. 主治

温热病后期，邪热久羁，阴液亏虚证。用于身热面赤，口干舌燥，脉虚大，手足心热甚于手足背者。

5. 功用

滋阴养血，生津润燥。

6. 病机

心营亏耗引动肝风、肝火上扰之中风，有养血熄风之功效。盖心主血，肝藏血，心血亏耗可导致肝血不足，而引起肝阳上亢、肝风内动；又因阴血亏耗，阴不涵阳，易致心火挟厥阴相火升腾炎上，故心营亏虚多兼风阳内动、肝火上炎为患。

7. 方解

方中白芍、干地黄、麦冬、阿胶滋阴补血，生津润燥，为主药。麻仁润肠通便，炙甘草补益心气，调中和胃。全方共用，有养血滋阴，生津润燥之功。

8. 运用

本方以烦躁不安、口干唇燥、心悸、脉虚大或促为辨证要点。现代常用本方治疗久热伤阴、咳嗽、低热、痹证、石淋、产后大便干结等。如见阴血虚，加玄参、首乌；气虚，加人参、黄芪；热甚，加黄连、知母；口舌干燥，加芦根、玄参；夜寐不安，加酸枣仁、夜交藤；手足心热，加胡黄连、地骨皮；自汗不止，加浮小麦、糯稻根。

9. 文献摘要

吴鞠通在《温病条辨》中云："温邪久羁中焦，阳明阳土，未有不克少阴癸水者，或已下而阴伤，或未下而阴渴。若实证居多，正气未至溃败，脉来沉实有力，尚可假乎于一下，即《伤寒论》中急下以存津液之谓。若中无结粪，邪热少而虚热多，其脉虚必虚……故以复脉汤复其津液……去参、桂、姜、枣之补阳，加白芍收至阴之阴，故云加减复脉汤。张仲景当曰，治伤于寒者之结代，自有取于参、桂、姜、枣，复脉中之阳；今治伤于温者之阳亢阴竭，不得再补其阳也。用古法而不拘于古方，医者之化裁也。"吴坤安在《伤寒指掌》中云："若温邪误治，邪必深入厥阴，神昏音涩，舌绛裂纹，欲寐不寐，午间烦躁，形象畏冷，心中如焚，此正气久虚，阴液已涸。宜复脉汤加减。如生地、麦冬、炙草、白芍、阿胶、丹皮、梨汁之类。"

该方为治疗温病养血敛阴之名方，系清代著名温病学家吴鞠通在仲景名方炙甘草汤（又名复脉汤）的基础上化裁而成。其药物组成为炙甘草、干地黄、生白芍、麦冬、阿胶、麻仁。后世医家用其主治心营亏耗引动肝风、肝火上扰之中风，有养血熄风之功效。盖心主血，肝藏血，心血亏耗可导致肝血不足，而引起肝阳上亢、肝风内动；又因阴血亏耗，阴不涵阳，易致心火挟厥阴相火升腾炎上，故心营亏虚多兼风阳内动、肝火上炎为患。证见中风兼有心悸头晕，虚烦少寐，脉细数或细弦，舌尖红，苔干。临床应用时，本方可合生脉散加减应用：加当归、何首乌，以增强养血和营之功；加酸枣仁、柏子仁、茯神养心安神；加天麻、钩藤、石决明、珍珠母等平肝潜镇，或配合豁痰开窍、清火化痰药物。

（七）地黄饮子

1.方源

该方源自《圣济总录》。

2.释名

本方以熟地黄滋肾填精，益髓壮骨，作汤内服，故名"地黄饮子"。

3.组成

熟干地黄（焙）、巴戟天（去心）、山茱萸（炒）、肉苁蓉（酒浸，切，焙）、附子（炮裂，去皮、脐）、石斛（去根）、五味子（炒）、肉桂（去粗皮）、白茯苓（去黑皮）各一两（约 30 克），麦门冬（去心，焙）、远志（去心）、菖蒲各半两（约 15 克）。

4. 用法

上锉，如麻豆大。每服三钱（9~15 克），水一盏，加生姜三片，大枣二枚（擘破），同煎七分，去滓，食前温服。

5. 主治

下元虚衰，痰浊上泛之喑痱证。症见舌强不能言，足废不能用，口干不欲饮，足冷面赤，脉沉细弱。

6. 功用

滋肾阴，补肾阳，开窍化痰。

7. 病机

喑者，舌强不能言语也；痱者，足废不能行走也。喑痱之疾，乃下元虚衰，虚阳上浮，痰浊随之上泛，堵塞窍道所致。肾主骨，下元虚衰，则筋骨痿软无力，甚至足废不用；足少阴肾脉挟舌本，肾虚精气不能上承，舌本失荣，加之虚阳上浮，痰浊随之上泛，堵塞心之窍道，故舌强不语；如口干不欲饮，足冷面赤，脉沉细而弱等症，均属肾阴不足，虚阳浮越之证。斯证虽然本虚标实，上实下虚，但以下元虚衰为主。

8. 方解

"喑痱"是由于下元虚衰，阴阳两亏，虚阳上浮，痰浊随之上泛，堵塞窍道所致。"喑"是指舌强不能言语，"痱"是指足废不能行走。肾藏精主骨，下元虚衰，包括肾之阴阳两虚，致使筋骨失养，故见筋骨痿软无力，甚则足废不能用；足少阴肾脉夹舌本，肾虚则精气不能上承，痰浊随虚阳上泛堵塞窍道，故舌强而不能言；阴虚内热，故口干不欲饮，虚阳上浮，故面赤；肾阳亏虚，不能温煦于下，故足冷；脉沉细数是阴阳两虚之象。此类病证常见年老及重病之后，治宜补养下元为主，摄纳浮阳，佐以开窍化痰。方用熟地黄、山茱萸滋补肾阴，肉苁蓉、巴戟天温壮肾阳，四味共为君药。配伍附子、肉桂之辛热，以助温养下元，摄纳浮阳，引火归原；石斛、麦冬、五味子滋养肺肾，金水相生，壮水以济火，均为臣药。石菖蒲与远志、茯苓合用，是开窍化痰，交通心肾的常用组合，是为佐药。姜、枣和中调药，功兼佐使。

9. 运用

本方为治疗肾虚喑痱的常用方。临床应用以舌喑不语，足废不用，足冷面赤，脉沉细弱为辨证要点。

10. 文献摘要

《圣济总录》卷 51 有云："肾气虚厥，语声不出，足废不用。"

方论选录自张秉成《成方便读》卷 2，曰："夫中风一证，有真中，有类中。真中者，真为风邪所中也。类中者，不离阴虚、阳虚两条。如肾中真阳虚者，多痰多湿；真阴虚者，多火多热。阳虚者，多暴脱之证；阴虚者，多火盛之证。其神昏不语，击仆偏枯等证，与真中风似是而实非，学者不得不详审而施治也。此方所云少阴气厥不至，气者，阳也，其为肾脏阳虚无疑矣。故方中熟地、巴戟、山萸、苁蓉之类，大补肾脏之不足，而以桂、附之辛热，协四味以温养真阳；但真阳下虚，必有浮阳上僭，故以石斛、麦冬清之；火载痰升，故以茯苓渗之；然痰火上浮，必多堵塞窍道，菖蒲、远志能交通上下而宣窍辟邪；五味以收其耗散之气，使正有所归；薄荷以搜其不尽之邪，使风无留着；用姜、枣者，和其营卫，匡正除邪耳。"

该方为治疗中风瘖痱名方，系金元四大名家之首刘完素所创制。其药物组成为熟地黄、巴戟天、山茱萸、石斛、肉苁蓉、附子、五味子、肉桂、白茯苓、麦门冬、石菖蒲、远志、生姜、大枣、薄荷。滋肾阴，补肾阳，开窍化痰，主治肾元亏虚所引起的中风，其病机为肾阴衰竭于下，虚阳浮越于上，痰浊随之上泛，以致堵塞窍道。轻者中风兼见语声不出，肢体偏废；甚者中风兼见四肢逆冷，汗出痰壅，面赤如妆，脉浮大无根或沉细，此乃将成暴脱之危候。用此方固本为主，稍佐治标：既可谓补下元，摄纳浮阳，以防虚脱；又能开窍化痰，交通心肾。临证时若兼见气虚者，增党参、黄芪；偏肾阳虚而感腰膝寒冷者，加重附子、肉桂之用量，或酌增淫羊藿、仙茅等药；偏肾阴虚而见痰热者，去附子、肉桂，加清化痰热之品。若气火上升、肝阳偏亢而卒然中风者，本法不宜使用。

（八）涤痰汤

1. 方源

该方源自《奇效良方》卷一。

2. 释名

张秉成曰："方中犀角、牛黄皆秉清灵之气，有凉解之功；玳瑁、金箔之出于水；朱砂、雄黄之出于山，皆得宝气，而可以解毒镇邪。拯逆济危，故得谓之至宝也。"

3. 组成

姜半夏、胆南星各二钱半（约 8 克），橘红、枳实、茯苓各二钱（约 6 克），人参、石菖蒲各一钱（约 3 克），竹茹七分（约 2 克），甘草五分（约 2 克）。

4. 用法

上作一服。用水 400 毫升，加生姜 5 片，煎至 200 毫升，食后服。

5. 主治

中风，痰迷心窍，舌强不能言。

6. 病机

本方病机当责之脾气虚弱、中土不运，以致湿聚痰生痰迷心窍，舌强不能言，引起中风。当健脾气以治本，化痰湿以治标。本方为偏重治标之方。

7. 功用

豁痰开窍。

8. 方解

中风，痰迷心窍为本方主证。方用橘红、半夏、胆南星利气燥湿而化痰为君。臣以石菖蒲开窍通心，竹茹清化热痰，枳实破痰利膈。佐以人参、茯苓、甘草补益心脾而泻火。共使痰消火降，经络通利。

9. 运用

临床用于急性脑血管病、病毒性心肌炎、精神分裂症、神经官能症、癫痫等属于痰涎壅盛类疾病的治疗。

10. 文献摘要

《东医宝鉴》曰："涤痰汤，治中风痰迷心窍，舌强不能言。半夏、南星各二钱，枳实一钱半，茯苓、陈皮各一钱，石菖蒲、人参、竹茹各五分，甘草三分。上锉，作一贴，入姜五，水煎服。此药治中风不语，豁痰清热，利气补虚，可谓简而当也。"

该方为治疗窍阻舌謇之名方，系北宋著名医家严用和所创。其药物组成为姜半夏、胆南星、橘红、枳实、茯苓、人参、石菖蒲、竹茹、甘草、生姜、大枣。功能如其方名，能涤痰以开窍，主治中风痰迷心窍，舌强不能语。朱丹溪认为中风多因"湿痰生热"，力主"治痰为先"。中风病变中，痰引起的病理损害较广，病机较为复杂，兼夹病邪亦较多，故而症状变化较大，但其病机关键，仍当责之脾气虚弱、中土不运，以致湿聚痰生引起中风。此时，当健脾气以治本，化痰湿以治标。本方为偏重治标之方，若标本并重，临床应用时可选用元代危亦林《世医得效方》所创十味温胆汤。若痰湿壅盛，闭塞清窍，阳气不运，甚而发为阴闭者，则当用辛温开闭之法急救之。

（九）补阳还五汤

1. 方源

该方源自《医林改错》。

2. 组成

生黄芪 120 克，当归尾 6 克，赤芍 5 克，地龙（去土）、川芎、红花、桃仁各 3 克。水煎服。

3. 用法

水煎服。黄芪初用一二两，以后渐加至四两。至微效时，日服两剂，两剂服至五六日，每日仍服一剂。

4. 主治

中风之气虚血瘀证。症见半身不遂，口眼㖞斜，语言謇涩，口角流涎，小便频数或遗尿失禁，舌暗淡，苔白，脉缓无力。

5. 功用

补气，活血，通络。

6. 病机

本方证由中风之后，正气亏虚，气虚血滞，脉络瘀阻所致。正气亏虚，不能行血，以致脉络瘀阻，筋脉肌肉失去濡养，故见半身不遂、口眼㖞斜；气虚血瘀，舌本失养，故语言謇涩；气虚失于固摄，故口角流涎、小便频数、遗尿失禁。舌暗淡，苔白，脉缓无力为气虚血瘀之象。本方证以气虚为本，血瘀为标，即王清任所谓"因虚致瘀"。治当以补气为主，活血通络为辅。

7. 方解

本方重用生黄芪，补益元气，意在气旺则血行，瘀去络通，为君药。当归尾活血通络而不伤血，为臣药。赤芍、川芎、桃仁、红花协同当归尾以活血祛瘀；地龙通经活络，力专善走，周行全身，以行药力，亦为佐药。

8. 运用

本方既是益气活血法的代表方，又是治疗中风后遗症的常用方。临床应用以半身不遂，口眼㖞斜，舌暗淡，苔白，脉缓无力为辨证要点。

9. 文献摘要

《医林改错》卷下有云："此方治半身不遂，口眼㖞斜，语言謇涩，口角流涎，下肢痿废，小便频数，遗尿不禁。"

方论选录自张锡纯《医学衷中参西录》上册，曰："至清中叶王勋臣出，对于此证，专以气虚立论，谓人之元气，全体原十分，有时损去五分，所余五分，虽不能充体，犹可支持全身。而气虚者，经络必虚，有时气从经络处透过，并于一边，彼无气之边，即成偏枯。爱立补阳还五汤，方中重用黄芪四两，以峻补气分，此即东垣主气之说也。然王氏书中全未言脉象何如，若遇脉之虚而无力者，用其方原可见效；若其脉象实而有力，其人脑中多患充血，而复用黄芪之温而升补者，以助其血愈上行，必至凶危立见，此固不可不慎也。"

此方为活血通瘀之名方，系清代著名医家王清任创制。其药物组成为黄芪、当归、赤芍、地龙、川芎、红花、桃仁。益气、活血、通瘀，主治气血虚弱、脉络瘀阻之中风。临床表现为偏枯，伴神疲乏力，少气懒言，语声低微，或自汗心悸，饮食不振，舌淡苔少，脉虚无力，多属中经络症状及中风后遗症。

关于本方的应用，张锡纯在《医学衷中参西录·治内外中风方》中曰："然王氏书中，未言脉象何如。若遇脉之虚而无力者，用其方原可见效；若其脉象实而有力，其人脑中多患充血，而复用芪之温而升补者，以助其血愈上行，必至凶危立见。"诚经验之谈，临床若见阴虚阳亢、风火上扰之中风，使用本方切宜慎重。必待阳亢风动己平，证情稳定，确具气虚血瘀症候，方可使用。此时应与滋养肝肾、潜阳熄风之剂配伍，以防其肝阳复亢。

（十）大秦艽汤

1. 方源

该方源自《素问病机气宜保命集》。

2. 组成

秦艽90克，甘草、川芎、当归、石膏、川独活、白芍各60克，细辛15克，川羌活、防风、黄芩、吴白芷、白术、生地黄、熟地黄、白茯苓各30克。

3. 用法

上十六味，锉。每服30克，水煎，去滓，温服。

4. 主治

风邪初中经络证。症见口眼㖞斜，舌强不能言语，手足不能运动，或恶寒发热，苔白或黄，脉浮数或弦细。

5. 功用

疏风清热，养血活血。

6. 病机

本方所治乃风邪中于经络所致。多因正气不足，营血虚弱，脉络空虚，风邪乘虚入中，气血痹阻，经络不畅，加之"血弱不能养筋"，故口眼㖞斜、手足不能运动、舌强不能言语；风邪外袭，邪正相争，故或见恶寒发热、脉浮等。治以祛风散邪为主，兼以养血、活血、通络为辅。

7. 方解

方中重用秦艽祛风通络，为君药。更以羌活、独活、防风、白芷、细辛等辛散之品，祛风散邪，加强君药祛风之力，并为臣药。语言与手足运动障碍，除经络闭阻外，与血虚不能养筋相关。且风药多燥，易伤阴血，故伍以熟地、当归、白芍、川芎养血活血，使血足而筋自荣，络通则风易散，寓有"治风先治血，血行风自灭"之意，并能制诸风药之温燥；脾为气血生化之源，故配白术、茯苓、甘草益气健脾，以化生气血；生地、石膏、黄芩清热，是为风邪郁而化热者设，以上共为方中佐药。甘草调和诸药，兼使药之用。

8. 运用

本方是治风邪初中经络之常用方。临床应用以口眼㖞斜，舌强不能言语，手足不能运动，微恶风发热，苔薄微黄，脉浮数为辨证要点。

9. 文献摘要

《素问病机气宜保命集》卷中有云："中风，外无六经之形证，内无便溺之阻格，知血弱不能养筋，故手足不能运动、舌强不能言语，宜养血而筋自荣，大秦艽汤主之。"

方论选录自吴昆《医方考》卷 1，曰："中风，手足不能运动，舌强不能言语，风邪散见，不拘一经者，此方主之。中风，虚邪也。许学士云'留而不去，其病则实'。故用祛风养血之剂兼而治之。用秦艽为君者，以其主宰一身之风，石膏所以去胃中总司之火，羌活去太阳百节之风疼，防风为诸风药中之军卒。三阳数变之风邪，责之细辛；三阴内淫之风湿，责之白茯苓、白术。去厥阴经之风，则有川芎；去阳明经之风，则有白芷。风热干乎气，清之以黄芩；风热干乎血，凉之以生地。独活疗风湿在足少阴；甘草缓风邪上逆于肺。乃当归、芍药、熟地者，所以养血于疏风之后，一以济风药之燥，一使手得血而能握，足得血而能步也。"

该方为扶正祛风治疗中风之名方，系金代名医刘完素所创。其药物组成为秦艽、甘草、川芎、当归、白芍、细辛、羌活、防风、黄芩、石膏、白芷、白术、生地、熟地、白茯苓、独活。祛风通络，养血活血，属于扶正祛风法。主治风邪初中经络，证见中风兼有寒热，肢体拘急，舌苔白腻，脉浮滑等。中风发病，外风为诱因之一，且多以挟寒、挟湿为患。对于这类外风诱发的中风，可运用扶正祛风法施治。但因人的体质与感受邪气各有不同，证候又有寒化、热化之异，选方用药显然有别。本方调理气血，偏于祛风清热；若属风寒偏盛诱发中风者，又当选用《备急千金要方》所载小续命汤祛风散寒，临床不可不察。

二、现代中成药制剂精选

中医药文化是中华民族璀璨文化的重要组成部分，是我国医学体系的一个特色和优势。目前中医越来越受到人们的关注，国家层面又高度重视，这为我们中医提供了更好的发展机遇。

中药制剂是中医药文化中最具技术性的一部分，随着医疗科学技术的发展，新型药物制剂的出现与发展，为推动中药制剂现代化奠定了重要的技术基础。中药制剂技术实现现代与传统的有机结合，大大地提高了我国传统中药的医用价值，优化传统中药的使用方式，提高中药在临床的利用率，促进中医药的发展，并使中药在临床使用中发挥更大的作用。不仅有助于促进中药疗效，以及临床用药价值的不断提升，也能够进一步拓展中药现代化的发展空间。

剂型是指药物制剂的形态，或指药物制成的形状。在药物与剂型两者之间，虽然药物本身的疗效是主要的，但剂型对药物进入体内及药效的发挥起着相当重要的作用。由于中药材品种繁多，药性各异，多为复方使用，药物之间的作用十分复杂，加之临床需要各有不同，因此必须加工成一定的剂型，才能达到提高药效，降低毒性，便于服用的目的。中成药的剂型种类多种多样，不仅有传统剂型的丸、散、膏、丹、茶、酒、曲、露等，随着现代技术工艺的提高，还出现了新剂型如针、片、冲、栓、气雾、胶囊等。按照给药方式不同分为两大类：静脉注射用中成药和口服中成药。多数注射用中成药起效较快，多用于急性期患者；口服中成药起效相对慢，维持时间长，多用于能够口服药物的恢复期和后遗症期患者。其中口服中成药根据不同剂型可进一步分为丸剂、片剂、胶囊等，本节精选现代最新剂型的中成药作简单介绍。

（一）口服制剂

治疗中风的口服制剂品种多，运输、贮存及携带、应用都比较方便，产品的性状稳定，剂量准确，成本及售价都较低。同时，可以制成不同类型的各种片剂，如分散（速效）片、控释（长效）片、肠溶包衣片、咀嚼片及口含片等，也可以制成两种或两种以上药物的复方片剂，从而满足临床医疗需要。常见的片剂药品有脉络通片、脑得生片等。

1. 片剂

（1）脉络通片

药物组成：郁金、人参、黄连、三七、安息香、檀香、琥珀、降香、甘松、木香、石菖蒲、丹参、麦门冬、钩藤、黄芩、夏枯草、槐米、甘草、珍珠、冰片、朱砂、牛黄。

功用主治：通脉活络，行气化瘀。用于治疗冠心病、心绞痛，以及防治高血压病、中风等。

用法用量：每次4片（每片0.4克），每日2~3次，温开水送服。

禁忌或注意事项：孕妇忌用。

（2）中风回春片

药物组成：川芎（酒制）、丹参、当归（酒制）、川牛膝、桃仁、红花、茺蔚子（炒）、鸡血藤、土鳖虫（炒）、全蝎、蜈蚣、地龙（炒）、僵蚕（麸炒）、木瓜、金钱白花蛇、威灵仙（酒制）、忍冬藤、络石藤、伸筋草。

功用主治：活血化瘀，通经活络。用于痰瘀阻络，中风偏瘫，半身不遂，肢体麻木。

用法用量：口服，一次4~6片，一日3次，或遵医嘱。

禁忌或注意事项：脑出血急性期患者忌服。

（3）脑得生片

药物组成：三七、川芎、红花、葛根、山楂（去核）。

功用主治：活血化瘀，通经活络。用于瘀血阻络所致的眩晕、中风，症见肢体不用、言语不利及头晕目眩；脑动脉硬化、缺血性脑中风及脑出血后遗症见上述证候者。

用法用量：口服，一次6片，一日3次。

禁忌或注意事项：尚不明确。

（4）安脑片

药物组成：人工牛黄、猪胆汁粉、朱砂、冰片、水牛角浓缩粉、珍珠、黄连、黄芩、栀子、雄黄、郁金、石膏、赭石、珍珠母、薄荷脑。

功用主治：清热解毒，醒脑安神，豁痰开窍，镇惊熄风。用于高热神昏，烦躁谵语，抽搐痉厥，中风窍闭，头痛眩晕。对于高血压及一切急性炎症伴有的高热不退、神志昏迷者，均有显效。

用法用量：口服，一次4片，一日2~3次，或遵医嘱，小儿酌减。

禁忌或注意事项：尚不明确。

（5）夏天无片

药物组成：夏天无、麝香、全蝎、蕲蛇、三七、乳香、没药等。

功用主治：活血通络，行气止痛。用于瘀血阻络、气行不畅所致的中风，症见半身不遂、偏身麻木，或跌扑损伤、气血瘀阻所致的肢体疼痛、肿胀麻木；风湿性关节炎，坐骨神经痛。

用法用量：口服。一次 4~6 片，一日 3 次。

禁忌或注意事项：①忌生冷、油腻食物。②孕妇慎用。儿童、经期及哺乳期妇女、年老体弱者应在医师指导下服用。③有高血压、心脏病、肝病、糖尿病、肾病等慢性病严重者应在医师指导下服用。④服药 3 天症状无缓解，应去医院就诊。⑤本品性状发生改变时禁止使用。⑥儿童必须在成人的监护下使用。⑦请将本品放在儿童不能接触的地方。⑧如正在使用其他药品，使用本品前请咨询医师或药师。

2. 胶囊

我国治疗中风的胶囊制剂品种多，胶囊制剂具有不伤胃、能掩盖药物的不良嗅味、提高药物稳定性的特点，适合一些肠胃不适、怕药物味道的患者。因为胶囊能很好地掩盖药物气味，且它是在胃部消化在肠部吸收的，对胃部的伤害降低了很多。常见的胶囊制剂药品有步长脑心通胶囊、通心络胶囊、脑血康胶囊、脉血康胶囊、天蚕胶囊、银丹心脑通软胶囊、天丹通络胶囊、珍龙醒脑胶囊等。

（1）步长脑心通胶囊

药物组成：黄芪、赤芍、丹参、当归、川芎、桃仁、红花、乳香（制）、没药（制）、鸡血藤、牛膝、桂枝、桑枝、地龙、全蝎、水蛭。

功用主治：益气活血，化瘀通络。用于气虚血滞、脉络瘀阻所致中风中经络，症见半身不遂、肢体麻木、口眼㖞斜、舌强语謇及胸痹心痛、胸闷、心悸、气短；中风、冠心病心绞痛属上述症候者。

用法用量：口服，一次 2~4 粒，一日 3 次，或遵医嘱。

禁忌或注意事项：孕妇禁用。胃病患者饭后服用。

（2）通心络胶囊

药物组成：人参、水蛭、全蝎、檀香、土鳖虫、蜈蚣、蝉蜕等。

功用主治：通络止痛。用于冠心病心绞痛属心气虚乏、血瘀络阻证，症见胸部憋闷、刺痛、绞痛、固定不移、心悸自汗、气短乏力、舌质紫暗或有瘀斑、脉细涩或结代。亦用于气虚血瘀络阻型中风病，症见半身不遂或偏身麻木、口舌㖞斜、言语不利。

用法用量：口服。一次 2~4 粒，一日 3 次。

禁忌或注意事项：出血性疾患、孕妇、妇女经期和阴虚火旺型中风禁用。服药后胃部不适者宜改为饭后服用。

（3）脑血康胶囊

药物组成：水蛭。

功用主治：活血化瘀，破血散结。用于血瘀中风，半身不遂，口眼㖞斜，舌强语謇，舌紫暗、有瘀斑等，及高血压脑出血后的脑血肿、脑血栓见上述症候者。

用法用量：口服，一次 1 粒，一日 3 次。

禁忌或注意事项：出血者及孕妇禁用。服药期间禁生、冷、酸、辣食物。

（4）脉血康胶囊

药物组成：水蛭。

功用主治：破血，逐瘀，通脉止痛。用于症瘕痞块，血瘀经闭，跌打损伤。

用法用量：口服，一次 2~4 粒，一日 3 次。

禁忌或注意事项：孕妇禁用。

（5）天蚕胶囊

药物组成：僵蛹。

功用主治：祛风定惊，化痰散结。用于惊风抽搐，咽喉肿痛，颌下淋巴结炎，面神经麻痹，皮肤瘙痒。

用法用量：口服。一次 2~5 粒，一次量不得超过 10 粒，一日 3 次。

禁忌或注意事项：尚不明确。

（6）银丹心脑通软胶囊

药物组成：银杏叶、丹参、灯盏细辛、绞股蓝、山楂、大蒜、三七、艾片。

功用主治：活血化瘀，行气止痛，消食化滞。用于气滞血瘀引起的胸痹，症见胸痛、胸闷、气短、心悸等，以及冠心病心绞痛、高脂血症、脑动脉硬化、中风、中风后遗症见上述症状者。

用法用量：口服。一次 2~4 粒，一日 3 次。

禁忌或注意事项：尚不明确。

（7）天丹通络胶囊

药物组成：川芎、豨莶草、丹参、水蛭、天麻、槐花、石菖蒲、人工牛黄、黄芪、牛膝。

功用主治：活血通络，熄风化痰。用于中风中经络，风痰瘀血痹阻脉络证，症见半身不遂、偏身麻木、口舌㖞斜、语言謇涩，中风急性期、恢复早期见上述症候者。

用法用量：口服。一次5粒，一日3次。

禁忌或注意事项：脑出血患者急性期禁用。禁食生冷、辛辣、油腻食物。

（8）珍龙醒脑胶囊

药物组成：珍珠、紫檀香、西红花、诃子、塞北紫堇、冬葵果、短穗兔耳草、余甘子、诃子、麝香、人工牛黄、木香等29味。

功用主治：开窍醒神，清热通络。用于痰瘀阻络所致的中风，症见语言謇涩、半身不遂、口眼㖞斜。

用法用量：口服，一次2粒，一日1~2次。

禁忌或注意事项：孕妇禁服。服药期间禁生、冷、酸辣食物。

3. 口服液

治疗中风的口服液目前大概有10余种，口服液具有服用剂量小、吸收较快、质量稳定、携带和服用方便、易保存的特点。适用于儿童或吞咽困难的患者，且气味容易被患者接受，比较适合儿童和婴儿服用。常见的口服液有脑血疏口服液、豨红通络口服液、甜梦口服液、蛭芪口服液等。

（1）脑血疏口服液

药物组成：黄芪、水蛭、石菖蒲、牛膝、牡丹皮、大黄、川芎。

功用主治：益气活血。用于轻、中度出血性中风病中经络急性期及恢复早期气虚血瘀证，症见半身不遂、偏身麻木、口舌㖞斜，语言謇涩等。本品主要用于高血压性脑出血中脑叶、基底节、丘脑的小量出血而无意识障碍的患者。

用法用量：口服，一次10毫升，一日3次，30天为一个疗程。

禁忌或注意事项：①请在医生指导下应用。②有高热、感染、高颅压、高血压者应加用相应对症处理措施。③出血量大于40毫升或有脑疝表现者，应考虑手术或其他抢救措施。④孕妇禁服。产妇慎用。⑤有再出血倾向的患者慎用。

（2）豨红通络口服液

药物组成：豨莶草、红花、川牛膝。

功用主治：祛风活血，通络止痛。用于瘀血阻络所致的中风病，症见偏瘫、肢体麻木、语言不利等。

用法用量：口服，一次 10 毫升，一日 3 次，或遵医嘱。

禁忌或注意事项：孕妇忌服。

（3）甜梦口服液

药物组成：刺五加、黄精、蚕蛾、桑椹、党参、黄芪、砂仁、枸杞子、山楂、熟地黄、淫羊藿（制）、陈皮、茯苓、马钱子（制）、法半夏、泽泻、山药。

功用主治：益气补肾，健脾和胃，养心安神。用于治疗头晕耳鸣，视减听衰，失眠健忘，食欲不振，腰膝酸软，心慌气短，中风后遗症。对脑功能减退，冠状血管疾患，脑血管栓塞，脱发也有一定疗效。

用法用量：口服。一次 10~20 毫升，一日 2 次。

禁忌或注意事项：运动员慎用。

（4）蛭芪口服液

药物组成：黄芪、何首乌、水蛭、桃仁、莪术、三棱、决明子、山楂、土鳖虫。

功用主治：益气，化瘀，通络。用于高脂血症气虚血瘀证，症见头晕头重、萎靡嗜睡、神疲健忘、体倦乏力、耳鸣眼花、胸闷气短、心悸心痛、肢体沉重。

用法用量：口服，一次 2~3 粒，一日 3 次。

禁忌或注意事项：①出血性疾病患者及孕妇禁用。②经期妇女慎用，需在医生指导下服用。

4. 糖浆剂

治疗中风的糖浆具有味甜量小、服用方便、吸收较快的特点，比较适合儿童和讨厌药品气味的患者，因为气味比较香甜，容易被许多患者所接受，吸收也比较快。常见的糖浆制剂有滇白珠糖浆等。

滇白珠糖浆：

药物组成：透骨香等。

功用主治：祛湿化痰，活血化瘀。用于眩晕痰瘀交阻证，症见头晕、胸闷、腹胀、舌暗苔腻、脉弦滑等。

用法用量：口服，一日 3 次，每次 20 毫升。

禁忌或注意事项：①孕妇、哺乳期妇女禁用。②肝功能、肾功能异常者慎用。③请在医生指导下用药。④服用本药的同时应根据引起眩晕的病因进行治疗，如眩晕明显者应加用其他的对症治疗措施。⑤糖尿病患者慎用或在医师指导下使用。

5. 颗粒剂

治疗中风的颗粒剂大约有 20 种，颗粒剂具有吸收快、显效迅速、方便、稳定、口感好的特点，如天龙熄风颗粒、消栓颗粒等。

（1）天龙熄风颗粒

药物组成：天麻、钩藤、白芍、地龙、熊胆粉等。

功用主治：平肝熄风，活血通络。用于中风病中经络急性期（急性中风轻症）肝阳暴亢，风火上扰证。

用法用量：开水冲服，一次 2 袋，一日 3 次。

禁忌或注意事项：①脑出血及孕妇禁用。②过敏体质者慎用。③高血压有脑出血倾向者慎用。④在医生指导下应用。⑤在治疗过程中，应根据病情配合加用必要的治疗措施。

（2）消栓颗粒

药物组成：黄芪、当归、赤芍、地龙、红花、川芎、桃仁。

功用主治：补气，活血，通络。用于中风气虚血瘀证，症见半身不遂、口眼㖞斜、语言謇涩、面色㿠白、气短乏力、舌质暗淡、脉沉无力。

用法用量：口服，一次 4 克，一日 3 次。

禁忌或注意事项：凡阴虚阳亢、风火上扰、痰浊蒙蔽者禁用。

6. 丸剂

治疗中风的丸剂大约有 150 种，丸剂具有较低毒性、刺激性和不良反应的特点，治疗中风丸剂的代表药品有七十味珍珠丸、珍宝丸、二十五味珍珠丸、如意珍宝丸、同仁牛黄清心丸、华佗再造丸等。

（1）七十味珍珠丸

药物组成：珍珠、檀香、降香、甘草、天竺黄、西红花、人工牛黄、人工麝香、珊瑚、玛瑙、九眼石、坐台等70味。

功用主治：安神，镇静，通经活络，调和气血，醒脑开窍。用于"黑白脉病""龙血"不调，以及中风、瘫痪、半身不遂、癫痫、脑出血、脑震荡、心脏病、高血压、神经性障碍等。

用法用量：研碎后开水送服。重患者一日1克（1丸），一般每隔3~7天1克（1丸）。

禁忌或注意事项：禁用陈旧、酸性食物。

（2）珍宝丸

药物组成：石膏、丁香、诃子、川楝子、栀子、红花、肉豆蔻、白豆蔻、决明子、草果仁、茼麻子、枫香脂、土木香、木香、甘草、檀香、降香、地锦草、白巨胜、黑种草子、方海、海金沙、沉香、荜茇、肉桂、人工麝香、人工牛黄、珍珠（制）、水牛角浓缩粉。

功用主治：清热，安神，舒筋活络。用于白脉病、半身不遂、风湿、类风湿、肌筋萎缩、神经麻痹、肾损脉伤、瘟疫热病久治不愈等症。

用法用量：口服，一次13~15粒，一日1~2次。

禁忌或注意事项：运动员慎用。

（3）二十五味珍珠丸

药物组成：肉豆蔻40克、石灰华100克、草果30克、丁香50克、降香100克、豆蔻40克、诃子130克、檀香80克、余甘子100克、沉香80克、桂皮40克、毛诃子100克、螃蟹50克、木香80克、冬葵果80克、荜茇40克、草莓苗100克、金礞石40克、广角30克、香旱芹子40克、西红花20克、黑种草子30克、牛黄1克、麝香1克。

功用主治：安神开窍。用于中风，症见半身不遂、口眼㖞斜、昏迷不醒、神志紊乱、谵语发狂等。

用法用量：上药除珍珠、牛黄、西红花、麝香、广角分别研磨成细粉外，其余粉碎成细粉，各粉同混匀，水泛为丸，每 10 丸重 3 克，干燥即得。口服，每次 4~5丸，1 日 2~3 次。

禁忌或注意事项：忌油腻生冷刺激食物。妊娠及哺乳者禁用。

（4）如意珍宝丸

药物组成：珍珠母、沉香、石灰华、金礞石、红花、螃蟹、丁香、毛诃子（去核）、肉豆蔻、豆蔻、余甘子、草果、香旱芹、檀香、黑种草子、降香、诃子、高良姜、甘草膏、肉桂、乳香、木香、决明子、水牛角、黄葵子、短穗兔耳草、藏木香、人工麝香、牛黄。

功用主治：清热，醒脑开窍，舒经通络。用于瘟热、陈旧热症、白脉病，症见四肢麻木、瘫痪、口眼㖞斜、神志不清、痹症、痛风、肢体强直、关节不利等。对白脉病有良效。

用法用量：口服。一次 4~5 丸，一日 2 次。

禁忌或注意事项：忌酸、冷、酒。运动员慎用。

（5）同仁牛黄清心丸

药物组成：人工牛黄、羚羊角、人工麝香、人参、白术（麸炒）、当归、白芍、柴胡、干姜、阿胶、桔梗、水牛角浓缩粉等 27 味。

功用主治：益气养血，镇静安神，化痰熄风。用于气血不足、痰热上扰引起的胸中郁热、惊悸虚烦、头目眩晕、中风不语、口眼㖞斜、半身不遂、言语不清、神志昏迷、痰涎壅盛。

用法用量：口服。一次 1~2 丸，一日 2 次，小儿酌减。

禁忌或注意事项：①孕妇慎用。②孕妇及哺乳期妇女、儿童、老年人使用本品应遵医嘱。③过敏体质者慎用。④儿童必须在成人的监护下使用。⑤如正在服用其他药品，使用本品前请咨询医师。⑥服用前应除去蜡皮、塑料球壳及玻璃纸，本品不可整丸吞服。

（6）华佗再造丸

药物组成：人工牛黄、羚羊角、人工麝香、人参、白术（麸炒）、当归、白芍、柴胡、干姜、阿胶、桔梗、水牛角浓缩粉等 27 味。

功用主治：活血化瘀，化痰通络，行气止痛。用于痰瘀阻络之中风恢复期和后遗症，症见半身不遂、拘挛麻木、口眼㖞斜、言语不清。临床新用于治疗冠心病、血栓闭塞性脉管炎、特发性三叉神经痛、精液不液化症等。

用法用量：口服。一次 4~8 克，一日 2~3 次；重症一次 8~16 克，或遵医嘱。

禁忌或注意事项：①孕妇忌服。②服药期间如有燥热感，可用白菊花蜜糖水送服，或减半服用，必要时暂停服用 12 天。③常用量为每次 48~50 粒，早晚各服一次。连服 10 天，停药 1 天，30 天为 1 个疗程。可连服 3 个疗程。预防量与维持量每次 4 克，早晚各服 1 次。

（二）针剂

中药注射剂是指从药材中提取有效物质制成可供注入人体内，包括肌肉、穴位、静脉注射和静脉滴注使用的灭菌溶液或乳状液、混悬液，以及供临用前配成溶液的无菌粉末或浓溶液等制剂。中药注射剂是传统医药理论与现代生产工艺相结合的产物，突破了中药传统的给药方式，是中药现代化的重要产物。与其他中药剂型相比，注射剂具有生物利用度高、疗效确切、作用迅速的特点。中药注射剂在抢救神志昏迷、不能口服的重症患者和急救等方面，一直发挥着独特作用。目前治疗中风方面的针剂数量众多，归纳起来，主要包括以下三类作用药物：清热解毒药、补益药和活血化瘀药。临床中常用的有以下几种。

1. 清热解毒、醒脑开窍药

（1）醒脑静注射液

药物组成：麝香、郁金、冰片、栀子。辅料为聚山梨酯 80、氯化钠。

功用主治：清热解毒，凉血活血，开窍醒脑。用于气血逆乱，脑脉瘀阻所致中风昏迷，偏瘫口㖞；外伤头痛，神志昏迷；酒毒攻心，头痛呕恶，昏迷抽搐。脑栓塞、脑出血急性期、颅脑外伤，急性酒精中毒见上述症候者。

用法用量：肌内注射，一次 2~4 毫升，一日 1~2 次。静脉滴注一次 10~20 毫升，用 5%~10% 葡萄糖注射液或氯化钠注射液 250~500 毫升稀释后滴注，或遵医嘱。

禁忌或注意事项：①孕妇禁用。②对本品过敏者慎用。③出现过敏症状时，应立即停药，必要时给予对症处理。④运动员慎用。

（2）清开灵注射液

药物组成：胆酸、水牛角、珍珠母、栀子、板蓝根、金银花、黄芩等。

功用主治：清热解毒，镇静安神。用于外感风热时毒，火毒内盛所致的高热不退，烦躁不安，咽喉肿痛，舌质红绛，苔黄，脉数者；上呼吸道感染，病毒性感冒，急性化脓性扁桃体炎，急性咽炎，急性气管炎，高热。

用法用量：肌内注射，一日 2~4 毫升。重症患者静脉滴注，一日 20~40 毫升，以 10% 葡萄糖注射液 200 毫升或氯化钠注射液 100 毫升稀释后使用。

禁忌或注意事项：①过敏体质者慎用。②孕妇慎用。③有表证恶寒发热者慎用。④合并有心脑血管、肝、肾和造血系统等严重原发性疾病者请咨询医师是否可使用本品。⑤儿童、哺乳期妇女、年老体弱者应在医师指导下使用。⑥本品如产生沉淀或混浊时不得使用。如经 10% 葡萄糖或生理盐水注射液稀释后，出现混浊亦不得使用。

2. 补益药

（1）参附注射液

药物组成：红参、附片（黑顺片）。辅料为聚山梨酯 80。

功用主治：回阳救逆，益气固脱。主要用于阳气暴脱的厥脱症（感染性、失血性、失液性休克等），也可用于阳虚（气虚）所致的惊悸、怔忡、喘咳、胃痛、泄泻、痹症等。

用法用量：肌内注射一次 2~4 毫升，一日 1~2 次。静脉滴注一次 20~100 毫升，用 5%~10% 葡萄糖注射液 250~500 毫升稀释后使用。静脉推注一次 5~20 毫升，用 5%~10% 葡萄糖注射液 20 毫升稀释后使用，或遵医嘱。

禁忌或注意事项：①对本品有过敏或严重不良反应病史者禁用。②新生儿、婴幼儿禁用。③本品孕妇、有药物过敏史或过敏体质的患者慎用。④年老体弱者、有心肺严重疾病患者用药要加强临床监护。⑤临床应辨证使用。气虚、阳虚的一般临床表现主要有疲乏无力，少气懒言，语言低微，自汗怕冷，舌质淡、胖嫩，脉虚无力等。本品益气回阳，也可用于心力衰竭、冠心病、围手术期及肿瘤等见阳虚、气虚之证者。⑥临床应用时，滴速不宜过快，儿童及年老体弱者以每分钟 20~40 滴为宜，成年人以每分钟 40~60 滴为宜，以防止不良反应的发生。⑦本品一般连续使用不宜超过 20 天。⑧除按"用法用量"中说明使用以外，伴有糖尿病等特殊情况时，改用 0.9% 氯化钠注射液稀释后使用。⑨本品不宜与中药半夏、瓜蒌、贝母、白蔹、白及、五灵脂、藜芦等同时使用。⑩治疗期间，若心绞痛持续发作，宜加服硝酸酯类药物或遵医嘱。⑪本品含有皂苷，摇动时产生泡沫是正常现象，不影响疗效。⑫本品是中药制剂，保存不当可能影响产品质量。使用前必须对光检查，如发现药液出现浑浊、沉淀、变色、漏气或瓶身细微破裂等异常情况，均不能使用。⑬配制好后，请在 4 小时内使用。⑭本品不与其他药物在同一容器内混合使用。⑮输注本品前后，应用适量稀释液对输液管道进行冲洗，避免输液的前后两种药物在管道内混合，引起不良反应。⑯静滴初始 30 分钟内应加强监护，发现不良反应及时停药，遵医嘱处理。

（2）生脉注射液

药物组成：生红参、麦冬、五味子。

功用主治：益气养阴，复脉固脱。用于气阴两亏，脉虚欲脱引起的心悸、气短、四肢厥冷、汗出、脉欲绝及心肌梗死、心源性休克、感染性休克等具有上述症候者。

用法用量：肌内注射一次 2~4 毫升，一日 1~2 次。静脉滴注一次 20~60 毫升，用 5% 葡萄糖注射液 250~500 毫升稀释后使用，或遵医嘱。

禁忌或注意事项：①对本品或含有红参、麦冬、五味子制剂及成分中所列辅料过敏或有严重不良反应病史者禁用，过敏体质者禁用。②新生儿、婴幼儿禁用。③孕妇禁用。④对实证及暑热等病热邪尚存者，咳而尚有表证未解者禁用。⑤本品不良反应包括过敏性休克，应在有抢救条件的医疗机构使用，使用者应接受过过敏性休克抢救培训，用药后出现过敏反应或其他严重不良反应须立即停药并及时救治。⑥严格掌握功能主治、辨证用药。严格按照药品说明书规定的功能主治使用，禁止超功能主治用药。⑦严格掌握用法用量。按照药品说明书推荐剂量、调配要求用药，不得超剂量、高浓度、过快滴注或长期连续用药，儿童、老人应按年龄或体质情况酌情减量，不得使用静脉推注的方法给药。⑧严禁混合配伍，谨慎联合用药。

本品应单独使用，禁与其他药品混合配伍使用。如确需要联合使用其他药品时，应谨慎考虑与本品的间隔时间以及药物相互作用等问题。输注本品前后，应用适量稀释液对输液管道进行冲洗，避免输液的前后两种药物在管道内混合，引起不良反应。⑨本品是纯中药制剂，有效成分较多，保存不当，可能影响产品质量。所以使用前必须对光检查，发现药液出现混浊、沉淀、变色、漏气、变质等现象时不能使用。⑩对本品有过敏者或有严重不良反应病史者禁用。⑪儿童、年老体弱者、有心肺严重疾病患者、肝肾功能异常者和初次使用中药注射剂的患者要加强临床监护。⑫本品不与其他药物在同一容器内混合使用。⑬本品需滴注前新鲜配制。稀释后及输注前均应对光检查，若出现浑浊或沉淀不得使用。⑭临床应用时，滴速不宜过快，儿童及年老体弱者以 20~40 滴 / 分为宜，成年人以 40~60 滴 / 分为宜。静滴初始 30 分钟内应加强监护，发现异常应立即停药，遵医嘱处理。⑮本品含有皂苷，摇动时产生泡沫是正常现象，不影响疗效。

（3）参麦注射液

药物组成：红参、麦冬。辅料为聚山梨酯 80。

功用主治：益气固脱，养阴生津，生脉。用于治疗气阴两虚型之休克、冠心病、病毒性心肌炎、慢性肺心病、粒细胞减少症。能提高肿瘤患者的免疫机能，与化疗药物合用时，有一定的增效作用，并能减少化疗药物所引起的毒副反应。

用法用量：肌内注射，一次 2~4 毫升，一日 1 次。静脉滴注，一次 20~100 毫升（用 5% 葡萄糖注射液 250~500 毫升稀释后应用），或遵医嘱，也可直接滴注。

禁忌或注意事项：①对本品或含有红参、麦冬制剂及成分中所列辅料过敏或有严重不良反应病史者禁用。②新生儿、婴幼儿禁用。③孕妇、哺乳期妇女禁用。④对药物有家族过敏史或过敏史者、过敏体质者禁用。⑤本品不良反应包括过敏性休克，应在有抢救条件的医疗机构使用，使用者应接受过过敏性休克抢救培训，用药后出现过敏反应或其他严重不良反应须立即停药并及时救治。⑥严格按照药品说明书规定的功能主治使用，禁止超功能主治用药。阴盛阳衰者不宜使用。⑦严格掌握用法用量。按照药品说明书推荐剂量使用药品，不得超剂量、过快滴注和长期连续用药。⑧本品保存不当可能影响药品质量，用药前和配制后及使用过程中应认真检查本品及滴注液，发现药液出现浑浊、沉淀、变色、结晶等药物性状改变以及瓶身有漏气、裂纹等现象时，均不得使用。⑨严禁混合配伍，谨慎联合用药。本品应单独使用，禁与其他药品混合配伍使用。如确需要联合使用其他药品时，应谨慎考虑与本品的间隔时间以及药物相互作用等问题。应以适量稀释液对输液管道进行冲洗，避免参麦注射液与其他药液在管道内混合的风险。⑩用药前应仔细询问患者情况、用药史和过敏史。有心脏严重疾病患者、肝肾功能异常患者、老人、儿童等特殊人群及初次使用本品的患者应慎重使用。如确需使用，应加强临床用药监护。⑪本品不宜与藜芦、五灵脂及其制剂配伍使用。⑫本品不能与甘油果糖注射液、青霉素类高敏类药物联合使用。⑬2 毫升 / 支、5 毫升 / 支、10 毫升 / 支、15 毫升 / 支、20 毫升 / 支规格的静脉滴注需稀释以后使用，现配现用。首次用药，宜选用小剂量，慢速滴注。禁止静脉推注的给药方法。50 毫升 / 瓶和 100 毫升 / 瓶规格的静脉滴注建议稀释以后使用，现配现用。首次用药，宜选用小剂量，慢速滴注。禁止静脉推注的给药方法。⑭加强用药监护。用药过程中，应密切观察患者用药反应，特别是开始的 30 分钟，发现异常，立即停药，采用积极救治措施。

3. 活血化瘀药

（1）复方丹参注射液

药物组成：每毫升含丹参、降香各 1 克。

功用主治：丹参适用于心绞痛及急性心肌梗死，对于脑血栓形成的后遗症亦有效。此外还可用于血栓闭塞性脉管炎、硬皮病、视网膜中央动脉栓塞、神经性耳聋、白塞氏综合征及结节性红斑等。复方丹参注射液有减慢心率、镇静、安眠和短暂降压作用，现在用于心绞痛、心肌梗死、脑缺氧、脑栓塞、神经衰弱等。

用法用量：肌内注射，用于轻症患者，每次 2 毫升，1 日 2 次，2~4 周为 1 个疗程。静脉滴注，1 日 1 次，以本品 8~16 毫升加入 5% 葡萄糖液 100~150 毫升滴注，2~4周为 1 个疗程。

禁忌或注意事项：复方丹参注射液与乳糖酸红霉素配伍使用，可提高后者的稳定性。若与卡那霉素合用，能减轻卡那霉素对耳蜗的毒性。与庆大霉素合用，可减轻庆大霉素的肾损害作用。复方丹参注射液与东莨菪碱合用治疗高血压，其疗效较单用东莨菪碱为优，因两者在解除小动脉痉挛、降低血黏稠度和镇静等方面有协同作用。与硫酸镁合用，治疗偏头痛的疗效明显优于单用复方丹参注射液或硫酸镁的治疗效果。不合理的配伍：不宜与抗癌药如环磷酰胺等合用，因实验结果未显示有明显的增效作用。也不宜与细胞色素 C 配伍使用，因丹参中含酸性成分，而细胞色素 C 为含铁的结合蛋白质，两药混合静脉滴注，可产生络合效应，能使注射液色泽变深，甚至产生混浊，降低药效。因此，临床医师应熟悉复方丹参注射液与各种药物的相互作用，避免联合用药中可能出现的不良反应。

（2）丹参粉针

药物组成：丹参。

功用主治：活血化瘀，通脉养心。用于冠心病胸闷、心绞痛及中风病。

用法用量：肌内注射，一次 2~4 毫升，一日 1~2 次；静脉注射，一次 4 毫升（用50% 葡萄糖注射液 20 毫升稀释后使用），一日 1~2 次；静脉滴注，一次 10~20 毫升（用5% 葡萄糖注射液 100~500 毫升稀释后使用），一日 1 次，或遵医嘱。

禁忌或注意事项：①对本类药物有过敏或严重不良反应病史患者禁用。②本品不宜在同一容器中与其他药物混用。③本品是纯中药制剂，保存不当可能影响产品质量，所以使用前必须对光检查，发现药液出现浑浊、沉淀、变色、漏气等现象时不能使用。

（3）川芎嗪注射液

药物组成：本品主要成分为盐酸川芎嗪和 2，3，5，6- 川芎嗪盐酸盐。

功用主治：用于闭塞性脑血管疾病，如脑供血不全、脑血栓形成、脑栓塞等。

用法用量：静脉滴注用于缺血性脑血管病急性期及其他缺血性血管疾病，以本品注射液 40~80 毫克（1~2 支），稀释于 5% 葡萄糖注射液或氯化钠注射液 250~500毫升中静脉点滴。速度不宜过快，一日 1 次，10 日为 1 个疗程，一般使用 1~2 个疗程。穴位注射用于缺血性脑血管疾病恢复期及后遗症。每次选 3~4 个穴位，每穴注射 10~20 毫克（1/4~1/2 支），隔日 1 次，15 次为 1 个疗程，一般使用 1~2 个疗程，在给药间隔日可配合头皮针治疗。

禁忌或注意事项：①脑出血及有出血倾向的患者忌用。②对本品过敏者禁用。③不适于肌内大量注射。④静脉滴注速度不宜过快。⑤儿童及老年患者用药应按儿童及老年剂量使用。

（4）血塞通注射液

药物组成：三七总皂苷。辅料为氯化钠。

功用主治：活血祛瘀，通脉活络。用于中风偏瘫、瘀血阻络证，动脉粥状硬化性血栓性中风、脑栓塞、视网膜中央静脉阻塞见淤血阻络证者。

用法用量：肌内注射，一次 100 毫克，一日 1~2 次；静脉注射，一次 200~400毫克，用 5%~10% 葡萄糖注射液 250~500 毫升稀释后缓缓滴注，一日 1 次。

禁忌或注意事项：①出血性脑血管病急性期禁用。②人参、三七过敏患者禁用。③阴虚阳亢或肝阳化风者，不宜单独使用本品。④心痛剧烈及持续时间长者，应作心电图及心肌酶学检查，并采取相应的医疗措施。⑤孕妇慎用。⑥药物性状发生改变时禁用。

（5）灯盏花素注射液

药物组成：灯盏花素。

功用主治：活血化瘀，通脉止痛。用于中风后遗症、冠心病、心绞痛。

用法用量：肌内注射，一次 5 毫克，一日 2 次。静脉滴注，一次 10~20 毫克，用 5%~10% 的葡萄糖注射液 500 毫升稀释后静脉滴注，一日 1 次。

禁忌或注意事项：①脑出血急性期或有出血倾向的患者禁用。②发现溶液浑浊、颜色异常或有沉淀异物、瓶身细微破裂、瓶口松动或漏气时，不得使用。③不建议联合用药。如确需与其他药物混合用时，注意观察药液的性状，如混合后发生浑浊、沉淀等异常现象时不得使用。

（6）疏血通注射液

药物组成：水蛭、地龙。

功用主治：活血化瘀，通经活络。用于瘀血阻络所致的缺血性中风病中经络急性期，症见半身不遂、口舌喎斜、语言謇涩。急性期中风见上述症候者。

用法用量：静脉滴注，每日 6 毫升或遵医嘱，加于 250~500 毫升 5% 葡萄糖注射液（或 0.9% 氯化钠注射液）中，缓缓滴入。

禁忌或注意事项：①有过敏史及过敏性疾病史者禁用。②孕妇禁用。③无瘀血证者禁用。④有出血倾向者禁用。⑤本品不良反应包括过敏性休克，应在有抢救条件的医疗机构使用，使用者应接受过敏性休克抢救培训，用药后出现过敏反应或其他严重不良反应须立即停药并及时救治。⑥本品应单独使用，禁与其他药品混合配伍使用。谨慎联合用药，如确需要联合使用其他药品时，应谨慎考虑间隔时间及药物相互作用等问题。⑦用药前应仔细询问患者用药史和过敏史。⑧药品稀释后应即配即用，不宜长时间放置。⑨用药过程中，应密切观察患者用药反应，特别是开始的30分钟，若发现异常，应立即停药并开始采取救治措施。⑩根据文献报道，对老人、肝肾功能异常和初次使用、超过日剂量12毫升的患者应慎重使用，加强监测。⑪本品为纯中药制剂，保存不当可能影响产品质量。使用本品前应认真检查，如药液出现浑浊、沉淀、变色、有异物或内包装损坏等异常现象，应禁止使用。⑫遵照《中药注射剂临床使用基本原则》的相关规定，严格按照药品说明书规定的功能主治使用。⑬严格掌握用法用量。按照药品说明书推荐剂量使用药品，不超剂量、过快滴注和长期连续用药。⑭本品与可能增加出血风险的溶栓药、抗凝药与抗血小板药合并使用时，临床应谨慎合并用药并加强监测。

（7）丹红注射液

药物组成：由丹参、红花、注射用水组成。

功用主治：活血化瘀，通脉舒络。用于瘀血闭阻所致的胸痹及中风，症见胸痛、胸闷、心悸、口眼㖞斜、言语謇涩、肢体麻木、活动不利等，以及冠心病、心绞痛、心肌梗死、瘀血型肺心病、缺血性脑病、脑血栓。

用法用量：肌内注射，一次2~4毫升，一日1~2次；静脉注射，一次4毫升，加入50%葡萄糖注射液20毫升稀释后缓慢注射，一日1~2次；静脉滴注，一次20~40毫升，加入5%葡萄糖注射液100~500毫升稀释后缓慢滴注，一日1~2次；伴有糖尿病等特殊情况时，改用0.9%的生理盐水稀释后使用；或遵医嘱。

禁忌或注意事项：①有出血倾向者禁用，孕妇及哺乳期妇女忌用。②对本品过敏者禁用。③本品不得与其他药物混合在同一容器内使用；谨慎联合用药，如确需联合使用其他药品，应谨慎考虑与本品的时间间隔及药物的相互作用等。④本品为纯中药制剂，保存不当可能影响产品质量。发现药液出现混浊、沉淀、变色、漏气或瓶身细微破裂等现象时不能使用。⑤月经期妇女慎用。⑥过敏体质者慎用。⑦特殊人群（特别是老年患者）用药要加强临床监护。如出现不良反应，遵医嘱。

（8）银杏物提取物注射液

药物组成：银杏叶。辅料为葡萄糖、乙醇。

功用主治：扩张血管，改善微循环。用于缺血性心脑血管疾病、冠心病、心绞痛、脑栓塞、脑血管痉挛等。

用法用量：肌内注射，一次10毫升，一日1~2次；静脉滴注，每日20毫升，用5%葡萄糖注射液稀释250毫升或500毫升后使用，或遵医嘱。

禁忌或注意事项：①孕妇及心力衰竭者慎用。②本品为纯中药制剂，保存不当可能影响产品质量。发现药液出现浑浊、沉淀、变色、漏气等现象时不能使用。③对银杏过敏者不建议用此药。④对乙醇过敏者慎用。

（9）银杏达莫注射液

药物组成：本品为复方制剂，其组分为每5毫升（支）含银杏总黄酮4.5~5.5毫克、双嘧达莫1.8~2.2毫克。每10毫升（支）含银杏总黄酮9~11毫克、双嘧达莫3.6~4.4毫克。辅料为聚山梨酯80、盐酸、氢氧化钠、注射用水。

功用主治：适用于预防和治疗冠心病、血栓栓塞性疾病。

用法用量：静脉滴注。成人一次10~25毫升，加入0.9%氯化钠注射液或5%~10%葡萄糖注射液500毫升中，一日2次。

禁忌或注意事项：①有出血倾向者慎用。②若出现浑浊、沉淀、变色、漏气或瓶身细微破裂、有异物，均不能使用。③过敏体质及有对其他药物过敏史者慎用。对本药物有过敏或严重不良反应病史患者禁用。④在无确切配伍试验和文献证明时，本品应避免与其他药物混合使用。⑤临床在医师指导下应用本品，静脉滴注不宜过快，严格按适应证和用法用量使用，并加强用药监护。

（10）银杏叶提取物注射液

药物组成：每支含有银杏叶提取物17.5毫克，其中银杏黄酮苷4.2毫克。辅料为山梨醇、乙醇、氢氧化钠。

功用主治：主要用于脑部、周围血流循环障碍。①急慢性脑功能不全及其后遗症，包括脑卒中、注意力不集中、记忆力衰退、痴呆。②耳部血流及神经障碍，包括耳鸣、眩晕、听力减退、耳迷路综合征。③眼部血流及神经障碍，包括糖尿病引起的视网膜病变及神经障碍、老年黄斑变性、视力模糊、慢性青光眼。④周围循环障碍，包括各种周围动脉闭塞症、间歇性跛行症、手脚麻痹冰冷、四肢酸痛。

用法用量：注射治疗，每天或每隔一天深部肌内注射或缓慢静脉推注（患者平卧）5 毫升本品。输液治疗，根据病情，通常一日 1~2 次，一次 2~4 支。必要时可调整剂量至一次 5 支，一日 2 次。给药时可将本品溶于生理盐水、葡萄糖输液或低分子右旋糖酐或羟乙基淀粉中，混合比例为 1∶10。若输液为 500 毫升，则静滴速度应控制在 2~3 小时。后续治疗可以口服银杏叶提取物片剂或滴剂，或遵医嘱。

禁忌或注意事项：①对本品中任一成分过敏者禁用。②银杏叶提取物注射液不影响糖分代谢，因此适用于糖尿病患者。③高乳酸血症、甲醇中毒者、果糖山梨醇耐受性不佳者及 1，6- 二磷酸果糖酶缺乏者，给药剂量每次不可超过 25 毫升。④本品不能与其他药物混合使用。⑤过期不能使用。

（11）血栓通注射液

药物组成：三七总皂苷。辅料为氯化钠。

功用主治：活血祛瘀，扩张血管，改善血液循环。用于视网膜中央静脉阻塞、脑血管病后遗症、内眼病、眼前房出血等。

用法用量：静脉注射一次 2~5 毫升，以氯化钠注射液 20~40 毫升稀释后使用，一日 1~2 次；静脉滴注一次 2~5 毫升，用 10% 葡萄糖注射液 250~500 毫升稀释后使用，一日 1~2 次；肌内注射一次 2~5 毫升，一日 1~2 次；理疗一次 2 毫升，加注射用水 3 毫升，从负极导入。

禁忌或注意事项：①大剂量使用时，需观察患者血压变化，低血压者慎用。不推荐本品与其他药物在同一容器内混合使用。②个别患者在使用中可能会出现局部皮肤轻度红肿，可冷敷患处，不必终止使用。③输注过快可致个别患者出现胸闷、恶心，调慢滴速即可缓解。④本品遇冷可能析出结晶，可置于 50~80℃的热水中溶解，放冷至室温即可使用。

（12）清开灵注射液

药物组成：胆酸、水牛角、珍珠母、栀子、板蓝根、金银花、黄芩等。

功用主治：清热解毒，镇静安神。用于外感风热时毒，火毒内盛所致的高热不退，烦躁不安，咽喉肿痛，舌质红绛，苔黄，脉数者，以及上呼吸道感染、病毒性感冒、急性化脓性扁桃体炎、急性咽炎、急性气管炎、高热等。

用法用量：肌内注射，一日 2~4 毫升；重症患者静脉滴注，一日 20~40 毫升，以 10% 葡萄糖注射液 200 毫升或氯化钠注射液 100 毫升稀释后使用。

禁忌或注意事项：①过敏体质者慎用。②孕妇慎用。③有表证恶寒发热者慎用。④合并有心脑血管、肝、肾和造血系统等严重原发性疾病者请咨询医师是否可使用本品。⑤儿童、哺乳期妇女、年老体弱者应在医师指导下使用。⑥本品如产生沉淀或混浊时不得使用。如经 10% 葡萄糖或生理盐水注射液稀释后，出现混浊亦不得便用。

（13）丹参川芎嗪注射液

药物组成：丹参、盐酸川芎嗪。辅料为甘油、注射用水。

功用主治：用于闭塞性脑血管疾病，如脑供血不全、脑血栓形成，脑栓塞及其他缺血性心血管疾病，如冠心病的胸闷、心绞痛、心肌梗死、缺血性中风、血栓闭塞性脉管炎等症。

用法用量：静脉滴注，用 5%~10% 葡萄糖注射液 250~500 毫升稀释，每次 5~10 毫升。

禁忌或注意事项：①脑出血及有出血倾向的患者忌用。②静脉滴注速度不宜过快。儿童及老年患者用药应按儿童及老年剂量使用。③糖尿病患者慎用。④如有结晶析出，用温水加热溶解即可。

（14）参芎葡萄糖注射液

药物组成：丹参素 20 毫克，盐酸川芎嗪 100 毫克。辅料为葡萄糖 5.0 克，甘油 1.0 毫升。

功用主治：用于闭塞性脑血管疾病及其他缺血性血管疾病。

用法用量：静脉滴注，每天一次，每次 100~200 毫升，或遵医嘱。儿童及老年患者应遵医嘱。

禁忌或注意事项：①对本品过敏者禁用。②脑出血及有出血倾向的患者忌用。③静脉滴注速度不宜过快。④糖尿病患者用药可在医生指导下使用。⑤本品不宜与碱性注射剂配伍。

（15）红花注射液

药物组成：红花。

功用主治：活血化瘀。用于治疗闭塞性脑血管疾病、冠心病、脉管炎。

用法用量：治疗闭塞性脑血管疾病静脉滴注，一次 15 毫升，用 10% 葡萄糖注射液 250~500 毫升稀释后使用，一日 1 次，15~20 次为 1 个疗程。治疗冠心病静脉滴注，一次 5~20 毫升，用 5%~10% 葡萄糖注射液 250~500 毫升稀释后使用，一日 1 次，10~14 次为 1 个疗程，疗程间隔为 7~10 日。治疗脉管炎，肌内注射，一次 2.5~5 毫升，一日 1~2 次。

禁忌或注意事项：①本品孕妇及哺乳期妇女禁用。②新生儿、婴幼儿禁用。③凝血时间不正常者禁用。④有药物过敏史或过敏体质的患者禁用。⑤有眼底出血的糖尿病患者不宜使用。⑥使用本品前医护人员应仔细询问患者的过敏史，有药物过敏史或过敏体质的患者禁用，特别是对本品有过敏或严重不良反应患者。⑦首次用药宜选用最小剂量。⑧年老体弱者、有心肺严重疾病患者用药要加强临床监护。⑨本品活血化瘀，有出血倾向者禁用。妇女月经期停用，月经净后再用。⑩临床应严格按照本品功能主治辨证使用，尽量避免空腹用药。血瘀证的一般临床表现主要有痛如针刺，痛处固定、拒按；肿块青紫，部位固定；出血紫暗，妇女常见闭经等，舌质紫暗，或见瘀斑瘀点，脉细涩等。本品活血化瘀，也可用于骨科围手术期及跌打损伤、妇科闭经等见血瘀之证者。⑪除按"用法用量"中说明使用以外，伴有糖尿病等特殊情况时，改用 0.9% 氯化钠注射液稀释后使用。治疗闭塞性脑血管疾病，一次用量也可在 15~20 毫升。⑫医护人员应严格按照说明书规定用量用药，不得超剂量、高浓度使用，儿童、老人应按年龄或体质情况酌情减量，并加强监护。临床应用时，滴速不宜过快，儿童及年老体弱者以每分钟 20~40 滴为宜，成年人以每分钟 40~60 滴为宜，以防止不良反应的发生。⑬本品偶见与丹参注射液联用诱发多脏器损伤。⑭治疗期间，心绞痛持续发作，宜加服硝酸酯类药物或遵医嘱。⑮本品是中药制剂，使用玻璃容器包装，运输或保存不当可能影响产品质量。使用前必须对光检查，如发现药液出现浑浊、沉淀、变色、漏气或瓶身细微破裂等异常情况，均不能使用。⑯本品配制好后，请在 1 小时内使用。⑰本品不与其他药物在同一容器内混合使用。⑱谨慎联合用药。输注本品前后，应用适量稀释液对输液管道进行冲洗，避免输液的前后两种药物在管道内混合，引起不良反应。⑲静滴初始 30 分钟内应加强监护，发现不良反应及时停药，遵医嘱处理。

第十章　中风病的饮食疗法及药膳药酒治疗

一、饮食治疗

（一）饮食治疗的目的

饮食治疗的目的是全身营养支持，保护脑功能，促进神经细胞的修复和功能的恢复。在饮食营养供给上要求个体化，即根据患者的病情轻重，有无并发症，能否正常饮食，消化吸收功能，体重、血脂、血糖、电解质等因素，提出不同的饮食营养治疗方案。在急性期，饮食治疗的目的是让患者能度过危急阶段，为恢复创造条件。恢复期要纠正营养不足或营养失调，促进恢复和防止复发。在老年人中，中风是天气寒冷、气候剧烈变化季节的多发病，后果严重，若引起复发，预后更不良。为了促进患者康复，避免或减少复发，就必须加强自我保健，饮食调理是其中一个重要方面。

（二）饮食治疗的分类

1. 重症患者的饮食治疗

重症或昏迷患者在起病的 2~3 天之内如有呕吐、消化道出血应禁食，从静脉补充营养。3 天后开始鼻饲，为适应消化道吸收功能，开始的几天内以米汤、蔗糖为主，每次 200~250 毫升，每天 4~5 次。在已经耐受的情况下，给予混合奶，以增加热能、蛋白质和脂肪，可用牛奶、米汤、蔗糖、鸡蛋、少量植物油。对昏迷时间较长，又有并发症者，应供给高热能、高脂肪的混合奶，保证每天能有蛋白质 90~110 克，脂肪 100 克，碳水化合物 300 克，总热能 10.46 兆焦耳（2500 千卡），总液体量 2500 毫升，每次 300~400 毫升，每天 6~7 次。鼻饲速度宜慢些，防止返流到气管内。

必要时可选用匀浆饮食。

2. 恢复期饮食治疗

热能可按 125.52~167.36 千焦（30~40 千卡）供给，体重超重者适当减少。蛋白质按 1.5~2.0 克 / 千克，其中动物蛋白质每天不低于 20 克，包括含脂肪少而含蛋白质高的鱼类、家禽、瘦肉等，豆类每天不少于 30 克。脂肪不超过总热能的 30%，胆固醇应低于 300 毫克 / 天。应尽量少吃含饱和脂肪酸高的肥肉、动物油脂，以及动物的内脏等。超重者脂肪应占总热能的 20% 以下，胆固醇限制在 200 毫克以内。碳水化合物以谷类为主，总热能不低于 55%，要粗细搭配，多样化。限制食盐的摄入，每天在 6 克以内，如使用脱水剂或利尿剂可适当增加。为了保证能获得足够的维生素，每天应供给新鲜蔬菜 400 克以上。进餐制度应定时定量，少量多餐，每天 4 餐，晚餐应清淡易消化。

（三）饮食治疗原则

1. 注意控制食量

总的原则是保持能量代谢的平衡或轻度负平衡，体胖和超重者更应注意降低热量。每餐最好维持在八分饱（晚餐更不可过饱），决不可暴饮暴食。中老年人对糖的耐受力差，宜进低糖饮食。

2. 宜进低盐饮食

摄取盐愈多，中风的发病率与死亡率也愈高。研究表明，低盐饮食对预防重症高血压和中风有重要意义。高血脂、高血压、中风患者，每天食盐摄取量最好低于 6 克。伴有严重水肿的心脏或肾脏疾病患者，必要时应进无盐饮食。

3. 宜进低脂饮食

中风患者平时的饮食宜清淡、营养丰富易消化，因为常进油腻的高脂肪、高胆固醇饮食，是导致与加重动脉粥样硬化的重要因素，也是促使血栓形成引起中风发作的重要原因。所以老年人，尤其是体胖的老年人平时更应进食低脂食物，特别是应限制动物脂肪的摄入和不吃动物内脏等。

4. 常食降脂食品

常吃些能降脂降胆固醇的食品对预防中风的发生意义重大。如小米、荞麦、燕麦、绿豆、黄豆制品、酸奶、香菇、黑木耳、姜、大蒜、洋葱、芹菜、花菜、茶叶、山楂、海藻、海带、甲鱼、蜂王浆、芝麻油、玉米油、米糠油等都是比较适宜的。

5. 食品合理搭配

饮食应多品种多变化，注意主副食、荤与素、粗细粮的合理搭配，不可偏食。要摄入足够的蛋白质，一般每天每公斤体重的蛋白质摄入量宜保持在 0.5~1 克。对人体有益且含人体必需搭配的蛋白质食品主要有牛奶、豆制品、鸡蛋等。

6. 多吃新鲜蔬菜

绿叶蔬菜和水果中含有丰富的维生素 C 等营养成分。维生素 C 有助于保护血管壁，增强血管的柔韧性和弹性，减少脆性，防止血管出血，对预防与减少中风和心梗等症的发生有重要作用。

7. 及时饮水

饮水过少可致血液浓缩和黏稠，易引起脑血栓的形成。

8. 注意戒烟限酒

吸烟不仅会引起肺癌，也是冠心病、中风的主要危险因素。因为烟中的一氧化碳等毒素，能加速动脉粥样硬化的形成和发展，损害动脉内膜，使血小板易于聚集形成血栓，同时易引起小动脉痉挛，使血压上升。少量饮酒（最好是葡萄酒）虽能缓解紧张情绪，对预防冠心病等有一定好处，但其弊端更是触目惊心（特别是烈性白酒），酗酒是加重高血压的因素之一，是促发中风的重要原因。所以世界卫生组织对酒的口号是"越少越好"。

二、辨证施膳

（一）肝阳暴亢，风火上扰

症状：半身不遂，口舌㖞斜，语言不利，偏身麻木，眩晕头痛，面红目赤，口苦咽干，心烦易怒，便秘，舌红或红绛，苔薄黄，脉弦有力。

治法：平肝泻火通络。

饮食宜甘凉，如绿豆、芹菜、菠菜、冬瓜、丝瓜、黄瓜、桔、梨，忌食羊肉、鸡肉、狗肉、鲢鱼、韭菜、大蒜、葱等辛香走窜之品，禁烟酒。

（二）风痰瘀血，痹阻脉络

症状：半身不遂，口舌㖞斜，语言不利，偏身麻木，头晕目眩，舌淡暗，苔薄白，脉弦滑。

治法：活血化瘀，化痰通络。

饮食方面宜食用黑大豆、藕、香菇、桃、梨等，忌食羊肉、牛肉、狗肉、鸡肉等。

（三）痰热腑实，风痰上扰

症状：半身不遂，口舌㖞斜，语言不利，偏身麻木，眩晕头痛，大便秘结，舌红或暗淡，苔黄或黄腻，脉弦滑。

治法：化痰通腑。

饮食以清热、化痰、润燥为主，如萝卜、绿豆、丝瓜、冬瓜、梨、香蕉、芹菜等，忌食羊肉、鸡肉、牛肉、对虾、鲮鱼、韭菜、辣椒、大蒜等。

（四）气虚血瘀

症状：半身不遂，口舌㖞斜，语言不利，偏身麻木，面色㿠白，气短乏力，自汗出，心悸，口角流涎，舌淡暗，苔薄白，脉弦细或沉细。

治法：益气活血，化瘀通络。

饮食宜用益气、健脾通络之品，如山药薏米粥、黄芪粥、莲子粥、白菜、冬瓜、丝瓜、木耳、赤子豆等。

（五）阴虚风动

症状：半身不遂，口舌㖞斜，语言不利，偏身麻木，头晕头痛、耳鸣目眩、腰酸腿软，心烦失眠，舌红绛或暗红，少苔或无苔，脉弦细或细数。

治法：滋养肝肾，潜阳熄风。

饮食宜以养阴清热为主，如百合莲子薏米粥、甲鱼汤、淡菜汤、面汤、银耳汤、黄瓜、芹菜汤等。

（六）痰热内闭心窍

症状：猝然神昏或昏愦，半身不遂，四肢抽搐，肢体强痉，鼻鼾痰鸣，面红身热烦躁，舌红绛，苔黄腻，脉弦滑数。

治法：辛凉开窍，清肝熄风。

饮食以清热、化痰、润燥为主，如萝卜、绿豆、丝瓜、冬瓜、梨、香蕉、芹菜等，忌食羊肉、鸡肉、牛肉、对虾、鲮鱼、韭菜、辣椒、大蒜等。

（七）后遗症：半身不遂

症状：肢体偏废不用，肢软无力，面色萎黄，舌淡紫或有瘀斑，苔白，脉细涩或虚弱。

治法：益气养血，化瘀通络。

应注意加强营养，一般可给予普通饮食。若吞咽不便者，可酌情选择半流质或稀、软食品，并应少量多餐。进食时不宜过快，禁食肥甘油腻、辛辣刺激等助火之品。可适当选用山楂、木耳、大蒜、莲子、莲藕、荸荠、芹菜、蜂蜜、核桃、雪梨、萝卜、冬瓜、红小豆、玉米、花生、大枣、桂圆、甲鱼等有降压、降脂、软化血管和补益作用的食物。

（八）后遗症：语言不利

症状：舌强语謇，肢体麻木，脉弦滑；或音喑失语，心悸、气短及腰膝酸软。

治法：平肝潜阳，化瘀通络。

饮食护理可参照"半身不遂"。

（九）后遗症：口眼㖞斜

症状：口眼㖞斜，肢体麻木，舌暗苔腻，脉弦滑。

治法：祛痰除湿通络。

饮食护理可参照"半身不遂"。

三、药酒治疗

（一）半身不遂

1. 方一

方源：《太平圣惠方》。

配方：茵芋、狗脊、川乌头（炮裂，去皮、脐）、天麻、附子（炮裂，去皮、脐）各二两，独活二两，踯躅一两（炒黄），天雄二两（炮裂，去皮、脐），牛膝三两（去苗），防风三两（去芦头），桂心一两半。

制法：上药细剉和匀，以生绢袋盛，用好酒二斗，浸十日。

主治：风无问新久，偏枯顽痹不仁，肢节缓急。

用法：每服温饮一小盏，每日3服，以效为度。忌生、冷、毒，鱼、鸡、猪、鹅、鸭肉。

2. 方二

方源:《妇人大全良方》。

配方:茵芋叶、川乌（炮，去皮，尖）、石楠叶、防风、川椒（炒去汗）、女萎、附子（炮）、北细辛、独活、卷柏、肉桂、天雄（炮，去皮）、秦艽、防己各一两，踯躅花（炒）、当归、生干地黄各二两，芍药一两。

制法:先将药捣碎或切细，酒二斗渍之，冬七日，夏三日，春、秋各五日。

主治:半身不遂，肌肉干燥，渐渐细瘦，或时痛，病名偏枯。

用法:初服一合，渐增之，以知为度，令酒气相续。

3. 方三

方源:《本草纲目》。

配方:淫羊藿 500 克，无灰酒 2500 毫升。

制法:将淫羊藿切寸段，浸泡于酒内，3 日后可服用。

主治:半身不遂，筋痿骨弱。

用法:每服 20~30 毫升，每日服 2~3 次。

4. 方四

方源:《普济方》。

配方:晚蚕沙一升、茄子根二两、牛膝二两（去苗）、大麻子半升、牛蒡子二两（微炒）、防风一两（去芦头）、羌活一两、秦艽一两、枸杞子一两、当归一两（剉，微炒）、桂心一两、虎胫骨二两（涂酥炙黄）、海桐皮一两、鼠粘子二两。

制法:上药细剉，以生绢袋盛，用好酒二斗，浸经七日。

主治:妇人中风偏枯，手足挛急，顽痹不遂。

用法:每日不计时候温饮一小盏，常令酒气相接为佳。

5. 方五

方源:《太平圣惠方》。

配方:石斛、天麻、川芎、淫羊藿、五加皮、牛膝、草薢、桂心、当归、牛蒡子、杜仲、制附子各 20 克，虎胫骨 32 克（涂酥炙黄），乌蛇肉（微炒）、茵芋、狗脊、丹参各 20 克，川椒 25 克（去目闭口者微炒出汗），好酒 1.5 千克。

制法：将上药共捣碎细，用酒浸于瓮中密封，7 宿后即可开取饮用。

主治：中风手足不遂，骨节疼痛，肌肉顽麻，腰膝酸痛，不能仰俯，腿脚肿胀。

用法：每日 1 小杯，不计时候温饮，常令有酒力相续。

（二）口眼㖞斜

1. 方一

方源：《太平圣惠方》。

配方：枳壳（刮去上面青末）三斤。

制法：上药以微火炒去湿气，以酒二斗浸之，其药瓶常令近火，微煨，令药味得出，七日后用之。

主治：治风，口偏眼急。

用法：随性饮之。

2. 方二

方源：《奇效良方》。

配方：青松叶一斤，清酒一斗。

制法：将上药细剉如豆，木石臼捣令汁出，用生绢囊贮，以酒浸二宿，近火煨一宿即成。

主治：中风口眼㖞斜，亦治三年中风不效者。

用法：初服半升，渐加至一升，头面汗出即止。

说明：如无酒，用水浸亦可。

3. 方三

方源：《医门法律》。

配方：当归、虎胫骨（酥油炙）、川羌活、川萆薢、防风各二两，秦艽四两，鳖甲一两（醋炙），川牛膝（酒浸）、松节、晚蚕沙（炒）各二两，枸杞子五两，干茄根八两（饭上蒸熟），苍耳子四两（炒，捶碎）。

制法：上十三味盛于绢袋，无灰酒装在大坛，药悬于酒内，密封固。

主治：治诸风五痹，左瘫右痪，口眼㖞斜，四肢疼痛。七十二般风，二十四般气，其效不可尽述。

用法：候十四日后，开坛取酒，取时不可面对坛口，恐药气冲人面目。每饮一盏，勿令药力断绝。饮尽病痊，将药渣晒为末，米糊丸，梧桐子大。每服八十丸，空心温酒下，忌食动风辛热之物，此药可以常服。

第十一章　中风患者护理及生活自理

一、一般护理

一般护理包括以下几个方面。

①按中医内科急症一般护理常规进行。

②患者卧床休息时，取适宜体位，避免移动；若呕吐、流涎较多者，可将其头偏向一侧，以防发生窒息；对烦躁不安者，应加床档保护。

③注意患肢的保暖防寒，保持肢体功能位置。

④加强对口腔、眼睛、皮肤及会阴的护理。用盐水或中药液清洗口腔；眼睑不能闭合者，覆盖生理盐水湿纱布；保持床单清洁，定期为患者翻身拍背；尿失禁者给予留置导尿，定期进行膀胱冲洗。

⑤每日定时翻身、拍背。卧床的中风患者家属需要帮助其翻身拍背，每天 4~6 次，每次拍背 10 分钟左右。一旦发现患者有发热、咳黄痰、气促、口唇青紫等症状，应立即请医生诊治。

⑥保护骨骼突出部位。长期卧床的患者，枕骨粗隆、肩胛部、髋部、骶尾部、足跟部等骨骼突出的部位易发生褥疮。应用软枕或海绵垫将局部垫起；保持床铺的干燥清洁；每天用温水擦浴，并坚持做肢体按摩，以增进血液循环，改善营养状况。

⑦四肢向心性按摩。向心性按摩即自肢体的远端向心脏的方向按摩，坚持每天按摩 10~15 分钟，有利于肢端静脉血回流，预防深静脉血栓的形成。

⑧鼓励患者多饮水。长期卧床的患者易发生尿路感染，多饮水、勤排尿有清洁尿路的作用，另外还要注意保持会阴部的清洁，避免交叉感染。

⑨肠道护理。中风患者易发生便秘，而用力排便可增加脑部再次出血的风险，因此要多给患者吃低脂、高蛋白、高能量的食物，多进食含粗纤维的蔬菜、水果，必要时应用通便药物或灌肠。

病情观察，做好以下护理记录。

①密切观察患者意识、生命体征、神志、瞳孔、四肢活动等情况。

②发生头痛、颈项强直、呕吐、呕血时，应报告医师，及时处理。

二、情志调节

①语言疏导法。运用语言，鼓励病友间多沟通、多交流。鼓励家属多陪伴患者，家庭的温暖是疏导患者情志的重要方法。

②移情易志法。通过戏娱、音乐等手段或设法培养患者某种兴趣、爱好，以分散患者注意力，调节其心境情志，使之放松心情。

③五行相胜法。在情志调护中，护士要善于运用《黄帝内经》情志治疗中的五行制约法则，即"怒伤肝，悲胜怒；喜伤心，恐胜喜；思伤脾，怒胜思；忧伤肺，喜胜忧；恐伤肾，思胜恐"。同时，要注意掌握情绪刺激的程度，避免刺激过度带来新的身心问题。

三、起居饮食

①生活起居有常，避免过劳，适当休息。随天气变化增减衣被，注意保暖。

②饮食以低盐、低脂肪、低胆固醇食物为宜，多吃新鲜水果、蔬菜及豆制品，不宜过饱，忌食辛辣、刺激之品，戒烟酒。

③保持大便通畅，避免用力过度，以免再发脑出血。经常食用含粗纤维素多的新鲜蔬菜、水果，以润肠通便。

④积极治疗原发病，按时服药，注意血压变化，定期到医院复查。

四、生活训练

1.良姿位的摆放

仰卧位：①偏瘫侧肩放在枕头上，保持肩前伸，外旋；②偏瘫侧上肢放在枕头上，外展 20°~40°，肘、腕、指关节尽量伸直，掌心向上；③偏瘫侧臀部固定于枕头上；④偏瘫侧膝部膝外应放在枕头上，防止屈膝位控制不住突然髋膝旋而造成股内收肌拉伤，膝下垫一小枕保持患膝稍屈，足尖向上。

患侧卧位：①躯干略后仰，背后放枕头固定；②偏瘫侧肩向前平伸，外旋；③偏瘫侧上肢和躯干呈 90°，肘关节尽量伸直，手掌向上；④偏瘫侧下肢膝关节略弯曲，髋关节伸直；⑤健侧上肢放在身上或枕头上；⑥健侧下肢保持踏步姿势，放枕头上，膝关节和踝关节略为屈曲。

健侧卧位：①躯干略为前倾；②偏瘫侧肩关节向前平伸，患肩前屈 90°~100°；③偏瘫侧上肢放在枕头上；④偏瘫侧下肢膝关节、髋关节略为弯曲，下肢放在枕头上，避免足外翻；⑤健侧上肢摆放以患者舒适为宜；⑥健侧下肢膝关节、髋关节伸直。

2. 功能锻炼方法

①防止肩关节僵硬：平卧于床上，两手相握，肘部保持伸直，以健侧手牵拉患侧肢体向上伸展，越过头顶，直至双手能触及床面。

②防止前臂伸肌挛缩：仰卧，屈膝，两手互握，环抱双膝，臂部稍用力伸展，使双肘受牵拉而伸直，臂也受牵拉伸展，重复做这样的动作，也可以只屈患侧腿，另一腿平置于床上。

③保持前臂旋转：坐在桌旁，两手掌心相对，手指互握，手臂伸直，身体略向患侧倾斜，以健侧手推动患侧手外旋，直至大拇指能触及桌面。反复锻炼，逐渐过渡到两手手指伸直对合，健侧手指能使患侧大拇指接触桌面。

④保持手腕背屈：双肘支撑于桌面，双手互握，置于前方，健侧手用力按压患侧手，使患侧手腕充分背屈。

⑤防止腕、指、肘屈肌挛缩：站立于桌前，双手掌对合，手指交叉互握，将掌心向下支撑于桌面，然后伸直手臂，将体重施加于上，使手腕充分背屈，屈肌群受到牵拉伸展；或坐于椅上，用健侧手帮助患侧手腕背屈，掌心置于椅面，并将蜷曲的患指逐一伸直，然后以健侧手保持患肢伸直，稍倾斜身体，将体重施加于患肢。

⑥防止跟腱缩短和脚趾屈曲：将一条毛巾卷成一卷，放在患肢脚趾下，站立起

来，用健侧手按压患肢膝盖，尽量使足跟触地。站稳后，抬起健侧腿，让患肢承受体重，并反复屈曲膝关节。

⑦保持患臂水平外展：患者平卧，两手相握，向上举过头顶，然后由助手抓住患臂，保持伸直并慢慢水平移动，直至手臂平置于床面上，掌心向上，患肢与身体成90°，再将其大拇指拉直、外展，并将其余患指伸展。在锻炼时，患者背部垫枕头，可增强锻炼的效果，同时还可以使胸椎保持伸直。

五、顺应四时，适应环境

四季气候变化对中风病的发生和发展有推波助澜的作用。

春季风木当令，肝木盛易生风邪，且春有余寒，也易发病；冬季寒邪当令，寒邪袭人使气血运行不畅，易引发中风病。

古语有云："春夏养阳，秋冬养阴。""夫四时阴阳者，万物之根本也。所以圣人春夏养阳，秋冬养阴，以从其根，故与万物沉浮于生长之门，逆其根，则罚其本，坏其真矣。""冬令进补""春捂秋冻"。

春天阴寒未尽，阳气渐生。故早春宜保暖，衣服不可顿减，以助阳气生发。

秋天宜少着衣，使身体逐渐适应寒冷气候，增强人体御寒能力。

下篇 与中医中风病相类似脑血管病的诊治、康复与预防

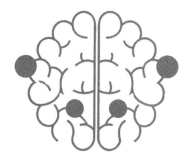

第一章　缺血性脑卒中

一、短暂性脑缺血发作

短暂性脑缺血发作（transientischemicattack，TIA）是临床常见的脑血管病，是脑血管病的一个特殊类型，也是一种可以控制的脑血管病。它是中风的前兆，及时治疗是预防缺血性卒中的重要措施。短暂性脑缺血发作是一种综合征而不是独立的疾病，复杂的发病机制决定治疗的个体化，其诊断的规范决定合理的治疗。短暂性脑缺血发作的不同特点是预后的重要决定因素。近年来，有关 TIA 的认识取得了较大的进展，包括病因、发病机制、诊断、治疗和预后等各方面。

短暂性脑缺血发作的传统概念是由于大脑局灶性缺血发生神经功能缺损，24 小时内症状完全消失，不遗留任何神经功能缺损，可反复发作。传统概念的目的是将 TIA 与中风区分开，但随着神经影像学的发展，人们对上述概念产生了质疑：有些局灶性神经功能缺损症状可在 24 小时内完全缓解，但在影像学上出现梗死灶，即所谓伴有一过性症状的中风（cerebralinfarctionwithtransientsymptoms，CITS）。

（一）定义和特征

美国 TIA 研究小组最近提出了 TIA 的新定义：TIA 是由于局灶性的脑或视网膜缺血，造成短暂的神经功能缺损，临床症状一般不超过 1 小时，没有中风的依据。这个新的定义对临床诊断和治疗有很大的帮助。按照新标准，超过 1 小时以上的神经功能缺损，就要考虑到急性中风的可能，应该积极地进行相关的检查和治疗，包括溶栓治疗，这样对患者的预后可能会更好。

TIA 的临床特征包括：

①突然起病：与其他类型的卒中一样，是卒中样起病。

②脑或视网膜的局灶性缺血症状：不能只理解为脑缺血，视网膜缺血也是属于

TIA 的范畴。

③持续时间短暂：经典的概念为持续时间不超过 24 小时，但大多数病例的临床发作时间并没有那么长，颈动脉系统 TIA 的平均发作时间为 14 分钟，椎基底动脉系统 TIA 平均发作时间为 8 分钟，大多数在 1 小时内缓解。新的定义把 TIA 的时间界限改为 1 小时，但对这一观点目前还存在争议。

④恢复完全：不遗留任何后遗症，发作缓解后无任何肢体麻木或言语不利症状。

⑤反复发作：可以不作为一个绝对的诊断依据，但是其主要特点之一。

如果患者具备上述 5 个特点，就可作出 TIA 的临床诊断。

（二）鉴别真性 TIA 还是假性 TIA

容易与 TIA 混淆的临床综合征主要包括：

①局灶性癫痫后出现的 Todd 麻痹。

②偏瘫型偏头痛：患者常有家族史，19 号染色体上存在基因突变，发作时均伴有偏瘫。

③晕厥：全脑缺血时，患者会突然出现一过性意识丧失。

④ Meniere 综合征：表现为眩晕发作，易与椎基底动脉系统 TIA 混淆。

⑤脑肿瘤。

⑥硬膜下血肿。

⑦血糖异常：低血糖和血糖过高也可出现偏瘫症状。

⑧血压异常。

区分导致 TIA 症状的供血动脉系统是椎基底动脉系统还是颈内动脉系统。

颈内动脉系统 TIA 特征性表现为 Horner 征交叉瘫、眼动脉交叉瘫。经典症状包括：①突然偏身运动障碍；②突然偏身感觉障碍；③单眼一过性黑蒙；④一过性语言障碍。

椎基底动脉系统 TIA 特征表现为跌倒发作、短暂性全面遗忘症。主要症状包括：眩晕发作、平衡障碍、复视、吞咽困难、构音障碍、交叉性运动和（或）感觉障碍，椎基底动脉系统 TIA 很少伴有意识障碍。

（三）明确 TIA 的病因和发病机制

为了寻找病因和评估危险因素，对于初发 TIA 的患者应进行下列检查：全血细胞计数、凝血功能（凝血酶原时间和国际标准化比率）、空腹血糖、血胆固醇和 12 导联心电图；其他一些选择性的检查手段仅在特定的高危患者中进行，如评估高凝状态的相关检查、血同型半胱氨酸水平以及抗磷脂抗体等与免疫性疾病和动脉炎相关的检查。

根据发病机制，现在一般将 TIA 分为 3 种类型：血流动力学型、微栓塞型、梗死型。

血流动力学型 TIA 是在动脉严重狭窄基础上血压波动导致的远端一过性供血不足引起的，血压低的时候发生 TIA，血压高的时候症状缓解，这种类型的 TIA 占很大一部分。

微栓塞型 TIA 是由于心源性（常见于心房纤颤患者）或大动脉源性粥样硬化斑块破裂后栓子脱落堵塞远端血管引起的，一部分患者直接发生中风，而另一部分患者在栓子堵塞远端血管后迅速自溶，临床表现为 TIA。

梗死型 TIA 即临床表现为 TIA，但影像学上有中风的证据。

对 TIA 危险因素的评估主要集中于 8 个问题：高血压、吸烟、心脏病（冠心病、心律失常、充血性心衰、心脏瓣膜病等）、过度饮酒、血脂异常、糖尿病、体力活动过少及女性是否接受过雌激素替代治疗。

（四）TIA 的治疗指南

1. 去除危险因素

①积极治疗高血压，一般将血压控制在 140/90 毫米汞柱以下，糖尿病患者要控制在 130/85 毫米汞柱以下。

②戒烟。

③合理治疗心脏病（冠心病、心律失常、充血性心衰、心脏瓣膜病等）。

④禁止过度饮酒。

⑤治疗血脂异常。

⑥空腹血糖一定要控制在 7.0 毫摩尔 / 升（126 毫克 / 毫升）以下。

⑦加强体力活动，至少 3~4 次 / 周，30~60 分钟 / 次。

⑧绝经期妇女避免雌激素替代治疗。

其中，最为重要的是对血压的调控，但具体方法目前还有很多争议。美国心脏协会（AHA）指南的降压指标只是一个笼统的标准。

对于血流动力学型 TIA，降压治疗反而会加重症状，甚至会导致缺血性中风。实验研究表明，当颈动脉狭窄程度为轻到中度时，不管血压水平怎样，都不会影响患者发生卒中的危险；单侧或双侧颈动脉严重狭窄时，收缩压小于 130 毫米汞柱的患者卒中的风险显著增高，此时如进行降压治疗不但没有益处，反而可能带来更加严重的后果。由此可见，当存在单侧颈动脉狭窄时，收缩压应维持在 130 毫米汞柱以上；当双侧颈动脉均重度狭窄时，收缩压应维持在 150 毫米汞柱以上。

需要特别强调的是，之所以将 TIA 分成血流动力学型、微栓塞型和梗死型，一个重要的原因是处理方法有所差异，血流动力学型 TIA 禁用降压治疗，另外 2 种类型则应降压。

2. 手术治疗

AHA 指南同时指出，血流动力学型 TIA 患者可采用手术治疗。手术治疗包括动脉内膜切除术、血管内成形和支架置入术。对于手术不能达到狭窄部位的患者，可进行支架置入术。

颈动脉内膜切除术（carotidendarterectomy，CEA）始于 20 世纪 50 年代治疗颈内动脉狭窄，近十余年来一些大规模多中心的前瞻性随机对照研究表明，CEA 可以减少颈动脉狭窄患者发生卒中的危险，成为当今缺血性脑血管病的主要治疗手段之一。

目前认为 CEA 的适应证如下：

①症状性颈动脉狭窄，狭窄程度大于 70%。

②症状性颈动脉狭窄程度大于 50%，局部硬化斑块不稳定（表面有溃疡或血栓形成）。

③无症状性颈动脉狭窄程度大于 60%，硬化斑块不稳定或伴对侧颈动脉狭窄或

闭塞，且手术危险度小于 3%。

　　CEA 的并发症主要是卒中、死亡和再狭窄，以及术后过度灌注综合征、颅神经损伤和创口血肿等。

　　颈动脉血管内成形和支架置入（carotidangioplastyandstenting，CAS）治疗颈动脉狭窄被认为是一种替代 CEA 的疗法，适用于 CEA 高危患者，如高位颈内动脉狭窄、对侧颈动脉闭塞、高龄及有麻醉和手术禁忌证者，并且比 CEA 卒中发生率及死亡率低。

　　CAS 术中和术后并发症包括心律失常、血压下降、血管痉挛、血栓形成、斑块脱落、颅内出血、术后再狭窄等。但近年来随着远端保护装置的使用，支架和扩张球囊的改进，CAS 缺血性卒中等并发症发生率明显降低。

　　与 CEA 相比，颈动脉狭窄的介入治疗历史尚短，目前尚缺乏大样本多中心的随机比较研究。

（五）TIA 是一种综合征

　　TIA 在临床上可分为血流动力学型、微栓塞型和梗死型，而微栓塞型又分为动脉 – 动脉栓塞和心源型栓塞。对于一例 TIA 患者，应先评估危险因素、寻找病因，然后再根据病因选择不同的治疗，这是临床医生应该坚持的一个基本理念。

　　血流动力学型 TIA 的发病基础是供血动脉重度狭窄。患者的颈内动脉狭窄程度超过 90%，远端则可能出现灌注不足，严重时出现梗死，不严重时会反复出现脑缺血症状，这就是血流动力学型 TIA。对于这类病例，必须解除血管狭窄问题，否则无论是抗凝还是抗血小板治疗都不可能有效。

　　动脉 – 动脉栓塞是由于动脉粥样硬化斑块破裂所致，斑块破裂后脱落的栓子会随血流移动，栓塞远端小动脉。如果栓塞后栓子很快自溶，即会出现短暂性缺血发作。在这种情况下，稳定斑块的治疗是最重要的。

　　心源性栓塞性 TIA 的发病机制与心源性中风相同，其发病基础主要是心房颤动。慢性心房颤动患者左心耳存在附壁血栓，在一定条件下栓子脱落沿颈总动脉进入大脑半球，进而栓塞远端脑动脉造成中风，如果栓子自溶则成为心源性 TIA，此时应使用华法林或肝素抗凝治疗。

梗死型 TIA 是影像学技术进展之后新命名的一类 TIA。磁共振弥散成像（DWI）检查发现，20%~40% 临床上表现为 TIA 的患者存在梗死灶。此时临床上应诊断为 TIA 还是中风？虽然目前的概念还不是十分清楚，但大多数人已接受梗死型 TIA 这一概念。

从病因学角度上讲，梗死型 TIA 能够通过 DWI 观察到，心源性 TIA 的房颤也很容易被发现，临床上重点是如何区分血流动力学型 TIA 和动脉 - 动脉栓塞型 TIA。这 2 种 TIA 都是大动脉粥样硬化所致，其临床鉴别对治疗至关重要。血流动力学型 TIA 应进行支架置入和动脉内膜切除术，而动脉 - 动脉栓塞型 TIA 通过稳定斑块的治疗能够获得更多的益处。

二者的鉴别主要依靠发作频率、持续时间和临床特点这 3 个方面。

从发作频率来看，血流动力学型 TIA 为密集发作，也就是每周发作 1 次或数次甚至每天数次；而动脉 - 动脉栓塞型 TIA 一般为稀疏发作，可以是几个月或几年才有 1 次发作。

前面已经提到，颈动脉系统 TIA 的平均持续时间为 14 分钟，基底动脉系统为 8 分钟。从持续时间上看，血流动力学型 TIA 一般较为短暂（5~10 分钟），不会超过平均时间；若发作时间很长，如 1~2 小时，多为动脉 - 动脉栓塞型 TIA。

从临床特点来看，血流动力学型 TIA 一般为刻板发作，由于它是由固定的动脉狭窄导致的缺血，因此每次发作的症状相同；但栓子脱落引起的临床缺血症状则多变，每次发作的症状和严重程度均存在差异。

血流动力学型 TIA 和动脉 - 动脉栓塞型 TIA 的发病基础都是动脉粥样硬化，究竟是粥样硬化过程的哪一期导致 TIA 发病的呢？

与病理生理学分期有所不同，临床上可将动脉粥样硬化分为 5 期：内膜 - 中膜厚度（IMT）增厚期、斑块形成期、血管重构期、血管狭窄期和血管闭塞期。

血管重构现象可分为阳性重构和阴性重构 2 种。目前，评价血管重构的最佳方法是血管内超声检查，利用血管重构指数［病变部位与近端动脉的平均外弹力膜面积（EEM）的比值］来评价血管重构情况。

如果重构指数大于 1.05，提示为外向型重构；如果重构指数小于 0.95，提示为内向型重构。阳性重构也称为外向型重构，即血管外壁向外扩张。阴性重构称为内向型重构，其代偿过程为反向代偿，即外腔向内缩窄，使内腔变得更加狭窄，易导致血流动力学型 TIA。

血管重构是机体对生理或病理刺激的一种正常代偿过程。当血管重构无法代偿时，即进入血管狭窄期，如狭窄程度大于 60%，患者就可能发生血流动力学型 TIA。随着动脉狭窄程度的加重，最终导致血管完全闭塞。

临床医生了解识别斑块破裂的判定方法非常重要。动脉粥样硬化斑块破裂后导致血栓形成或栓子脱落栓塞远端血管后引起 TIA 或中风。我们原来将容易破裂的斑块称为"不稳定斑块"，现在更多用"易损斑块"这个名词。

易损斑块的临床影像学检查方法很多，包括磁共振和 CT 的横断面图像及血管造影的特殊影像，其金标准为血管内超声检查，其他方法还包括血管内镜和一些特殊方法。临床医生接触最多的是超声检查，通过回声的性质判断斑块是否易损。新型彩超能够进行声学定量测定，可以明确地判断斑块的易损性，脂肪性斑块是斑块破裂的标准。如果超声检查发现脂肪性斑块，则说明 TIA 的病因可能是动脉 – 动脉栓塞。

易损斑块的临床诊断策略主要包括以下 3 个方面。

①基本形态特点：颈部彩超、CT 和 MRI 横断面图像以及血管内超声检查。

②用 TCD 监测循环微栓子。

③血液生化标准，最主要和简易监测的 2 个指标是高敏感 C 反应蛋白（hsCRP）和基质金属蛋白酶（MMP），特别是 MMP-9，当血液 CRP 和 MMP-9 水平突然增高时，说明局部 MMP 活化导致纤维帽破裂。

以上介绍的这些问题都说明 TIA 是一种综合征，仅作出 TIA 的诊断远远不够，后面有很多工作要做，只有对病因和发病机制进行正确的判断后，才能选择正确的治疗方法。

（六）TIA 的预后

传统上认为，TIA 患者的转归情况有 3 种：1/3 的患者会发生中风，1/3 的患者反复发生 TIA，1/3 的患者不再出现临床症状。

根据最近的汇总分析，TIA 患者 90 天内出现卒中的风险超过 10%，其中以发病后最初 2 天的风险最高，前 3 个月 TIA 的复发、心肌梗死和死亡总的风险率高达 25%。TIA 患者不仅会发生中风，而且出现心肌梗死和猝死的风险也很高。因此，要把 TIA 作为一种医学急症来处理。

提示高度危险的预后因素包括：颈动脉重度狭窄（70%~90%）、同侧斑块溃疡、高度怀疑心脏栓子来源、半球性 TIA、年龄大于 65 岁、男性、2 次 TIA 间隔小于 24 小时、合并其他危险因素。

在作出 TIA 诊断后，要根据上述危险因素评估其预后情况，对于高度危险的患者应及早并积极地采取治疗措施。

预后研究的结果提示，TIA 患者在发病后前 3 个月内发生中风的风险较大，其中 2 天的风险最大，对患者的处理应越早越好。临床医生应能识别哪一些 TIA 患者的卒中风险最大，从而有助于临床处理。

（七）TIA 的神经保护作用

与无 TIA 史的中风患者相比，有反复 TIA 发作史患者的中风范围较小，其机制可能是缺血预适应。动物实验表明，经过短暂性脑缺血预处理的大脑中动脉阻塞（MCAO）模型大鼠，中风的体积较对照组明显减少，P4502C11（一种花生四烯酸环氧化酶）mRNA 和蛋白质含量增高，推测 TIA 导致脑组织缺血耐受可能与诱导 P4502C11 表达，产生血管扩张，增加脑灌注，减轻脑损害有关。

二、脑血栓形成

脑血栓形成是指供应脑的动脉因动脉粥样硬化等自身病变使管腔狭窄、闭塞，或在狭窄的基础上形成血栓，造成脑局部急性血流中断，缺血缺氧，软化坏死，出现相应的神经系统症状，常见偏瘫失语。

（一）病因与发病机制

主要条件是血管病损并溃疡，其中最常见的病因是动脉粥样硬化，且常伴有高血压、糖尿病和高脂血症，少见的原因有动脉壁的炎症，还可见于先天性血管畸形、真性红细胞增多症和血高凝状态等。

病理：脑动脉闭塞6小时以内，脑组织改变尚不明显，属可逆性，8~48小时缺血最重要的部位发生软化，并出现脑组织肿胀、变软、灰白质界限不清。如病变范围大，脑组织高度肿胀，可向对侧移位，甚至形成脑疝。镜下见组织结构不清，神经细胞及胶质细胞坏死，毛细血管轻度扩张，周围可见液体或红细胞渗出，此期为坏死期。动脉阻塞2~3天后，特别是7~14天时，脑组织开始液化，周围水肿明显，病变区明显变软，神经细胞消失，吞噬细胞大量出现，星形细胞增生，此期为软化期。3~4周后液化的坏死组织被吞噬和移走，胶质细胞、胶质纤维及毛细血管增生，小病灶形成胶质斑痕，大病灶形成中风囊，此期称恢复期，可持续数月至1~2年。上述病理改变称为白色梗死；少数梗死区，由于血管丰富，于再灌流时可继发出血，呈现出血性梗死或称红色梗死。

（二）临床表现

1. 一般特点

①发病年龄多在45~70岁，有脑动脉硬化史者，多伴有高血压、冠心病、TIA、糖尿病病史。

②多在安静状态下或睡眠中发病，通常数小时至数日达高峰。

③查体时可发现颈动脉搏动弱、血管杂音。

多数意识清楚，无全脑症状，即无头痛、呕吐、意识障碍，只有在发生基底动脉血栓或大面积中风时出现全脑症状。

2.中风的临床综合征

（1）颈内动脉闭塞综合征

①若侧支循环建立充分，可无症状。若不充分，出现大脑中动脉和大脑前动脉闭塞现象。见病变对侧偏瘫、偏身感觉障碍和偏盲，双眼凝视患肢对侧，优势半球受累可有失语、病变侧颈动脉搏动减弱或消失。

②眼动脉交叉瘫。

③可见病变侧单眼一过性黑蒙。

④霍纳征。

（2）大脑中动脉闭塞综合征

①主干闭塞出现对侧偏瘫、偏身感觉障碍和对侧同向偏盲，优势半球受累可有失语。

②皮质支闭塞出现以对侧面部和上肢为重的运动及感觉障碍、病变对侧同向性偏盲或象限盲、体象障碍、失用症等，优势半球受损有失语。

③深穿支闭塞引起对侧肢体的偏瘫，伴面舌瘫，一般无感觉障碍及偏盲，优势半球受损出现失语。

（3）大脑前动脉闭塞综合征

①主干闭塞：侧支循环良好，可无症状和体征。若闭塞在前交通动脉之后或前交通动脉不能有效代偿，则出现皮质支及中央支闭塞，出现对侧下肢运动和感觉障碍，可有排尿障碍。深穿支闭塞出现对侧上肢瘫痪和中枢性面、舌瘫和感觉减退，特点为上肢轻、下肢重，可有排尿障碍和精神症状。双侧大脑前动脉闭塞时，可出现双侧瘫痪和强握、吸吮反射，以及淡漠、欣快等精神症状。

②皮质支闭塞：出现对侧中枢性肢瘫，下肢为重，伴感觉障碍，还可出现对侧肢体短暂性共济失调，强握反射及精神症状。

③深穿支闭塞：中央支闭塞后出现对侧面舌瘫及轻度上肢瘫。

（4）脉络膜前动脉闭塞综合征

可损伤视觉、走行于中脑的皮质脊髓束和丘脑，出现三偏征，即偏盲、偏瘫、偏身感觉障碍，偏盲多持续存在。若累及丘脑，可出现丘脑性失语、感觉过度和丘脑手。

（5）基底动脉主干或双侧椎动脉主干闭塞

为血栓形成性中风因缺血死亡的常见原因。主干闭塞常引起脑干广泛梗死，出现脑神经及小脑症状，如眩晕、呕吐、构音障碍、眼震、复视、眼球运动受限、吞咽困难、交叉性瘫痪或感觉障碍、四肢瘫痪、共济失调、瞳孔缩小、肺水肿、消化道出血、昏迷和高热等。中脑受累，出现中等大固定瞳孔；脑桥病变出现针尖样瞳孔；双侧脑桥基底部病变，出现闭锁综合征：表现为意识存在，但由于四肢瘫痪、延髓麻痹和眼球水平运动障碍，只能靠眼球上下运动表达自己的意识活动。

（6）小脑后下动脉闭塞综合征（延髓背外侧综合征或 Wallenberg 综合征）

患者常突然出现同侧霍纳征，同侧肢体小脑性共济失调，交叉性感觉障碍，眩晕、呕吐、眼球震颤，吞咽困难或声音嘶哑。

（7）脑桥分支闭塞

①脑桥分支的旁中央动脉闭塞，可出现同侧周围性面瘫、对侧偏瘫、双眼凝视瘫肢（Foville 综合征）。

②若短旋动脉闭塞致皮质脊髓束、部分面神经核及三叉神经核缺血，出现同侧外展及面神经瘫，对侧偏瘫（Millard-Gubler 综合征）。

（8）内听动脉闭塞

出现病变侧听力障碍、耳鸣及眩晕、呕吐。

（9）基底动脉尖综合征

多因动脉粥样硬化性脑血栓形成、心源性或动脉源性栓塞引起。基底动脉尖端分出两对动脉即小脑上动脉和大脑后动脉，其分支供应中脑、丘脑、小脑上部、颞叶内侧及枕叶。基底动脉尖部闭塞会导致瞳孔小和光反射迟钝或瞳孔大而固定、眼球垂直注视麻痹、眼球会聚运动障碍，一过性或持续数天；或反复发作的意识障碍、视野缺损、对侧偏盲或皮质盲、严重记忆障碍、大脑脚幻觉、视觉失认；也可出现运动和感觉障碍。

（10）大脑后动脉闭塞综合征

主干闭塞：出现对侧同向偏盲、一过性视力障碍、对侧轻偏瘫和偏身感觉障碍（较轻）；丘脑综合征，优势半球病变可有失语症；两侧大脑后动脉同时受累，出现皮质盲。

皮质支闭塞：①因侧支循环丰富而很少出现症状，仔细检查可见对侧同向性偏盲或象限盲，优势半球受累出现失语，而黄斑视力保存（黄斑回避现象），两侧病变可有皮质盲。②主侧颞下动脉闭塞可见视觉失认及颜色失认。③顶枕动脉闭塞可见对侧偏盲，可有不定型的光幻觉痫性发作，主侧病损可有命名性失语，矩状动脉闭塞出现对侧偏盲或象限盲。

深穿支闭塞：①丘脑分支闭塞可产生红核丘脑综合征，即病灶侧小脑性共济失调、意向性震颤、舞蹈样不自主运动，对侧感觉障碍。②丘脑膝状体动脉闭塞可见丘脑综合征，即对侧深感觉障碍，深感觉为主，以及自发性疼痛、感觉过度、轻偏瘫、共济失调和不自主运动，可有舞蹈、手足徐动症和震颤等锥体外系症状。③中脑分支闭塞可出现 Weber 综合征，即同侧动眼神经麻痹，对侧肢体偏瘫；或出现 Benedit 综合征，即同侧动眼神经瘫痪，对侧不自主运动；或出现 Claude 综合征，即同侧动眼神经瘫，对侧共济失调和震颤。④后脉络膜动脉闭塞较罕见，主要表现为对侧象限盲。

（三）诊断要点

①发病年龄多较高（45~70 岁），60 岁以上多见。
②多有动脉硬化及高血压。
③发病前可有 TIA 史。
④安静休息时发病较多，常在睡醒后出现症状。
⑤症状多在几小时或更长时间内逐渐加重。
⑥多数患者意识清楚，而偏瘫、失语等神经系统局灶体征明显。
⑦脑脊液多正常。CT 检查早期多正常，24~48 小时后出现低密度灶。

（四）治疗原则

一般治疗包括改善脑循环、防治脑水肿等各种并发症、促进功能恢复、预防复发等。特异性治疗措施包括溶栓疗法、抗凝疗法、蛇毒制品治疗、防治脑水肿及其他并发症治疗、抗血小板聚集治疗、神经细胞保护剂的应用、血液稀释疗法、神经活化剂的应用、神经营养因子和神经节苷脂治疗、亚低温治疗、高压氧治疗。

1. 急性期的治疗

急性期的治疗要坚持超早期治疗、综合保护、个体化治疗、整体化观念。对卒中的危险因素及时给予预防性干预，增加缺血区的血液供应，增加氧的供应和利用，降低脑代谢（如发热、高血糖等），防止并发症。在恢复期应进行运动康复治疗，可配合针灸、理疗等辅助措施。对于易造成脑血栓的危险因素如动脉硬化、高血压、糖尿病、高脂血症及 TIA 等应积极进行治疗。

2. 超早期溶栓治疗

超早期溶栓治疗目的是溶解血栓，迅速恢复梗死区血流灌注，减轻神经元损伤。溶栓应在起病 6 小时内进行才有可能提高疗效。

中风组织周边存在半暗带是缺血性脑血管病现代治疗的基础，即使是中风早期，病变中心部位已是不可逆性损害，但是及时恢复血流和改善组织代谢就可以抢救梗死周围仅有功能改变的半暗带组织，避免形成坏死。因此，在有效时间窗内及时进行溶栓治疗可使供血得到恢复，挽救中风坏死区周边缺血半暗带内尚未坏死的细胞，使其功能逆转。

目前药物主要有重组组织型纤溶酶原激活剂（rt-PA）、酰化纤溶酶原链激酶激活剂复合物（APSAC）、尿激酶（UK）、链激酶（SK）和尿激酶原（pro-UK）等，主要的给药方法有静脉途径和动脉途径等。其中起病 3 小时内静脉使用 rt-PA 已被证明是目前急性中风最有效的特异性药物治疗方法。由于增加出血的风险及狭窄的治疗时间窗，其在临床的广泛应用受到限制，目前世界上仅有不到 4% 的患者使用这种方法。

静脉溶栓：发病 3~4.5 小时内的急性缺血性脑血管病患者应采取静脉溶栓治疗，首选 rt-PA0.9 毫克 / 千克，总量不超过 90 毫克。无条件采用 rt-PA 时，可用尿激酶替代，剂量 100 万 ~150 万国际单位，溶于 0.9% 氯化钠溶液 100~200 毫升中，维持静脉滴注 30 分钟；对于发病 3~6 小时的患者，也可考虑使用尿激酶溶栓治疗，但应严格选择；基底动脉血栓形成的溶栓治疗时间窗和适应证可以适当放宽。

　　动脉溶栓：动脉内溶栓是将导管放置至阻塞的脑血管，溶栓剂直接灌注至血栓局部，在局部形成较高浓度。发病6小时内的大脑中动脉梗死患者和不适合使用静脉溶栓者可进行动脉溶栓。优点是用药量少，可以在监视器下直接观察溶栓过程，保证治疗效果，使用药物相对个体化和精确化并减少出血风险。

　　溶栓药物的效果主要取决于治疗的时间窗。早期认为应在中风发病后6~48小时内进行早期溶栓治疗，后强调6小时以内的超早期溶栓治疗，近年来更强调3~4.5小时以内的超早期溶栓治疗的重要意义。

　　溶栓药物因存在出血并发症，特别是并发颅内出血，而影响了其在临床的应用。发病6小时内，符合以下标准时，强烈推荐机械取栓治疗。

　　①卒中前mRS 0~1分，缺血性卒中由颈内动脉或MCAM1段闭塞引起，年龄大于等于18岁，NIHSS评分大于等于6分，ASPECTS评分大于等于6分（I类推荐，A级证据）。

　　②有血管内治疗指征的患者应尽快实施治疗，当符合静脉rt-PA溶栓标准时，应接受静脉溶栓治疗，同时直接桥接机械取栓治疗（I类推荐，A级证据）。

　　③静脉溶栓禁忌的患者，建议将机械取栓作为大血管闭塞的治疗方案（I类推荐，A级证据）。

　　④距患者最后看起来正常时间在6~16小时的前循环大血管闭塞患者，当符合DAWN或DEFUSE3研究入组标准时，强烈推荐机械取栓治疗（I类推荐，A级证据）。

　　⑤距患者最后看起来正常时间在16~24小时的前循环大血管闭塞患者，当符合DAWN研究入组标准时，推荐使用机械取栓治疗（IIa类推荐，B级证据）。

　　⑥进行机械取栓时，建议患者到院至股动脉穿刺的时间在90分钟以内，到院至血管再通的时间在120分钟以内（IIa类推荐，B级证据）。

　　⑦推荐首选支架取栓装置进行机械取栓（I类推荐，A级证据），也可酌情首选使用当地医疗机构批准的其他取栓或抽吸装置（IIb类推荐，B级证据）。

　　⑧机械取栓后，再通血管存在显著狭窄时，建议密切观察，如狭窄程度大于70%或狭窄影响远端血流（mTICI < 2b级）或导致反复再闭塞时，可以考虑血管成形术［球囊扩张和（或）支架置入］（IIb类推荐，B级证据）。

⑨大脑中动脉 M2 或 M3 段闭塞的患者，可以考虑在发病 6 小时内（至股动脉穿刺时间）进行机械取栓治疗（Ⅱb 类推荐，B 级证据）。

⑩大脑前动脉、椎动脉、基底动脉、大脑后动脉闭塞患者，可以考虑在发病 6 小时内（至股动脉穿刺时间）进行机械取栓（Ⅱb 类推荐，C 级证据）。

⑪发病在 6~24 小时的急性基底动脉闭塞患者，可以考虑在影像检查评估后实施机械取栓，或者按照当地伦理委员会批准的血管内治疗随机对照试验进行（Ⅱb 类推荐，B 级证据）。

⑫发病 24 小时以上的大血管闭塞患者，机械取栓的获益性尚不明确（Ⅱb 类推荐，C 级证据）。

⑬卒中前 mRS 评分大于 1 分，ASPECTS 评分小于 6 分或 NIHSS 评分小于 6 分的颈内动脉或大脑中动脉 M1 段闭塞的患者，可以考虑在发病 6 小时内（至股动脉穿刺时间）进行可回收支架机械取栓，需要进一步随机试验证据证实（Ⅱb 类推荐，B 级证据）。

⑭在机械取栓过程中，建议达到 mTICI2b/3 级的血流再灌注，以提高临床良好预后率（Ⅰ 类推荐，A 级证据）。

⑮缩短发病到血管内治疗后恢复再灌注时间与更好的临床预后密切相关，推荐在治疗时间窗内应尽早开通血管，以早期恢复血流再灌注（mTICI2b/3 级）（Ⅰ 类推荐，B 级证据）。

⑯在机械取栓过程中，推荐结合患者情况使用球囊导引导管或中间导管等材料以提高血管开通率（Ⅱa 类推荐，C 级证据）。

⑰在机械取栓过程中，可以考虑对串联病变（颅外和颅内血管同时闭塞）进行血管内治疗（Ⅱb 类推荐，B 级证据）。

⑱急性缺血性卒中患者血管内治疗时，推荐根据患者危险因素、操作技术特点和其他临床特征个体化选择麻醉方案，尽可能避免取栓延误（Ⅱa 类推荐，B 级证据）。

⑲急性缺血性卒中患者的血管内治疗应由多学科团队共同决定达成，包括至少一名血管神经病学医师和一名神经介入医师，应在治疗经验丰富且能开展神经介入治疗的卒中中心实施机械取栓（Ⅱa 类推荐，C 级证据）。

⑳机械取栓时可以考虑应用血管成形、支架置入等补救措施，以使再灌注血流达到 mTICI2b/3 级（IIb 类推荐，B 级证据）。

㉑机械取栓时，可以在静脉溶栓基础上对部分适宜患者进行动脉溶栓（IIa 类推荐，B 级证据）。发病 6 小时内的大脑中动脉供血区的急性缺血性卒中，当不适合静脉溶栓或静脉溶栓无效且无法实施机械取栓时，严格筛选患者后实施动脉溶栓是合理的（I 类推荐，B 级证据）。

患者筛选及评估推荐如下。

①实施血管内治疗前，尽量使用无创影像检查明确有无颅内大血管闭塞（I 类推荐，A 级证据）。

②发病 3 小时内 NIHSS 评分大于等于 9 分或发病 6 小时内 NIHSS 评分大于等于 7 分时，提示存在大血管闭塞（IIa 类推荐，B 级证据）。

③无肾功能不全病史的患者，怀疑大血管闭塞且符合血管内治疗指征时，进行 CTA 检查无须等待肌酐检测结果（IIa 类推荐，B 级证据）。

④发病 6 小时内，推荐使用 CTA 或 MRA 检查以明确有无大血管闭塞，可不进行灌注成像检查（I 类推荐，A 级证据）。

⑤适合机械取栓的患者，在进行颅内血管影像检查的同时进行颅外颈动脉、椎动脉的筛查是合理的，可为制定血管内治疗计划提供信息（IIa 类推荐，C 级推荐）。

⑥大面积梗死定义为 CT 或 DWI 影像的 ASPECTS 评分小于 6 分或梗死体积大于等于 70 毫升或梗死面积大于 1/3 大脑中动脉供血区。确定梗死体积和半暗带大小的影像技术适用于患者筛选，与血管内治疗功能性预后相关（IIa 类推荐，B 级证据）。梗死核心较大，但当与缺血半暗带组织错配较大时，进行取栓治疗可能是获益的（IIb 类推荐，C 级证据）。

⑦距患者最后看起来正常时间在 6~24 小时的前循环大血管闭塞患者，推荐进行 CTP、MRIDWI 或 PWI 检查，帮助筛选适合机械取栓的患者，但是必须符合 RCT 证实的能带来获益的影像和其他标准才可以进行机械取栓治疗（I 类推荐，A 级证据）。

⑧决定是否进行血管内治疗时，可以考虑参考脑侧支循环代偿情况（IIb 类推荐，C 级证据）。

⑨高龄单纯性大血管闭塞患者可以选择血管内治疗（Ⅰ类推荐，A级证据）。

3. 抗凝治疗

目的在于防止血栓扩展和新血栓形成。常用药物有肝素及华法林等。可用于进展性卒中、溶栓治疗后短期以防止再闭塞。治疗期间应检测凝血酶原时间，以便处理可能发生的出血并发症。主要治疗药物包括：

①肝素，短期内频繁发作立即静注 5000 单位，然后静脉滴注。

②华法林 2~4 毫克 / 天。

③蛇毒制品。

④巴曲酶针剂（2 支）10 单位与 100 毫升以上 NS 静滴，维持 5 单位。

⑤降纤酶一次 10 单位，一日 1 次，连用 3~4 日。非急性发作期：首次 10 单位，维持量 5~10 单位，一日或隔日 1 次，两周为 1 个疗程。

4. 防治脑水肿及其他并发症

主要治疗药物包括：

①高渗性（甘露醇、甘油果糖）。

②利尿剂（呋塞米、布美他尼，口服，每次 0.5~1 毫克，1 日 1~3 次；静脉注射，每次 0.5~1 毫克）。

③增加血液胶体渗透压的药物（人血白蛋白）。

5. 抗血小板治疗

抗血小板治疗是通过多种途径抑制血小板聚集，预防血栓形成从而降低缺血性脑血管病发生风险的治疗方法。

抗血小板聚集药物主要包括阿司匹林、噻氯匹定、氯吡格雷、糖蛋白Ⅱb/Ⅲa受体拮抗剂等药物。研究证明，抗血小板治疗可使严重血管事件的相对危险度下降22%，死亡率减少 15‰。

我国首都医科大学附属北京天坛医院王拥军教授在 2013 年国际卒中大会（ISC）报告的 CHANCE 研究显示，对于短暂性脑缺血发作或急性轻症卒中高危患者，与阿司匹林单用相比，症状发作 24 小时内联用阿司匹林与氯吡格雷 3 个月可显著降低新发卒中风险，而大出血风险并未增加。

抗血小板药物的应用，应根据患者的接受程度及实际情况（包括经济情况等）做出合理选择。

6. 神经细胞保护剂

主要治疗药物包括自由基清除剂、钙离子通道阻滞剂。

尼莫地平每次 20~40 毫克，每日 3 次；尼卡地平每次 20~40 毫克，每日 3 次；氟桂利嗪每次 5 毫克，每晚 1 次。

7. 稀释血液和扩充血容量

主要治疗药物：低分子右旋糖酐每次 500 毫升，每日 1~2 次，静脉滴注，10~14 日为 1 个疗程。

8. 神经活化剂

主要治疗药物：

①三磷腺苷每次 20 毫克，每日 1~3 次。

②细胞色素 C 静注，每次 15~30 毫克，每日 1~2 次。

③胞磷胆碱口服，每日 2~3 次，成人每次 0.1~0.2 克，儿童每次 0.1 克。

④吡硫醇口服，成人每次 100~200 毫克；糖浆剂 10~20 毫升，每日 3 次。小儿每次 50~100 毫克，每日 3 次。静滴：200~400 毫克，每日 1 次。

其他治疗方式还有神经营养因子和神经节苷脂治疗、亚低温治疗、高压氧治疗等。

恢复期治疗在一般和特殊治疗方法的基础上，对患者进行体能和技能训练，以降低致残率，促进神经功能恢复，提高生活质量，应及早进行。

对已确定的脑卒中危险因素应尽早给予干预治疗。抗血小板聚集剂阿司匹林、噻氯匹定在临床广泛应用于缺血性脑血管病的防治，有胃病及出血倾向者慎用。

9. 中医治疗

一般采取活血化瘀、通经活络治则，可用丹参、川芎、红花、地龙等。

三、脑血管栓塞

脑血管栓塞是指血液中的各种栓子（如心脏内的附壁血栓，动脉粥样硬化的斑块，脂肪、肿瘤细胞，纤维软骨和空气等）随血流进入脑动脉而阻塞血管，当侧支循环不能代偿时，引起该动脉供血区脑组织缺血性坏死，出现局灶性神经功能缺损。脑血管栓塞常发生于颈内动脉系统，椎 – 基底动脉系统相对少见。脑血管栓塞占缺血性脑卒中的 15%~20%。

（一）病因及发病机制

按栓子来源不同可分为以下几类。①心源性脑血管栓塞。这是脑血管栓塞中最常见的，约 75% 的心源性栓子栓塞于脑部，引起脑血管栓塞的常见的心脏疾病有心房颤动、心脏瓣膜病、感染性心内膜炎、心肌梗死、心肌病、先天性心脏病。发病机制：正常人体血液呈流态，血液中的有形成分能通过变形顺利通过微循环，若血液内成分如红细胞聚集，形成缗线物，也容易阻塞血管。人体血液循环中某些异物随血液流动，如来源于心脏的栓子、血凝块、动脉粥样硬化脱落的斑块、脂肪细胞及气泡等称为栓子，栓子进入脑循环，绝大多数（73%~85%）栓子进入颈内动脉系统，因大脑中动脉实际上是颈内动脉的直接延伸，大脑中动脉及其分支容易受累，左侧大脑是优势半球，血液供应更丰富，所以左侧大脑中动脉最易受累。椎 – 基底动脉的栓塞仅占 10% 左右，大脑前动脉栓塞几乎没有，大脑后动脉栓塞也少见。一般栓子脱落容易阻塞脑血管（来自体循环静脉系统的栓子，经先天性心脏病如房间隔缺损、卵圆孔未闭等的异常通道，直接进入颅内动脉而引起脑栓塞为反常栓塞），形成心脏黏液瘤等。②非心源性脑血管栓塞。动脉来源包括主动脉弓和颅外动脉（颈动脉和椎动脉）的动脉粥样硬化性病变、斑块破裂及粥样物从裂口逸入血流，能形成栓子导致栓塞；同时损伤的动脉壁易形成附壁血栓，当血栓脱落时也可致脑血管栓塞；其他少见的栓子有脂肪滴、空气、肿瘤细胞、寄生虫卵、羊水和异物等。③来源不明的脑血管栓塞。少数病例利用现在检查手段和方法查不到栓子的来源。因为脑部的血液供应非常丰富，脑重占体重的 2%。而在正常氧分压和葡萄糖含量下，有心脏总输出量 20% 的血液进入脑血液循环。脑的血液来自两侧的颈动脉和椎 – 基底动脉系统。颈动脉系统主要通过颈内动脉、大脑中动脉和大脑前动脉供应大脑半球前 3/5 及部分间脑。椎 – 基底动脉系统主要通过两侧的椎动脉、基底动脉、小脑上动脉、小脑前下和后下动脉及大脑后动脉供应大脑半球后 2/5、部分间脑、脑干及小脑。当栓子阻塞脑血管后，引起局部脑组织发生缺血、缺氧，脑组织软化、坏死。栓子停留一段时间后可溶解，破碎并向远端移位，原阻塞的血管恢复血流，因受损的血管壁通透性增高，可能会有大量红细胞渗出血管，使原来缺血区有血液渗出，形成出血性中风。脑组织容易引起缺血后坏死，是因为脑代谢活动特别旺盛，对能量要求最高，而脑组织几乎无氧及葡萄糖储备，能量完全由循环血流连续供应。两大供血系统通过两侧大脑前动脉间的前交通动脉和大脑中动脉与大脑后动脉间的后交通动脉互相沟通，并在脑底形成 Willis 环。此动脉环对颈动脉与椎 – 基底动脉两大供血系统，特别是两侧大脑半球血液供应的调节和平衡及病态时对侧支循环的形成极为重要，如果血栓逐渐形成，侧支循环则容易建立。脑血管栓塞时由于栓子突然阻塞动脉，侧支循环常难以迅速建立，引起该动脉供血区产生急性脑缺血，当栓塞脑血管局部受机械刺激时，可引起不同程度的脑血管痉挛，所以起病时脑缺血的范围较广，症状较严重。因此出现的临床症状不仅与栓塞部位有关，而且与血管痉挛的范围有关。当血管痉挛减轻、栓子碎裂、溶解，移向动脉远端，以及侧支循环建立后，均可使脑缺血范围缩小，症状减轻。

（二）病理变化

脑血管栓塞可以发生在脑的任何部位，由于左侧颈总动脉直接起源于主动脉弓，故发病部位以左侧大脑中动脉的供血区较多，其主干是最常见的发病部位。由于脑栓塞常突然阻塞动脉，易引起脑血管痉挛，加重脑组织的缺血程度。因发病迅速，无足够的时间建立侧支循环，所以栓塞与发生在同一动脉的血栓形成相比，病变范围大，供血区周边的脑组织难以免受损害。脑血管栓塞引起的脑组织缺血性坏死可以是贫血性、出血性和混合性梗死，其中出血性梗死更为常见，占 30%~50%。脑血管栓塞发生后，栓子可以不再移动，牢固地阻塞管腔或栓子分解碎裂，进入更小的血管，最初栓塞动脉的血管壁已受损，血流恢复后易从破损的血管壁流出，形成出血性梗死。在栓子的来源未消除前，脑血管栓塞可以反复发作。

（三）临床表现

任何年龄均可发病，患者发病前多有风湿性心脏病、心房颤动或大动脉粥样硬化等病史，一般发病无明显诱因，也很少有前驱症状，急性起病，症状常在数秒或数分钟之内达高峰，多为完全性卒中，偶尔病情在数小时内逐渐进展，症状加重，可能是脑栓塞后有逆行性的血栓形成。

根据栓塞部位不同，临床表现也不完全相同。

①大脑中动脉的栓塞：最常见，主干闭塞时引起病灶对侧偏瘫、偏身感觉障碍和偏盲，优势半球主干栓塞可有失语、失写、失读。如梗死面积大时，病情严重者可引起颅内压增高、昏迷、脑疝甚至死亡；大脑中动脉深穿支或豆纹动脉栓塞可引起病灶对侧偏瘫，一般无感觉障碍或同向偏盲，优势半球受损，可有失语。大脑中动脉各皮质支栓塞可引起病灶对侧偏瘫，以面部和上肢为重，优势半球可引起运动型失语及感觉性失语、失读、失写、失用；非优势半球可引起对侧偏身忽略症等体象障碍。少数半球栓塞可出现局灶性癫痫。

②大脑前动脉栓塞：可产生病灶对侧下肢的感觉和运动障碍，对侧中枢性面瘫、舌肌瘫及上肢瘫痪，亦可发生情感淡漠、欣快等精神障碍及强握反射，可伴有尿潴留。

③大脑后动脉栓塞：可引起病灶对侧同向偏盲或上象限盲，病灶对侧半身感觉减退伴丘脑性疼痛，病灶对侧肢体舞蹈样徐动症，各种眼肌麻痹等。

④基底动脉栓塞：最常见症状为眩晕、眼球震颤、复视、交叉性瘫痪和交叉性感觉障碍，肢体及躯干共济失调。若基底动脉主干栓塞可出现四肢瘫痪、眼肌麻痹、瞳孔缩小，常伴有面神经、展神经、三叉神经、迷走神经及舌下神经的麻痹及小脑症状等，严重者可迅速昏迷、四肢瘫痪、中枢性高热、消化道出血甚至死亡。

⑤其他脏器栓塞：由于栓子顺血流流动，根据流动的部位不同，可以引起相应的器官的梗死，所以临床上常有其他部位栓塞的征象，如视网膜、皮肤、黏膜、脾脏、

肾脏等栓塞的临床表现。

（四）辅助检查

1. 针对脑血管栓塞的辅助检查

①脑 CT 扫描：脑 CT 扫描表现与中风相似，即发病 24 小时后 CT 可见栓塞部位有低密度梗死灶，边界欠清，并有一定的占位效应。脑 CT 对于明确梗死部位、大小及周围脑水肿情况有较大价值。若为出血性梗死，在低密度灶内可见高密度出血影。对于患病早期和怀疑病变部位在颅后窝或病变部位较小者应选择脑 MRI 检查。

②脑 MRI 检查：能较早发现梗死灶及小的栓塞病灶，对脑干及小脑病变脑 MRI 检查明显优于脑 CT。早期梗死灶在 MRI 上表现为 T1 低信号，T2 高信号，脑 MRI 弥散成像能较早反映新的梗死病变。

③脑脊液检查：一般不作为缺血性脑血管病的常规检查，脑血管栓塞患者脑脊液检查多数正常，出血性梗死时脑脊液中红细胞增多。脑水肿明显者，脑脊液压力增高。

④ DSA、MRA 和 TCD 检查：可提示栓塞血管，如血管腔狭窄、动脉粥样硬化溃疡、血管内膜粗糙等。DSA 能够发现较小的血管病变并及时给予介入治疗；脑 MRA 无创、简单，可以帮助了解大血管的病变和血管闭塞的部位及程度；血管超声检查经济、方便，能够及早发现大血管的异常并探及微栓子的信号。

2. 针对栓子来源的辅助检查

①心电图或 24 小时动态心电图：能了解有无心律失常，如房颤、心肌梗死等。

②超声心动图：能了解心脏瓣膜病变、二尖瓣脱垂、心内膜病变、心肌情况等，经食道超声心动图还可了解异常心脏结构判断有无反常栓塞。

③颈动脉超声：能显示颈总动脉及颈内外动脉有无管壁粥样硬化斑块及管腔狭窄等。

④血常规：对感染性疾病有指导意义，如果血象增高，提示可能有感染性疾病存在。

⑤X射线检查：胸片检查可以发现胸部疾病，如气胸、肺脓肿及心脏扩大等，必要时做胸部CT扫描。

⑥眼底检查：主要是眼底视网膜动脉粥样硬化的表现，有时可发现眼底动脉血栓改变。

⑦其他检查：可根据栓子来源的不同选择相应的辅助检查，如肾脏、骨骼等检查。

（五）诊断及鉴别诊断

1. 诊断

本病诊断主要依靠临床特点及相应的辅助检查。本病任何年龄均可诱发，以青壮年较多见，发病前多有风湿性心脏病、心房颤动及大动脉粥样硬化等病史。临床上有时不容易区分栓子来源，可参考STAF评分表（表1-1）。脑血管栓塞患者多起病急，症状常在数秒或数分钟内达高峰，多数患者有神经系统体征，可表现为偏瘫、失语等局灶性神经功能缺损。头颅CT在发病24小时内无明显异常，但脑CT扫描阴性不能排除脑血管栓塞，发病24~48小时后可见栓塞部位有低密度梗死灶，边界欠清晰，并有一定的占位效应；头颅MRI有助于早期发现小的栓塞病灶，对于脑干和小脑病变的显示，MRI要明显优于CT。

表1-1 STAF评分表

STAF评分	得分
年龄（岁）	
> 62	2
≤ 62	0
基础NIHSS（第一次评估）	
≥ 8	1
< 8	0
左房扩大（TTE或检查）	

续表

STAF 评分	得分
是	2
否	0
血管原因（即有无血管狭窄）	
是	0
否	3
总分	0~8

注：若总分大于等于 5 分，90% 可能是心源性；总分小于 5 分，动脉源性可能性大。

2. 鉴别诊断

本病需要与动脉粥样硬化性中风、脑出血等急性脑血管病相鉴别。脑 CT 扫描有助于出血性与缺血性脑血管病的鉴别，在排除出血性脑血管病后，主要是与动脉粥样硬化性中风的鉴别。

动脉粥样硬化性中风：多发生在中年以后，是由于脑血管自身粥样硬化导致的狭窄或闭塞引起相应血管供应区脑组织缺血、坏死、软化而产生偏瘫、失语等神经功能缺损症状，多起病缓慢，常在安静或睡眠状态下发病，发病前有先兆，如短暂性脑缺血发作等，多伴有高血压、糖尿病、冠心病和动脉硬化等，脑 CT 扫描不易区别于脑血管栓塞，但脑血管栓塞者在影像上的表现更易伴有出血现象。

脑出血：脑出血患者多有高血压、动脉瘤、动静脉畸形的病史，一般在情绪激动或剧烈活动中起病，病情进展快，可出现头痛、呕吐等颅高压的症状及脑膜刺激征等。脑 CT 扫描可见高密度出血灶，据此可与缺血性脑血管病相鉴别。

（六）治疗

治疗包括针对脑血管栓塞本身的治疗及针对原发病，即栓子来源的治疗。

1. 一般治疗

急性期应卧床休息，保持呼吸道的通畅和心脏功能；注意营养状况，保持水和电解质的平衡；加强护理，防止肺炎、泌尿系统感染和褥疮等的发生。

2. 脑血管栓塞本身的治疗原则

治疗的目的是要改善脑循环、防止再栓塞、消除脑水肿、保护脑功能。针对栓子来源的不同进行对症治疗。

①抗凝及溶栓治疗：对于心源性栓塞者，推荐早期、长期抗凝治疗，房颤患者危险分层可参考CHADS2评分表（表1-2），抗凝治疗禁忌及非心源性栓塞者不推荐抗凝治疗，建议采用抗血小板治疗；溶栓类药物（如尿激酶、链激酶等）可能仅在早期发挥作用。房颤患者卒中危险分层应参考CHADS2评分。

②对症治疗：出现颅高压者可给予脱水剂减轻脑水肿，防止脑疝形成，以降低病死率。常用高渗脱水剂有甘露醇、甘油果糖等，也可用利尿剂如呋塞米等；血压明显升高者可适当给予降压治疗；在急性期还可适当应用一些神经保护剂保护脑细胞。

③出血性梗死的治疗：当发生出血性中风时，要立即停用溶栓、抗凝和抗血小板聚集的药物，防止出血加重和血肿扩大，适当应用止血药物治疗脑水肿，调节血压；若血肿量较大，内科保守治疗无效时，考虑手术治疗；对感染性栓塞应使用抗生素，并禁用溶栓和抗凝药物，防止感染扩散；在脂肪栓塞时，可应用肝素、低分子右旋糖酐（不能用于对本药过敏者）、5%的碳酸氢钠及脂溶剂（如酒精溶液等），有助于脂肪颗粒的溶解。

④康复治疗：早期进行积极的康复治疗，有助于神经功能缺损症状的早期恢复。

表1-2 CHADS2评分表

危险因素	得分
近期心衰史	1
高血压病史	1
≥75岁	1
糖尿病	1
脑卒中	2

注：CHADS2大于等于1分，考虑应用华法林。

3. 外科治疗

颈动脉内膜切除术（CEA）对防治脑血管栓塞也有一定的疗效。对伴有重度颈动脉狭窄（即狭窄程度大于70%）者可酌情给予CEA治疗，不推荐发病24小时内紧急CEA治疗；脑水肿明显时，采用颅骨开窗减压或切除部分坏死组织对大面积中风可能挽救生命。

4. 介入治疗

包括颅内外血管PTA及血管内支架置入（CAS）或与溶栓结合治疗。对伴有颈动脉狭窄程度大于70%者，可考虑行血管内介入治疗术。

（七）预防和护理

预防上主要是进行抗凝和抗血小板治疗，能防止被栓塞的血管发生逆行性血栓形成和预防复发，同时要治疗原发病，纠正心律失常，针对心脏瓣膜病和引起心内膜病变的相关疾病进行有效治疗，根除栓子的来源，防止复发。护理上注意让患者在急性期要卧床休息，防止栓子脱落再次栓塞，同时由于长期卧床还要注意吞咽功能及口腔的护理，防止吸入性肺炎、泌尿系感染、压疮、下肢深静脉血栓形成等。

（八）预后

脑血管栓塞的预后取决于栓塞脑血管的大小、部位和栓子的数量，以及原发病的严重程度。急性期病死率为5%~15%，多死于严重脑水肿引起的脑疝、肺炎和心力衰竭等。脑血管栓塞容易复发，10%~20%的患者在10天内会发生第2次栓塞，复发者病死率更高。

第二章　出血性脑卒中

一、脑出血

　　脑出血（intra cerebral hemorrhage，ICH）是指原发性非外伤脑实质内出血，也称为自发性脑出血，占急性脑血管病的20%~30%。每年每10万人中有60~80人发病，急性期病死率约为30%~40%，是急性脑血管病中最高的。在脑出血中，大脑半球出血约占80%，脑干和小脑出血约占20%。

（一）病因

　　高血压性细小动脉硬化和破裂是本病最常见的病因，其他病因包括脑动静脉畸形、动脉瘤、血液病（白血病、再生障碍性贫血、血小板减少性紫癜、血友病和镰状细胞贫血病）、梗死后出血、脑淀粉样血管病（cerebralamyloidangiop athy，CAA）、烟雾病、脑动脉炎、抗凝、溶栓及机械取栓治疗、原发性或转移性脑肿瘤破坏血管等。

（二）发病机制

　　脑内动脉壁薄弱，中层肌细胞核外膜结缔组织较少，而且无外弹力层。长期高血压使脑细小动脉发生玻璃样变及纤维素性坏死，管壁弹性减弱，血压骤然升高时血管易破裂出血。在血流冲击下，血管壁病变也会导致微小动脉瘤形成，当血压剧烈波动时，微小动脉瘤破裂而导致脑出血。高血压脑出血的发病部位以基底节区最多见，主要是因为供应此处的豆纹动脉从大脑中动脉呈直角发出，在原有血管病变的基础上，受到较高压力的血流冲击后易致血管破裂。其次是脑桥穿支动脉破裂出血。

（三）病理

自发性脑出血的出血部位以壳核最常见，约占全部脑出血的30%~50%。其次为丘脑、脑叶、脑桥、小脑及脑室等。不同病因的脑出血，出血方式不同。高血压病、脑淀粉样血管病、脑动脉瘤和脑动静脉畸形等常导致血管破裂，出血量大，病情较重；血液病、脑动脉炎及部分梗死后出血常表现为点状、环状出血，出血量小，症状相对较轻。

出血侧大脑半球肿胀，脑回变宽，脑沟变浅，血液可破入脑室系统或者流入蛛网膜下腔。脑出血后由于血肿的占位效应，及血肿周围脑组织水肿，引起颅内压升高，使得脑组织受压移位。幕上半球的出血，血肿向下挤压丘脑下部和脑干，使其变形、移位和继发出血，并常出现小脑天幕疝；如中线结构下移，可形成中心疝；如颅内压增高明显或小脑大量出血时可发生枕骨大孔疝。脑疝是导致患者死亡的直接原因。新鲜的出血呈红色，红细胞降解后形成含铁血黄素而带棕色。血块溶解，吞噬细胞清除含铁血黄素和坏死的脑组织，胶质增生，小出血灶形成胶质斑痕，大出血灶形成中风囊，囊腔内含有铁血黄素等血红蛋白降解产物及黄色透明黏液。

（四）临床表现

脑出血常发生于50岁以上患者，多有高血压病史。在活动中或者情绪激动时突然起病，少数在安静状态下发病。患者一般无前驱症状，少数可有头晕、头痛及肢体无力等。急性起病并出现局限性神经功能缺损，一般在数分钟至数小时内达到高峰，个别患者因继续出血和血肿扩大，临床症状进行性加重，持续6~12小时。除少量小脑出血外，大部分患者均有不同程度的意识障碍，意识障碍的程度是判断病情轻重和预后的重要指标。头痛和呕吐是脑出血最常见的症状，脑叶和小脑出血头痛最重，少量出血常无头痛。头痛和呕吐同时出现是颅内压增高的指征之一，另外血压增高、心跳及脉搏缓慢同时存在，往往是颅内压高的重要指征。脑出血患者可出现局灶性和继发性全身发作的癫痫，以脑叶出血和深部出血最常见。临床表现的轻重主要取决于出血量和出血部位。

1. 基底节区出血

基底节区出血，其中壳核是高血压病脑出血最常见的出血部位，约占 50%~60%，丘脑出血约占 24%，尾状核出血少见。

壳核出血：主要是豆纹动脉尤其是其外侧支破裂引起。血肿可局限于壳核本身，也可扩延累及内囊、放射冠、半卵圆中心、颞叶或破入脑室。血肿向内压迫内囊可出现典型的临床表现：对侧轻偏瘫或偏瘫、感觉障碍和偏盲。急性期伴有双眼向血肿侧凝视，位于优势半球可出现失语，位于非优势半球可出现失用、失认、视野忽略和结构性失用。出血量大时患者很快出现昏迷，病情在数小时内迅速恶化。出血量较小则可表现为纯运动或纯感觉障碍，仅凭临床表现无法与脑梗死区分。

丘脑出血：主要由丘脑穿通动脉或丘脑膝状体动脉破裂引起。中等量或大量的丘脑出血，常因压迫或损伤内囊而引起病灶对侧偏瘫或偏身感觉障碍。感觉障碍较重，深、浅感觉同时受累，但深感觉障碍明显，可伴有偏身自发性疼痛和感觉过度。优势半球出血的患者，可出现失语，非优势半球受累，可有体像障碍及偏侧忽视等。丘脑出血可出现精神障碍，表现为情感淡漠、视幻觉及情绪低落等，还可出现丘脑语言（语言缓慢不清、重复言语、发音困难、复述差、朗读正常）和丘脑痴呆（记忆力减退、计算力下降、情感障碍、人格改变）。

丘脑出血向下扩展到下丘脑或中脑上部时，可引起一系列眼位异常，如垂直凝视或侧视麻痹、双眼分离性斜视、凝视鼻尖、瞳孔对光反射迟钝、假性外展神经麻痹及会聚障碍等。血肿波及丘脑下部或破入第三脑室，表现为意识障碍加深，瞳孔缩小，中枢性高热及去皮层强直等症状。

尾状核出血：尾状核区出血多见于尾状核头部，极易破入脑室，所以最常见的临床表现是急性发病的头痛、呕吐、颈抵抗等脑膜刺激征，并有一定程度的意识障碍、短暂性近记忆力障碍，临床上难与蛛网膜下腔出血鉴别。另外，还可出现短暂性对侧凝视麻痹，对侧轻偏瘫和短暂性偏身感觉缺失。

2. 脑叶出血

脑叶出血约占脑出血的 5%~10%。常见原因有脑动静脉畸形、CAA、血液病、高血压、moyamoya 病等。血肿常局限于一个脑叶内，也可同时累及相邻的两个脑叶，一般以顶叶最多见，其次是颞叶、枕叶及额叶。与脑深部出血相比，一般血肿体积较大。临床可表现为头痛、呕吐等，癫痫发作比其他部位出血常见，而昏迷较少见。根据累及脑叶的不同，出血局灶性定位症状不同：额叶出血可有偏瘫、Broca 失语、尿便障碍，并出现摸索和强握反射等；顶叶出血可有偏身感觉障碍，非优势侧受累有体像障碍；颞叶出血表现为 Wernicke 失语、精神症状等；枕叶出血表现为视野缺损。

3. 脑桥出血

脑桥出血约占脑出血的 10%，多由基底动脉的脑桥支破裂导致。临床表现为突然头痛、呕吐、眩晕、复视、眼球不同轴、侧视麻痹、交叉性瘫痪或偏瘫、四肢瘫痪等。出血量少时，患者意识清楚，可表现为一些典型的综合征，如 Foville 综合征、Millard-Gubler 综合征、闭锁综合征等，可以伴有高热、大汗、应激性溃疡、急性肺水肿、急性心肌缺血甚至心肌梗死。大量出血（大于 5 毫升）时，血肿波及脑桥双侧基底核被盖部，患者很快进入昏迷，双侧瞳孔呈针尖样，侧视麻痹，四肢瘫痪，呼吸困难，去大脑强直发作，还可呕吐咖啡色胃内容物，出现中枢性高热等中线症状，常在 48 小时内死亡。

中脑出血少见，轻症患者表现为突然出现复视、眼睑下垂、一侧或两侧瞳孔扩大、眼球不同轴、水平或垂直眼震、同侧肢体共济失调，也可表现 Weber 或 Benedikt 综合征。重者出现昏迷、四肢迟缓性瘫痪、去大脑强直，常迅速死亡。

延髓出血更为少见，临床表现为突然昏倒，意识障碍，血压下降，呼吸节律不规则，心律絮乱，继而死亡。轻症患者可表现为不典型的 Wallenberg 综合征。

4. 小脑出血

小脑出血约占脑出血的 10%。最常见的出血动脉为小脑上动脉的分支，病变多累及小脑齿状核。发病突然，眩晕和共济失调明显，可伴有频繁呕吐及枕部疼痛等。当出血量不大时，主要表现为小脑症状，如病变侧共济失调、眼球震颤、构音障碍和吟诗样语言，无偏瘫。出血量增加时，还可表现有脑桥受压体征，如外展神经麻痹、侧视麻痹、周围性面瘫、吞咽困难及出现肢体瘫痪和（或）锥体束征等。小脑大量出血，尤其是蚓部出血时，患者很快进入昏迷，双侧瞳孔缩小呈针尖样，呼吸节律不规则，有去大脑强直发作，最后致枕骨大孔疝而死亡。

5. 脑室出血

脑室出血约占脑出血的 3%~5%，分为原发性和继发性脑室出血。原发性是指脉络丛血管出血或室管膜下 1.5 厘米内出血破入脑室，继发性是指脑实质出血破入脑室。在此仅描述原发性脑室出血。出血量较少时，表现为突然头痛、呕吐、颈强、Kerning 征阳性，一般意识清楚，有血性脑脊液，应与蛛网膜下腔出血鉴别，预后良好。出血量大时，患者很快进入昏迷或昏迷逐渐加深，双侧瞳孔缩小呈针尖样，病理反射呈阳性，早期出现去大脑强直发作，常出现丘脑下部受损的症状及体征，如上消化道出血、中枢性高热、大汗、血糖增高、尿崩症，预后差，多迅速死亡。

（五）辅助检查

①头颅 CT 是确诊脑出血的首选检查。早期血肿在 CT 上表现为圆形或椭圆形的高密度影，边界清楚。CT 可准确显示出血的部位、大小、脑水肿情况及是否破入脑室等，有助于指导治疗和判定预后。

②头颅 MRI 对幕上出血的诊断价值不如 CT，对幕下出血的检出率优于 CT。MRI 的表现主要取决于血肿所含血红蛋白量的变化。发病 1 天内，血肿呈 T1 等或低信号，T2 呈高或混合信号；第 1~2 周内，T1 为等或稍低信号，T2 为低信号；第 2~4 周，T1 和 T2 均为高信号；4 周后，T1 呈低信号，T2 为高信号。此外，MRI 比 CT 更易发现脑血管畸形、肿瘤及血管瘤等病变。

③脑血管造影 MRA、CTA 和 DSA 等可显示脑血管的位置、形态及分布等，并易于发现脑动脉瘤、脑血管畸形及 moyamoya 病等脑出血病因。

④脑脊液检查在无条件进行 CT 检查时，对病情的影响并不十分严重，无明显颅内压增高的患者可进行腰穿。脑出血时脑脊液压力常升高，呈均匀血性。当病情危重，有脑疝形成或小脑出血时，禁腰穿检查。

⑤同时要进行血、尿常规，血糖、肝功、肾功、凝血功能、血离子及心电图等检查，有助于了解患者的全身状态。

（六）诊断

50 岁以上中老年患者，有长期高血压病史，活动中或情绪激动时起病，发病突然，血压常明显升高，出现头痛、恶心、呕吐等颅内压升高的表现，有偏瘫、失语等局灶性神经功能缺损症状和脑膜刺激征，可伴有意识障碍，应高度怀疑为脑出血。头部 CT 检查有助于明确诊断。

（七）鉴别诊断

脑出血与脑梗死、脑栓塞相鉴别：脑梗死多在安静状态时突然发病，一侧肢体瘫痪或麻木，失语，24 小时内行头颅 CT 一般颅内病灶尚未显示，行头颅 MRI+DWI 可在发病后 2 小时发现颅内责任病灶。脑栓塞患者大多数有房颤或心脏卵圆孔未闭。

脑出血与蛛网膜下腔出血相鉴别：蛛网膜下腔出血以突发头痛为主要表现，一般无局灶征，出血量大时早期头颅 CT 可辨别，少量出血时头颅 CT 阳性率低，一般腰穿可见均匀血性脑脊液。

脑出血与外伤性颅内血肿，特别是硬膜下血肿相鉴别：外伤性颅内血肿以颅内压增高为主，但多有头部外伤史，头颅 CT 检查有助于确诊。

对发病突然，迅速昏迷，局灶体征不明显的患者，应与引起昏迷的全身性疾病鉴别，如中毒（CO 中毒、酒精中毒、镇静催眠药中毒等）和某些系统性疾病（低血糖、肝性昏迷、肺性脑病、尿毒症等）。应仔细询问病史，并去相关的实验室检查，头颅 CT 能排除外脑出血。

（八）治疗

基本治疗原则为安静卧床，脱水降颅压，减轻脑水肿，减轻血肿造成的继发性损害，促进神经功能恢复，调整血压，防止继续出血，加强护理维持生命功能。防治并发症，以挽救生命，降低死亡率、残疾率，减少复发。

1. 内科治疗

①一般治疗：使患者安静休息，就地诊治，避免长途搬动，一般应卧床休息2~4周。保持呼吸道通畅，昏迷患者应将头歪向一侧，以利于口腔、气道分泌物及呕吐物流出，并可防止舌根后坠阻塞呼吸道，随时吸出口腔内的分泌物和呕吐物，必要时切开气管。有意识障碍、血氧饱和度下降或有缺氧现象的患者应给予吸氧。昏迷或有吞咽困难者应在发病第2~3天鼻饲。过度烦躁不安的患者可适量用镇静药，便秘者可选用缓泻剂。留置导尿时应做膀胱冲洗，昏迷患者可酌情用抗生素预防感染。病情危重时，应进行体温、血压、呼吸和心电监测。加强护理，定期翻身，防止褥疮。注意维持水电解质平衡，加强营养。

②脱水降颅压，减轻脑水肿：颅内压（intracranialpressure，ICP）升高的主要原因是早期血肿的占位效应和血肿周围脑组织的水肿。脑出血后3~5天，脑水肿达到高峰。药物治疗的主要目的是减轻脑水肿，降低颅内压，防止脑疝形成。降颅压的目标是使颅内压控制在1.96千帕（200毫米水柱）以下，并使脑灌注压不低于0.686千帕（70毫米水柱）。

渗透性脱水剂甘露醇是最重要的降颅压药物。20%的甘露醇用量为125~250毫升，快速静脉滴注，每6~8小时一次，使血浆渗透压维持在310~320毫渗/千克，时间不宜过长，建议用5~7天。可同时应用呋塞米20~40毫克，静脉注射，二者交替使用，维持渗透梯度。用药过程中应该监测肾功和水电解质平衡。用20%人血清蛋白50~100毫升静脉滴注，每日一次，能提高血浆胶体渗透压，减轻脑水肿，但价格昂贵，应用受限。用甘油果糖250毫升静脉滴注，每日1~2次，脱水作用温和，没有反跳现象，适用于肾功能不全患者。皮质类固醇因其副作用大，不建议使用。

③控制高血压：脑出血时血压升高，是在颅内压增高情况下，为了保证脑组织供血出现的脑血管自动调节反应，当颅内压下降时血压也随着下降，所以首先应进行脱水、降颅压治疗，暂不使用降压药。但血压过高时，容易增加再出血的危险性，则应及时控制高血压。目前理想的血压控制水平还未确定，临床主张采取个体化原则，根据患者年龄、高血压病史的长短、脑出血病因、发病后的血压情况、颅内压水平及距离发病的时间间隔等，进行血压调控。

一般可遵循下列原则：降颅内压治疗后，收缩压大于等于200毫米汞柱，舒张压大于等于 100 毫米汞柱时，应降血压治疗，使血压维持在略高于发病前水平。收缩压小于 180 毫米汞柱或舒张压小于 105 毫米汞柱时，可不必使用降压药。降压治疗时避免使用利血平等强降压药物，注意血压降低幅度不宜过大，防止因血压下降过快而造成脑的低灌注，加重脑损害。血压过低者应予升压治疗，以保持脑灌注压。

④亚低温治疗：局部亚低温治疗是脑出血的一种新的辅助治疗方法，能够减轻脑水肿，减少自由基产生，促进神经功能缺损恢复，改善患者预后，且无不良反应，安全有效。局部亚低温治疗实施越早，效果越好，建议在脑出血发病 6 小时内给予低温治疗，治疗时间应至少持续 48~72 小时。

⑤并发症的防治：肺部感染、上消化道出血、吞咽困难和水电解质紊乱治疗。中枢性高热，主要是由于丘脑下部散热中枢受损所致，表现为体温迅速上升，出现 39~40℃ 以上的高热，躯干温度高而肢体温度次之，解热镇痛剂无效，物理降温治疗有效。

其他常见并发症有下肢深静脉血栓形成、肺栓塞、肺水肿、冠状动脉性疾病和心肌梗死、心脏损害、痫性发作等。要注意识别，并给予相应的治疗。

2. 外科治疗

外科治疗患者病情危重致颅内压过高而出现脑疝，内科保守治疗效果不佳时，应及时进行外科手术治疗。首要目的是清除血肿，降低颅内压，挽救生命，其次是尽可能在早期减少血肿对周围脑组织的压迫，降低致残率。同时可以针对脑出血的病因，如脑动静脉畸形、脑动脉瘤等进行治疗。主要采用的方法：去骨瓣减压术、小骨窗开颅血肿清除术、钻孔或锥孔穿刺血肿抽吸术、内镜血肿清除术、微创血肿清除术和脑室出血穿刺引流术等。目前对手术适应证和禁忌证尚无一致意见。下列情况考虑手术治疗：①基底节区出血，中等出血量（壳核出血大于等于 30 毫升，丘脑出血大于等于 15 毫升）可根据病情、出血部位和医疗条件，在合适时机选择微创穿刺血肿清除术或小骨窗血肿清除术，及时清除血肿；大量出血或脑疝形成者，多需要外科行去骨瓣减压血肿清除术，以挽救生命。②小脑出血，易形成脑疝，出血量大于等于 10 毫升，或直径大于等于 3 厘米，或合并脑积水时，应尽快手术治疗。③脑叶出血，高龄患者常为淀粉样血管病出血，除血肿较大危及生命或由血管畸形引起出血需外科治疗外，多行内科保守治疗。④脑室出血，轻型的部分脑室出血可行内科保守治疗；重症全脑室出血（脑室铸形），需脑室穿刺引流加腰穿放液治疗。

3. 康复治疗

只要患者生命体征平稳，病情不再进展，康复治疗应尽早进行。最初3个月内神经功能恢复最快，是治疗的最佳时机。在患者处于昏迷状态时，被动活动可以防止关节挛缩和疼痛，降低褥疮和肺炎的发生率。

（九）预后

预后与出血部位、出血量及是否有合并证有关。中至大量的脑出血，发病后1个月内死亡率约为30%~35%。

二、蛛网膜下腔出血

蛛网膜下腔出血（subarachnoidhemorrhage，SAH）是指脑底部或脑表面的病变血管破裂后，血液流入蛛网膜下腔引起相应症状的一种临床综合征，又称为原发性蛛网膜下腔出血。继发性蛛网膜下腔出血是指脑实质出血、脑室出血、硬膜外或硬膜下血管破裂血液流入蛛网膜下腔。原发性蛛网膜下腔出血占所有脑卒中的5%~10%，是一种非常严重的常见疾病。本节内容仅叙述原发性蛛网膜下腔出血。

（一）病因

蛛网膜下腔出血的常见病因：

①颅内动脉瘤，最常见，占50%~85%。动脉瘤好发于脑底动脉环的分叉处：40%位于后交通动脉与颈内动脉连接处，30%位于前交通动脉与大脑前动脉连接处，20%位于大脑中动脉在外侧裂的第一个主要分支处，10%多在基底动脉尖或椎动脉与小脑后下动脉连接处，为后循环动脉瘤。约20%的患者有2个或2个以上的动脉瘤，多位于对侧相同动脉，称镜像动脉瘤。

②脑血管畸形，主要是动静脉畸形（AVM），青少年较多见，约占2%；颅内动静脉畸形可发生于大脑、小脑和脑干的任何部位，其大小与形态多种多样。小型颅内动静脉畸形不及1厘米，巨大颅内动静脉畸形可达10厘米。典型的大脑半球颅内动静脉畸形呈楔形，其尖端指向侧脑室。

③脑底异常血管网病，又称烟雾病（moyamoya病），约占1%，是一组以Willis环双侧主要分支血管（颈内动脉虹吸段及大脑前、中动脉，有时也包括大脑后动脉起始部）慢性进行性狭窄或闭塞，继发出现侧支异常的小血管网为特点的脑血管病。该病于1955年由日本学者最早报告，因在脑血管造影时脑底的许多密集成堆的小血管影形状酷似吸烟时吐出的烟雾（日语发音为"moyamoya"），故名烟雾病。烟雾病病例报告以日本最多，中国和亚洲其他国家次之，在白种人和黑种人中均有发现但病例数很少。

④其他：夹层动脉瘤、血管炎、颅内静脉系统血栓形成、结缔组织病、血液病、颅内肿瘤、凝血障碍性疾病、抗凝治疗并发症等。

动脉瘤性蛛网膜下腔出血的危险因素：吸烟、高血压、血压骤升、咳嗽、用力排便、过量饮酒、既往有动脉瘤破裂史、动脉瘤体积较大、动脉瘤形态不规则、多发性动脉瘤等。吸烟者与不吸烟者相比，吸烟者的动脉瘤体积更大，且更常出现多发性动脉瘤。

（二）发病机制

动脉瘤可能由动脉壁先天性肌层缺陷或后天获得性内弹力层变性或二者的联合作用所致。动脉瘤的发生存在一定程度的遗传倾向和家族聚集性，如在有动脉粥样硬化、动脉瘤家族史及多囊肾患者中，动脉瘤患病率增高；在SAH患者的一级亲属中，约4%有动脉瘤。但目前认为颅内动脉瘤不完全是先天性异常，相当一部分是在后天长期生活中发展起来的。随着年龄增长，动脉壁弹性逐渐减弱，薄弱的管壁在血流冲击等因素影响下向外突出形成囊状动脉瘤，其好发于脑底Willis环的分支部位。梭形动脉瘤好发于脑底部较大的动脉主干，当脑动脉硬化时，动脉壁肌层由纤维组织代替，内弹力层变性、断裂，胆固醇沉积于内膜，管壁受损，在血流冲击下，逐渐扩张形成与血管纵轴平行的梭形动脉瘤。脑动静脉畸形是发育异常形成的畸形血管团，血管壁薄弱易破。

动脉瘤破裂、动静脉畸形病变血管破裂、血压突然增高使血管破裂后，血液进入蛛网膜下腔，通过围绕在脑和脊髓周围的脑脊液迅速播散，出现头痛和颈项强直等脑膜刺激征。血液进入蛛网膜下腔后还会使颅腔内容物增加，引起颅内压增高，甚至脑疝。血细胞释放的血管活性物质可引起血管痉挛，严重者发生中风。在脑室和脑底凝固的血液可阻塞脑脊液循环通路，部分凝集的红细胞还可堵塞蛛网膜绒毛间的小沟，使其吸收和回流受阻引起梗阻性脑积水，或引起蛛网膜粘连，使颅内压急骤升高，进一步减少了脑血流量，加重了脑水肿，甚至导致脑疝形成。以上因素均可使患者病情稳定好转后，再次出现意识障碍或出现局限性神经症状。后交通动脉瘤的扩张或破裂出血可压迫邻近的动眼神经，产生不同程度的动眼神经麻痹（表现为患侧眼睑下垂、眼球活动障碍）。血液刺激下丘脑可引起血糖升高、发热等内分泌和自主神经功能紊乱等。

（三）病理

动脉瘤形状通常不规则，管壁可薄如纸张，较大的动脉瘤可有凝血块填充。破裂处多在瘤顶部，流入蛛网膜下腔的血液多沉积在脑底部各脑池中。大量出血时，血液可形成一层凝块将颅内的脑组织、血管及神经覆盖。有时血液可进入动脉附近的脑实质而形成脑内血肿，多见于额颞叶。在出血较多处可能发现破裂的动脉瘤。出血量大时血液充填各脑室，导致脑脊液回流障碍而出现急性梗阻性脑积水、脑室扩大。脑膜可表现为无菌性炎症反应。

（四）临床表现

①各年龄段及男女两性均可发病，青壮年更常见，女性多于男性。

②起病情况：突然起病，以数秒或数分钟速度发生的头痛是常见的起病方式。患者常能清楚地描述发病时间和情景。情绪激动，剧烈运动，如用力、咳嗽、排便、

性生活等，是常见的发病诱因。

③临床表现突然发生剧烈头痛，呈胀痛或爆裂样疼痛，难以忍受。可为局限性或全头痛，有时上颈段也可出现疼痛。持续不能缓解或进行性加重，多伴有恶心、呕吐，可有意识障碍或烦躁、谵妄、幻觉等精神症状，少数出现部分性全面性癫痫发作，也可以头昏、眩晕等症状起病。

发病数小时后可见脑膜刺激征：颈强直，克氏征（Kerning 征）、布鲁津斯基征（Brudzinski 征）呈阳性；眼睛检查可发现玻璃体膜下出血，视盘水肿或视网膜出血；可出现局灶性神经功能缺损体征，如动眼神经麻痹、轻偏瘫、失语或感觉障碍等。

④有些患者，特别是老年患者头痛、脑膜刺激征等临床表现常不典型，精神症状较明显。原发性中脑周围出血（perimesencephalichemorrhage）患者症状较轻，CT表现为中脑或脑桥周围脑池积血，血管造影未发现动脉瘤或其他异常，一般不发生再出血或迟发性血管痉挛等情况，临床预后良好。

本病常见的并发症为再出血、脑血管痉挛、脑积水等。

再出血：一种严重的并发症，病死率约为50%。发病后24小时内再出血的风险最大，以后4周内再出血的风险均较高。累计再出血率于病后14天为20%~25%，1月时为30%，6月时为40%，以后每年为2%~4%。临床表现为，在病情稳定或好转的情况下，突然发生剧烈头痛、恶心呕吐、意识障碍加深、抽搐、原有症状和体征加重或重新出现等。确诊主要根据上述临床表现、CT 显示原有出血的增加或腰穿脑脊液喊血量增多等。入院时昏迷、高龄、女性及收缩压超过170毫米汞柱的患者再出血的风险较大。

脑血管痉挛：20%~30%的SAH患者出现脑血管痉挛，引起迟发性缺血性损伤，可继发中风。血管痉挛一般于蛛网膜下腔出血后3~5天开始，5~14天为高峰期，2~4周后逐渐减少。缺血症状的发生与初期CT显示脑池积血的量有关。临床表现为意识改变、局灶性神经功能损害体征（如偏瘫）或二者均有。动脉瘤附近脑组织损害的症状通常最严重。

脑积水：15%~20%的患者可出现急性梗阻性脑积水，多发生于出血后1周内，因蛛网膜下腔和脑室内血凝块阻塞脑脊液循环通路所致。有学者报道，SAH 急性期CT显示脑室扩大的患者达35%~70%。轻者表现为嗜睡、精神运动迟缓和近记忆损害，重者出现头痛、呕吐、意识障碍等。急性梗阻性脑积水，大部分可因出血被吸收而好转，仅3%~5%的患者在SAH后遗留交通性脑积水，表现为精神障碍或痴呆、步态异常和尿失禁，脑脊液压力正常，故也称为正常颅压脑积水。头颅CT或MRI显示脑室扩大。

其他：蛛网膜下腔出血后，5%~10%的患者出现癫痫发作，其中2/3发生于1个月内，其余发生于1年内。5%~30%的患者出现低钠血症，主要由抗利尿激素分泌不当和游离水潴留引起。少数严重患者因丘脑下部损伤可出现神经源性心功能障碍和肺水肿，与儿茶酚胺水平波动和交感神经功能紊乱有关。

（五）辅助检查

1. 头颅CT

头颅CT是诊断蛛网膜下腔出血的首选方法，CT平扫最常表现为基底池弥散性高密度影像。严重时血液可延伸到外侧裂，前、后纵池裂，脑室系统或大脑凸面。血液的分布情况可提示破裂动脉瘤的位置，如动脉瘤位于颈内动脉段常表现为鞍上池不对称积血；位于大脑中动脉段多见于外侧裂积血；位于前交通动脉段侧则是前纵裂基底部积血；而脚间池和环池的积血，一般无动脉瘤，可考虑为原发性中脑周围出血。CT还可显示局部脑实质出血或硬膜下出血、脑室扩大、较大且有血栓形成的动脉瘤和血管痉挛引起的脑梗死。动态CT检查还有助于了解出血的吸收情况，有无再出血等。CT对蛛网膜下腔出血诊断的敏感性在24小时内为90%~95%，3天为80%，1周为50%。

2. 头颅MRI

当病后数天CT的敏感性降低时，MRI可发挥较大作用。由于血红蛋白分解产物如氧合血红蛋白和正铁血红蛋白的顺磁效应，4天后，T1相能清楚地显示外渗的血液。T1相血液的高信号表现可持续至少2周，FLAIR相则持续更长时间。因此，当病后1~2周，CT不能提供蛛网膜下腔出血的证据时，MRI可作为诊断蛛网膜下腔出血和了解破裂动脉瘤部位的一种重要方法。

3. 脑脊液（CSF）检查

CT 检查已确诊者，腰穿不作为常规检查。但如果出血量少或距起病时间较长，CT 检查无阳性发现时，如果临床疑为蛛网膜下腔出血而且病情允许时，则需行腰穿检查脑脊液，最好于发病 12 小时后进行腰穿，以便穿刺误伤鉴别。脑脊液呈均匀一致的血性，压力增高，糖和氯化物无明显变化。出血 12 小时后 CSF 出现黄变，送检的脑脊液离心后上清液呈黄色，可与穿刺伤鉴别。穿刺伤常表现为不均匀的血性脑脊液或发病 12 小时后的脑脊液没有黄变现象。发现吞噬了红细胞、含铁血黄素或胆红素结晶的吞噬细胞时也提升了 SAH。如果没有再出血，脑脊液的红细胞和黄变现象多于出血后 2~3 周消失。

4. 脑血管影像学检查

有助于发现颅内动脉瘤和发育异常的血管。

①脑血管造影：是确诊蛛网膜下腔出血病因，特别是颅内动脉瘤最有价值的方法。数学减影血管造影（DSA）效果最好，5SDSA（3D 造影）可清楚显示动脉瘤的位置、大小、形态、与载瘤动脉的关系、有无血管痉挛等。血管畸形和烟雾病也能清楚显示。关于造影的最佳时机，多数学者认为在条件具备、病情允许时应争取尽早行全脑血管造影，以确定出血原因、决定治疗方法和判断预后。造影时机一般在出血 3 天内或 3~4 周后，以避免脑血管痉挛和再出血的高峰期。

② CT 血管成像（CTA）和 MR 血管成像（MRA）：是无创性的脑血管显影方法，但敏感性和准确性不如脑血管造影。主要用于有动脉瘤家族史或有动脉瘤破裂先兆者的筛查、动脉瘤患者的随访及急性期不能耐受脑血管造影检查的患者。

（六）诊断

根据突然发生的剧烈头痛、呕吐、脑膜刺激征阳性及头颅 CT 相应改变可诊断为蛛网膜下腔出血。如果 CT 未发现异常或没有条件进行 CT 检查时，可根据临床表现结合腰穿 CSF 呈均匀一致血性、压力增高等特点考虑蛛网膜下腔出血的诊断。

确定蛛网膜下腔出血的诊断后，应进一步进行病因诊断，例如脑血管造影

（DSA）或头颈血管 CTA 或头颈血管 MRA 及血液等检查，以便进行相应治疗。

（七）鉴别诊断

脑出血深度昏迷时与 SAH 不易鉴别，脑出血的可能性大于高血压，伴有偏瘫、失语等局灶性神经功能缺失症状和体征。原发性脑室出血与重症 SAH 临床难以鉴别，小脑出血、尾状核头出血等因无明显肢体瘫痪易与 SAH 混淆，进行仔细的神经功能检查、头颅 CT 和 DSA 检查可以鉴别。

蛛网膜下腔出血与中枢神经系统感染相鉴别，各种类型的脑膜炎如结核性、真菌性、细菌性和病毒性脑膜炎等，虽有头痛、呕吐和脑膜刺激征，但常先有发热，发病不如 SAH 急骤，CSF 形状提示感染而非出血，头颅 CT 无蛛网膜下腔出血表现等特点可以鉴别。

约 1.5% 脑肿瘤可发生瘤卒中，形成瘤内或瘤旁血肿合并 SAH，癌瘤颅内转移、脑膜癌病或 CNS 白血病有时可谓血性 CSF，但根据详细的病史、CSF 检出瘤 / 癌细胞及头部 CT 可以鉴别。

有些老年人 SAH 起病以精神症状为主，起病较缓慢，头痛、颈强直等脑膜刺激征不明显，或表现意识障碍和脑实质损害症状较重，容易漏诊或误诊，应注意询问病史及体格检查，并行头颅 CT 或 CSF 检查以明确诊断。

紧急处理方法如下：

①突然剧烈头痛、呕吐者，应怀疑有蛛网膜下腔出血的可能，应及时送医院就诊。

②尽量让患者保持头高侧卧位，一般床头抬高 30°~45°，以利颈静脉血回流，降低颅内压力；避免舌根后坠阻碍通气，及时清理口中呕吐物，以免误吸入气道。

③尽量避免长途转送，选就近有条件的医院治疗。

④转送患者时应有医务人员护送并随时观察病情变化，随时采取必要措施。

⑤转运前应给予脱水、降压等治疗，给予镇静、止痛药，并绝对卧床休息。

⑥运送过程中尽量避免震动。

⑦出血量大时可行脑室穿刺引流，或腰椎穿刺放出血性脑脊液；头颅 CT 或腰椎

穿刺可确认。

⑧积极查找原因，对颅内动脉和颅内静脉畸形者，确认后行手术根治。

⑨随时注意血压变化。

⑩患者保持心情愉快，避免情绪紧张。

（八）临床治疗

治疗目的是防治再出血、血管痉挛及脑积水等并发症，降低病死率和致残率。

1. 一般处理

SAH患者应作为急诊收入医院并进行密切监护，监测生命体征和神经系统体征变化；保持气道通畅，维持稳定的呼吸、循环系统功能。安静休息，避免情绪激动和用力（如咳嗽或用力大便）。保持大便通畅。烦躁者可给予安定类药物镇静。镇痛、镇咳药物可给予有相应症状者。注意液体出入量平衡，纠正水、电解质紊乱。慎用阿司匹林等可能影响凝血功能的非甾体类消炎镇痛药物或吗啡、哌替啶等可能影响呼吸功能的药物。痫性发作时可以短期应用抗癫痫药物如安定、卡马西平或丙戊酸钠。

2. 降低颅内压

对有颅内压增高者，适当限制液体输入量，防治低钠血症等有助于降低颅内压。临床常用脱水剂降颅压，可用甘露醇、呋塞米、甘油果糖，也可以酌情选用白蛋白，但需注意若过度降低颅内压力，会增加瘤性蛛网膜下腔再出血风险。伴发体积较大的脑内血肿时，可手术清除血肿，降低颅内压以抢救生命。

3. 防治再出血

安静休息：绝对卧床4~6周，减少探视，最好能保持环境安静和避光。防止便秘，避免用力和情绪波动。及时应用镇静、镇痛、镇吐、镇咳等药物。

调控血压：去除疼痛等诱因后，如果平均动脉压大于120毫米汞柱或收缩压大于180毫米汞柱，可在密切监测血压下使用短效降压药物，保持血压稳定在正常或起病前水平。可选用钙离子通道阻滞剂、β 受体阻滞剂或 ACEI 类等。避免突然将血压降得太低，引起脑组织低灌注继发低灌注性脑梗死。

抗纤溶药物：为防止动脉瘤周围的血块溶解引起再出血，可酌情选用抗纤维蛋白溶解剂。① 6- 氨基己酸（EACA），初次剂量 4~6 克，溶于 100 毫升生理盐水或 5% 葡萄糖液中，静脉滴注，15~30 分钟内完成。以后静滴 1 克每小时，维持 12~24 克每天。持续 7~10 天，逐渐减量至 8 克每天，共用 2~3 周。②氨甲苯酸，也称氨甲苯酸（PAMBA），取 0.1~0.2 克加入生理盐水或 5% 葡萄糖液 100 毫升中，静脉滴注，每日 2~3 次，共用 2~3 周。应注意该类药物引起脑缺血性病变的可能性，一般与尼莫地平联合使用，泵控尼莫地平针 8 毫克每小时以预防脑血管痉挛。但抗纤溶药物易引起深静脉血栓形成、肺动脉栓塞和脑积水，以及诱发和加重脑血管痉挛等。近年来，对该类药物的应用尚有争议。

手术治疗：动脉瘤的消除是防止动脉瘤性 SAH 再出血最好的方法。诊断为蛛网膜下腔出血后，应积极寻找颅内责任动脉瘤。颅内动脉瘤可选择手术夹闭动脉瘤或介入栓塞动脉瘤，用弹簧圈栓塞的方法使瘤体内形成血栓，避免瘤体进一步扩大破裂出血。单纯弹簧圈栓塞或者支架辅助弹簧圈栓塞术都可达到填塞动脉瘤、预防再出血的目的。早期（3 天内）或晚期病情稳定后手术更好，但尚无充分的研究证据，目前多主张早期手术。

4. 防治脑动脉痉挛及脑缺血

维持正常血容量和血压：避免过度脱水。在动脉瘤处理后，血压偏低者，应首先去除诱因，如减少或停用脱水和降压药物；亦可予以胶体溶液（白蛋白、血浆等）扩容升压，必要时使用升压药物如多巴胺静滴。血压偏高者给予降压治疗。

早期使用钙通道阻滞剂：泵控尼莫地平针 8 毫克每小时，或口服尼莫地平，40~60 毫克，每日 4~6 次，共服 21 天。应注意其低血压等副作用。

早期手术：通过去除动脉瘤，移除血凝块，避免了血凝块释放致动脉痉挛的物质，从而防止脑动脉痉挛。

5. 防治脑积水

药物治疗：轻度的急、慢性脑积水可药物治疗，给予乙酰唑胺 0.25 克，每日 3 次，减少 CSF 分泌。还可选用甘露醇、呋塞米等药物。

反复腰椎穿刺术置换血性脑脊液或腰大池置管脑脊液引流，前提是已经行颅内动脉瘤弹簧圈栓塞术或夹闭术治疗。

脑室穿刺 CSF 外引流术：CSF 外引流术适用于 SAH 后脑室积血扩张或形成铸型而出现急性脑积水，经内科治疗后症状仍进行性加剧，伴有意识障碍者；或因年老，有心、肺、肾等内脏严重功能障碍，不能耐受开颅手术者。紧急脑室穿刺 CSF 外引流术可以减低颅内压、改善脑脊液循环，减少梗阻性脑积水和脑血管痉挛的发生，可使 50%~80% 患者的临床症状改善。

CSF 分流术：慢性脑积水经内科治疗多数可以逆转。如果内科治疗无效、CT或 MRI 显示脑室明显扩大者，可行脑室 – 心房或脑室 – 腹腔分流术，以免加重脑损害。

（九）预后

约 10% 的患者在接受治疗以前死亡。30 天内病死率约为 25% 或更高。再出血的病死率约为 50%，2 周内再出血率为 20%~25%，6 个月后的年复发率为 2%~4%。影响预后最重要的因素是发病后的时间间隔及意识水平，死亡和并发症多发生在病后 2 周内；6 个月时的病死率在昏迷患者中是 71%，在清醒患者中是 11%。其他因素，如年老的患者较年轻者预后差，动脉瘤性 SAH 较非动脉瘤 SAH 预后差。

参考文献

［1］吴江 . 神经病学［M］. 北京：人民卫生出版社，2010：175-179.

［2］刘强晖，耿晓增 . 高血压高血容量及血液稀释治疗（3H 治疗）在蛛网膜下腔出血治疗中的应用［J］. 中国急救医学，2003（7）：481-482.

［3］中华医学会 . 临床诊疗指南：神经病学分册［M］. 北京：人民卫生出版社，2006.

［4］朱海英，宿英英 . 脑血管病并发低钠血症的研究进展［J］. 中国脑血管病杂志，2006，3（9）：429-432.